なんで私が

適応障害!?

暗闇の中で光を見つけた私。

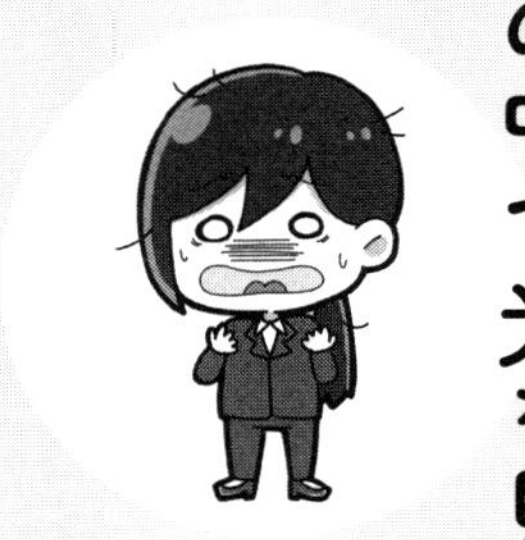

乃《の》樹《き》愛《あ》［著］

ゆうメンタルクリニック 心理士
鈴木由香［解説］

合同出版

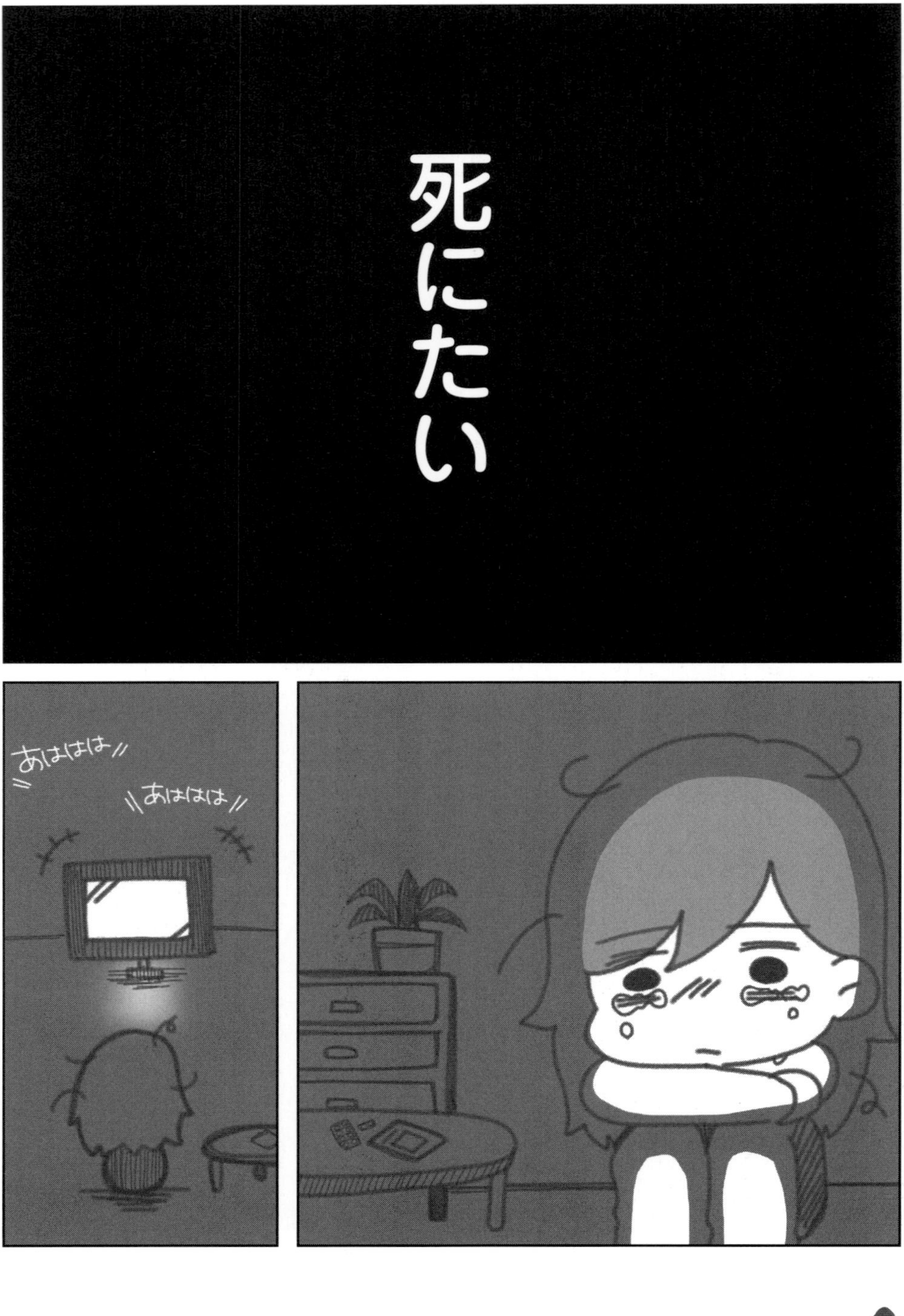
死にたい
あははは
あははは

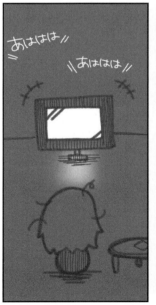

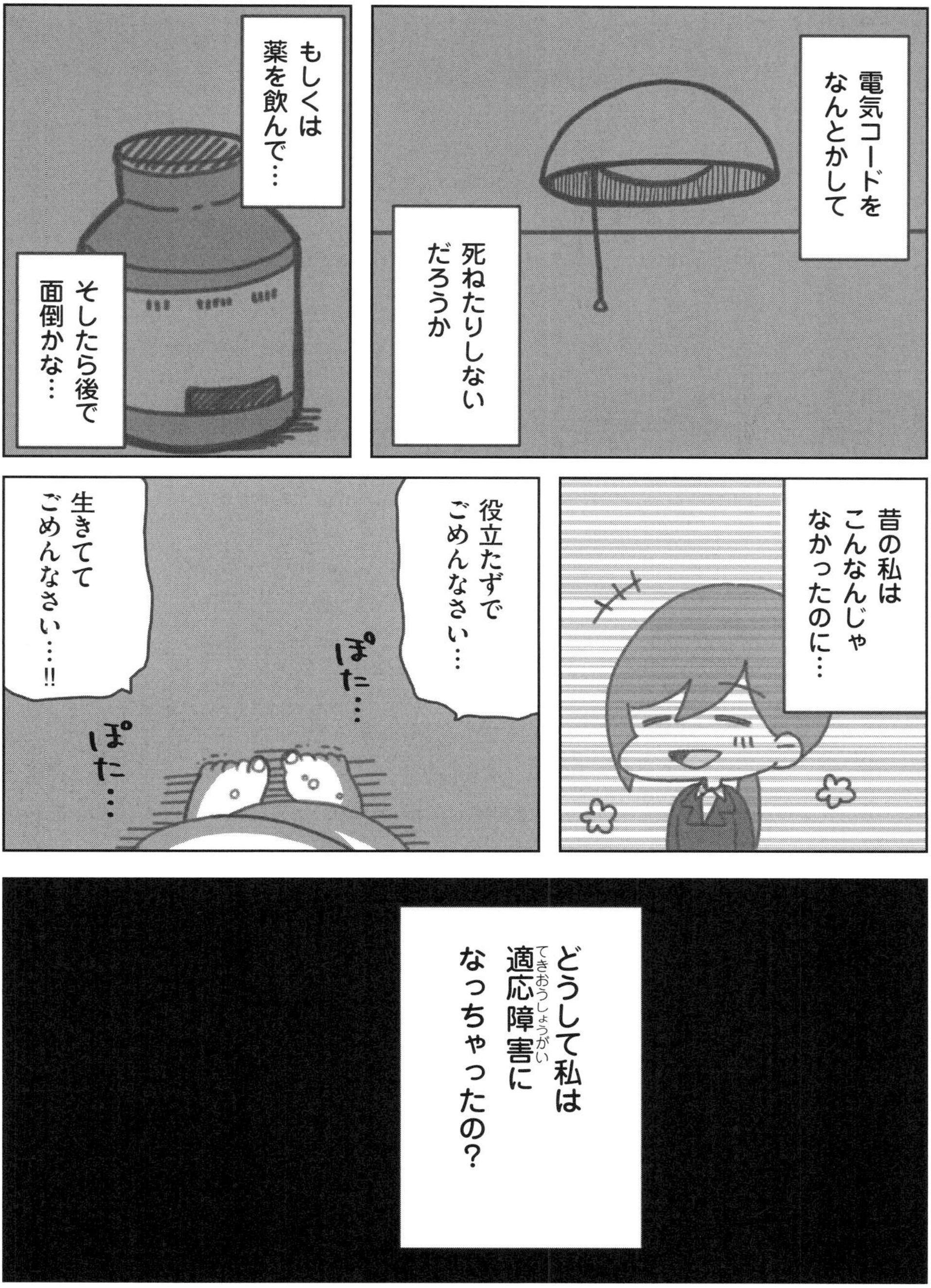
電気コードをなんとかして
死ねたりしないだろうか
もしくは薬を飲んで…
そしたら後で面倒かな…
昔の私はこんなんじゃなかったのに…
役立たずでごめんなさい…
ぽた…
生きててごめんなさい…‼
ぽた…
どうして私は適応障害《てきおうしょうがい》になっちゃったの？

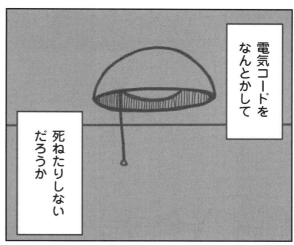

◎もくじ

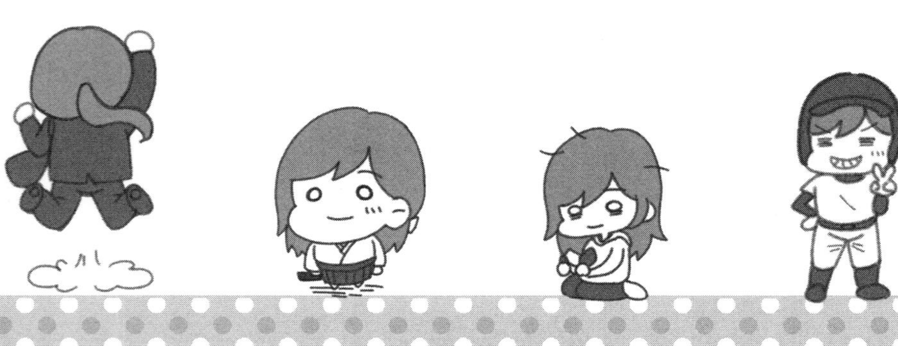

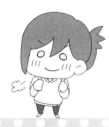

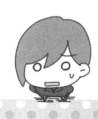

登場人物

乃樹愛の家族

父、母、妹２人の５人家族

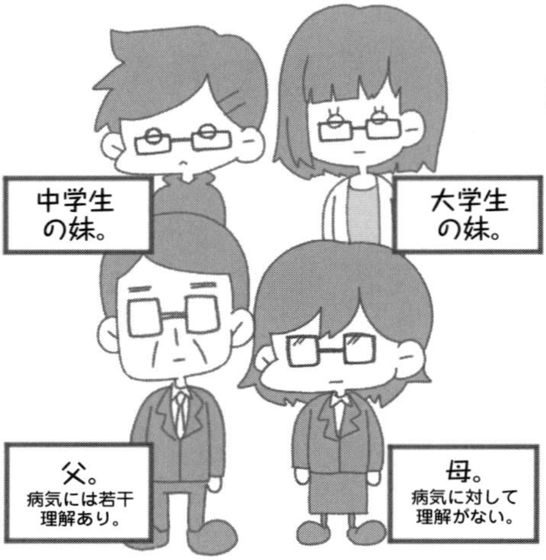
中学生
の妹。
大学生
の妹。
父。
病気には若干
理解あり。
母。
病気に対して
理解がない。

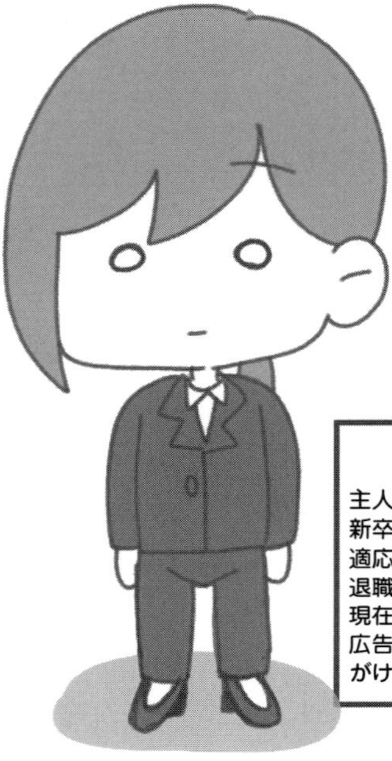

乃樹愛《のきあ》

主人公。
新卒入社してすぐに適応障害を発症し、退職。
現在は、マンガ家。広告マンガなどを手がけている。

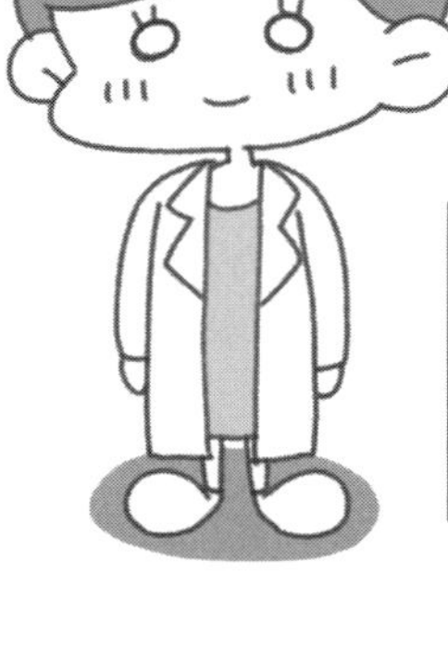

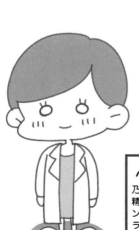

心理士の先生

乃樹愛が通っていた精神科のカウンセリングの担当カウンセラー。

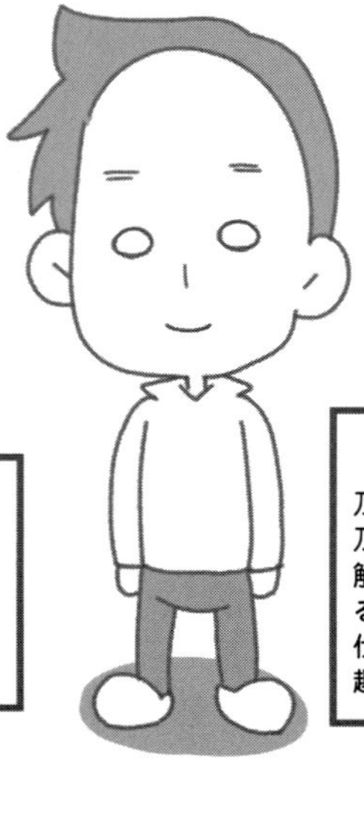

なっちゃん

乃樹愛の恋人。
乃樹愛の適応障害を理解し、闘病を唯一支える。
仕事はアパレル関係。
趣味は野球とプロレス。

第1章
がむしゃらにまっすぐに

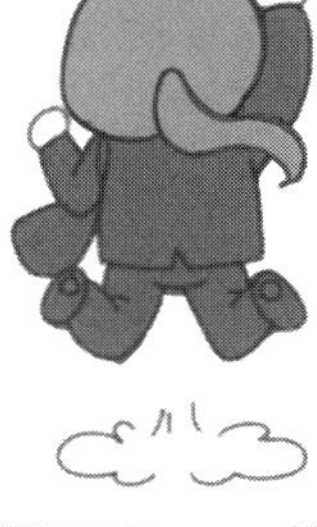

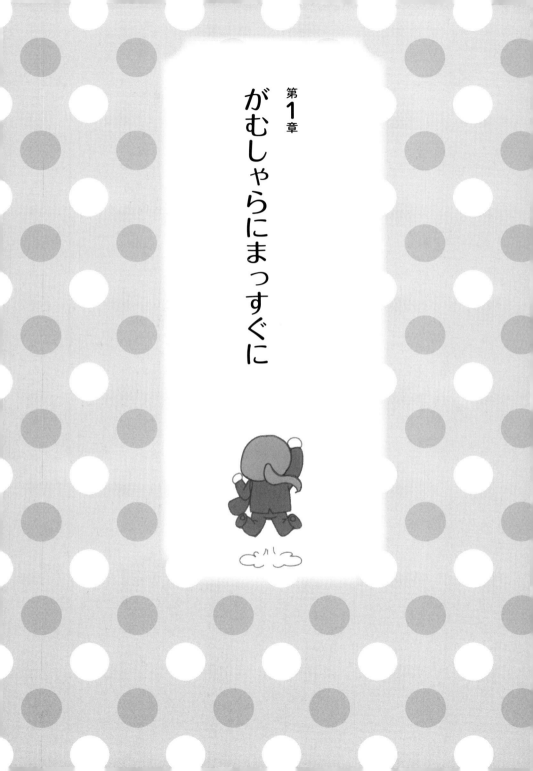

学生時代の私

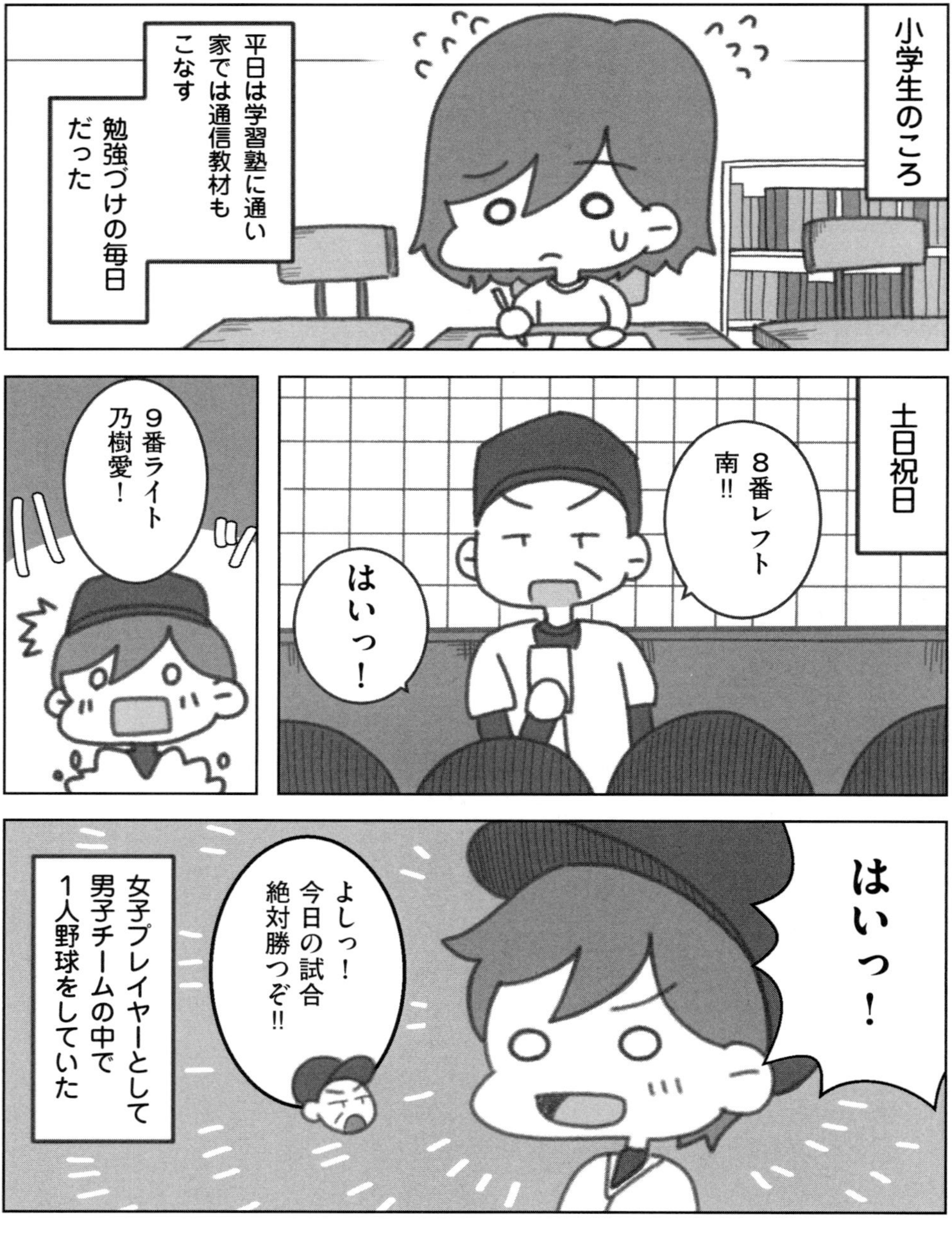
小学生のころ
平日は学習塾に通い家では通信教材もこなす
勉強づけの毎日だった
土日祝日
8番レフト南!!
はいっ！
9番ライト乃樹愛！
はいっ！
よしっ！今日の試合絶対勝つぞ!!
女子プレイヤーとして男子チームの中で1人野球をしていた

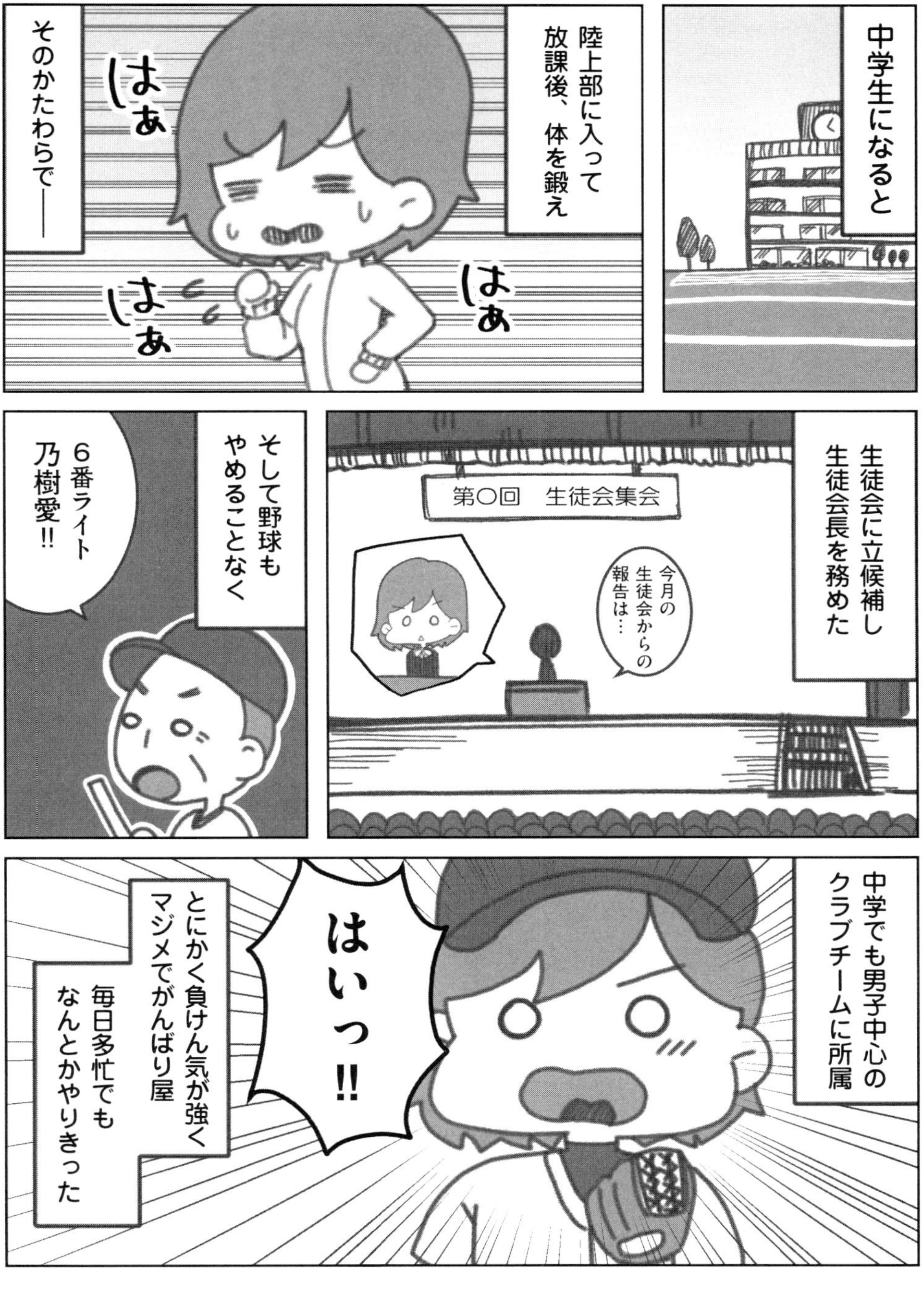

中学生になると
陸上部に入って
放課後、体を鍛え
はぁ
はぁ
はぁ
そのかたわらで――
生徒会に立候補し
生徒会長を務めた
第○回　生徒会集会
今月の
生徒会からの
報告は…
そして野球も
やめることなく
6番ライト
乃樹愛!!
中学でも男子中心の
クラブチームに所属
はいっ!!
とにかく負けん気が強く
マジメでがんばり屋
毎日多忙でも
なんとかやりきった

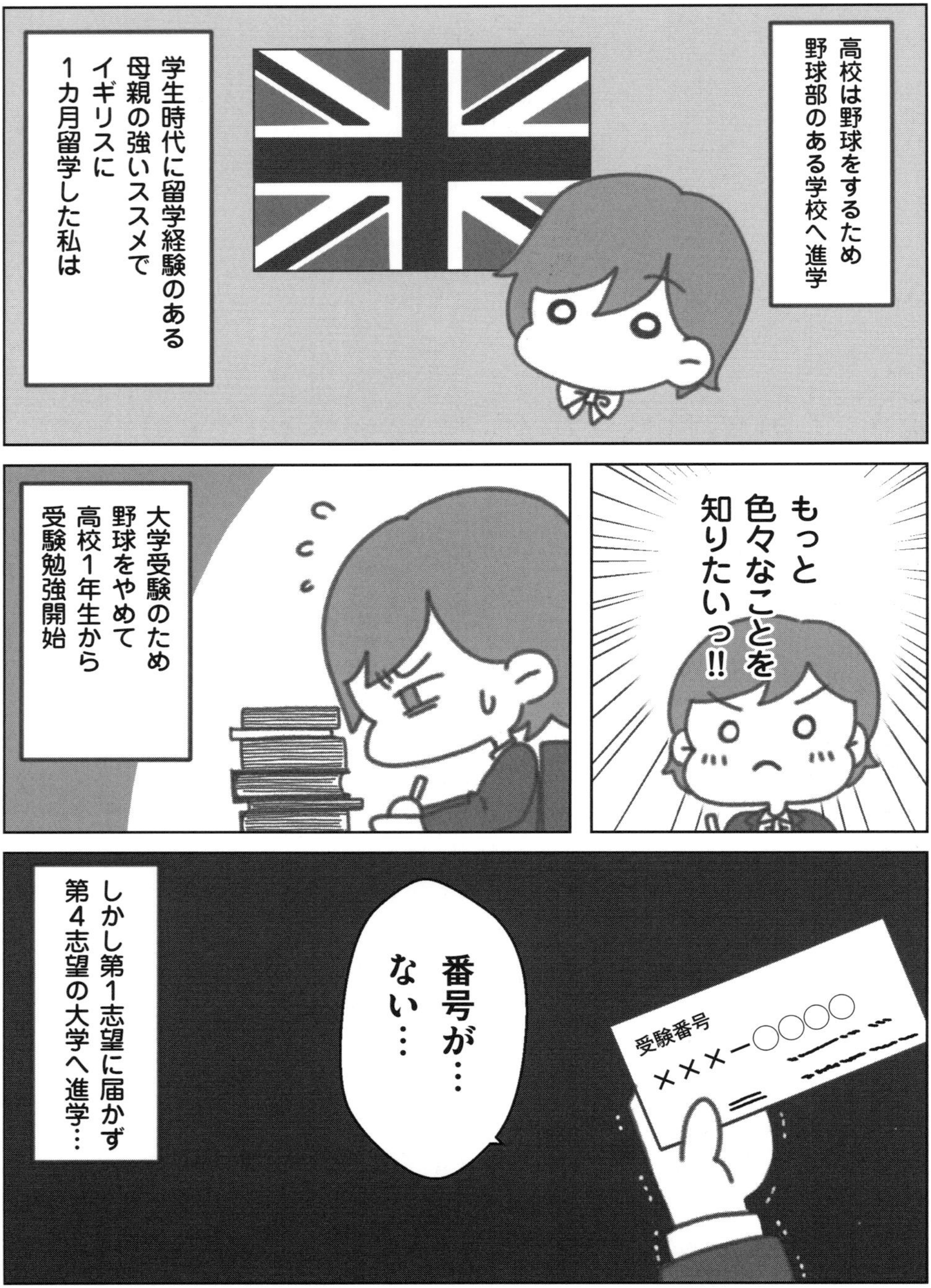
高校は野球をするため
野球部のある学校へ進学
学生時代に留学経験のある
母親の強いススメで
イギリスに
1カ月留学した私は
もっと
色々なことを
知りたいっ!!
大学受験のため
野球をやめて
高校1年生から
受験勉強開始
番号が…
ない…
受験番号
×××ー○○○○
しかし第1志望に届かず
第4志望の大学へ進学…

将来の夢との出会い

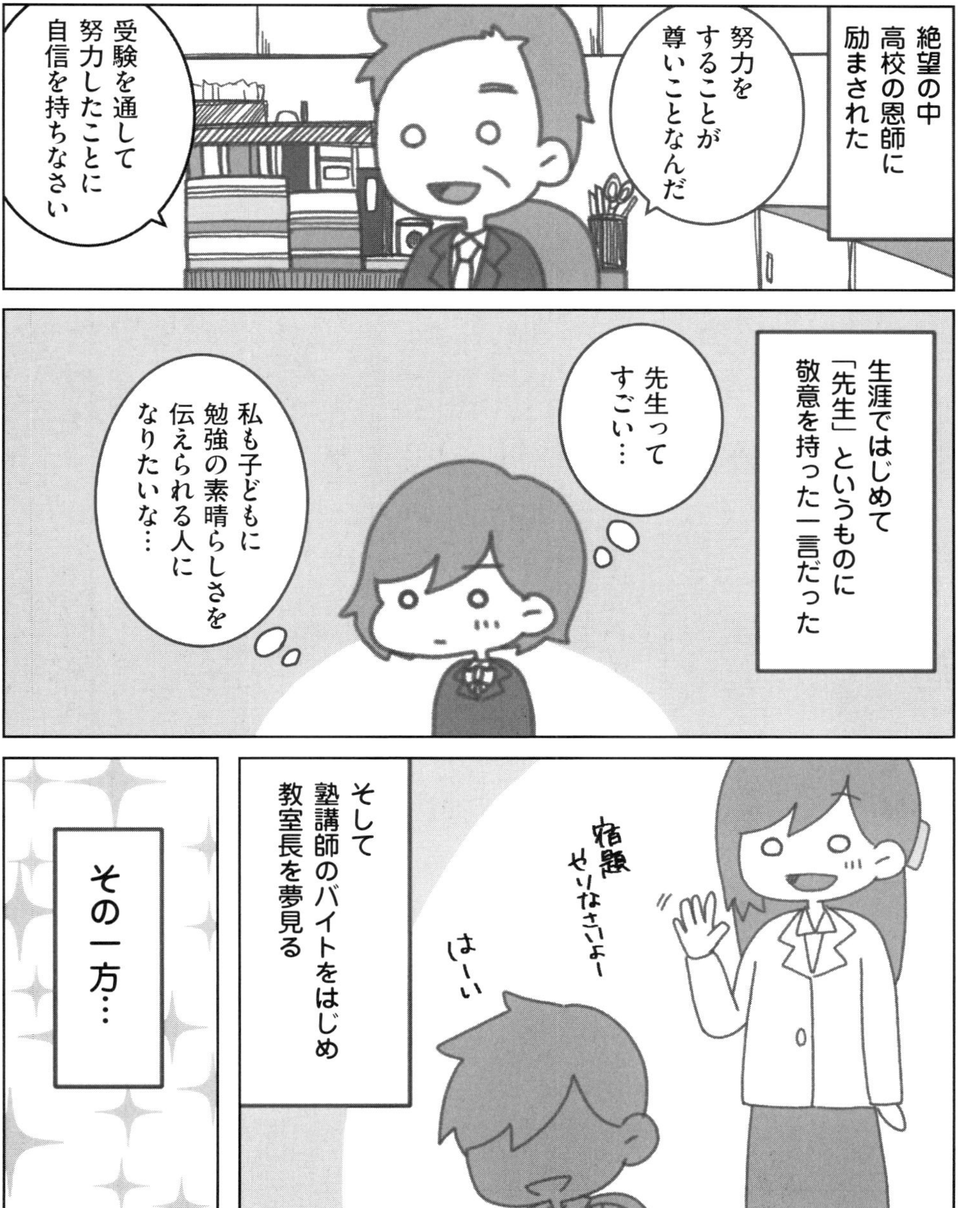

絶望の中
高校の恩師に
励まされた
努力をすることが尊いことなんだ
受験を通して努力したことに自信を持ちなさい
生涯ではじめて「先生」というものに敬意を持った一言だった
先生ってすごい…
私も子どもに勉強の素晴らしさを伝えられる人になりたいな…
宿題やりなさいよー
はーい
そして塾講師のバイトをはじめ教室長を夢見る
その一方…

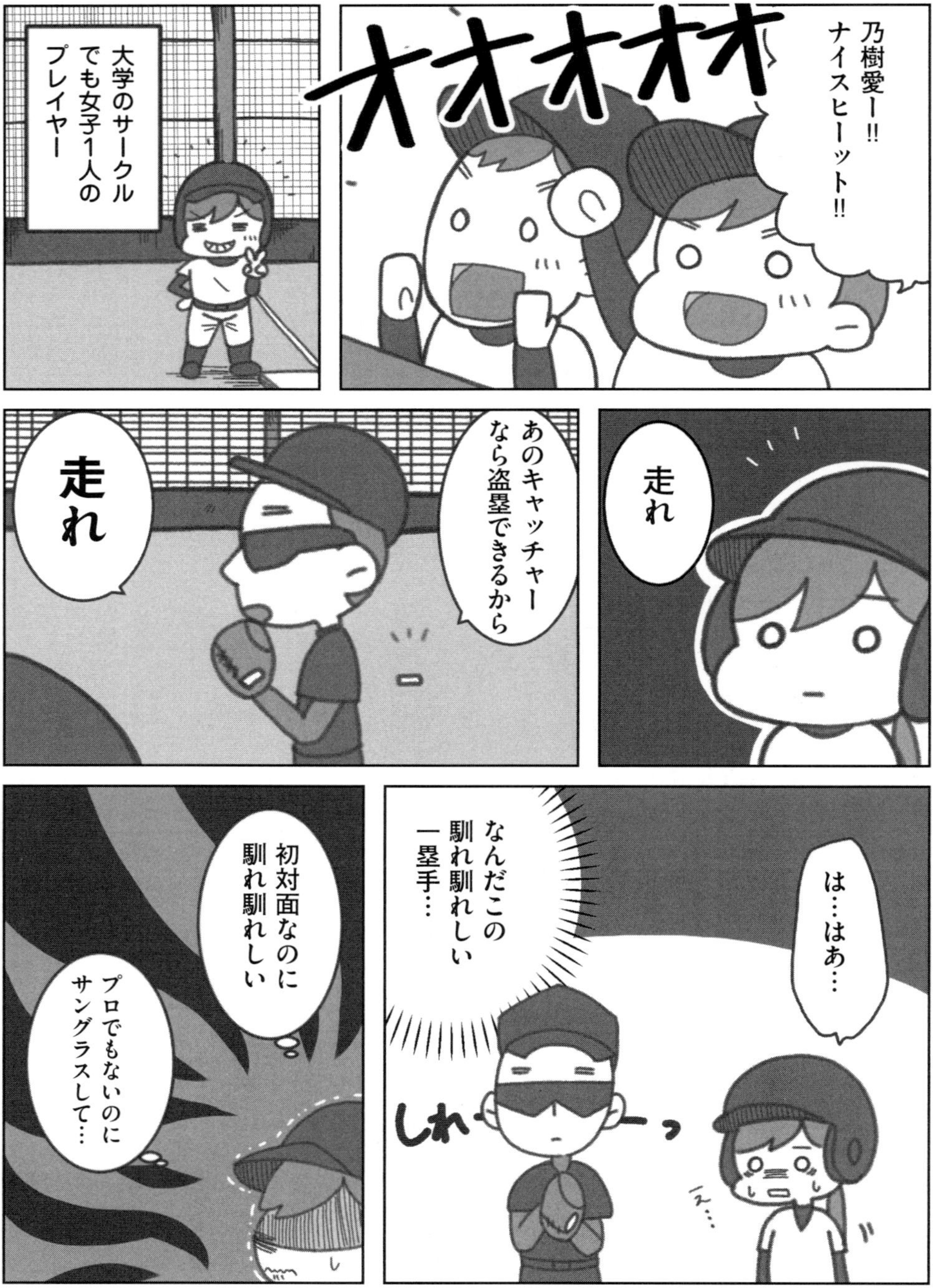
乃樹愛ー!!
ナイスヒーット!!
オオオオオ
大学のサークルでも女子1人のプレイヤー
走れ
あのキャッチャーなら盗塁できるから
走れ
は…はあ…
なんだこの馴れ馴れしい一塁手…
しれーっ
え…
初対面なのに馴れ馴れしい
プロでもないのにサングラスして…

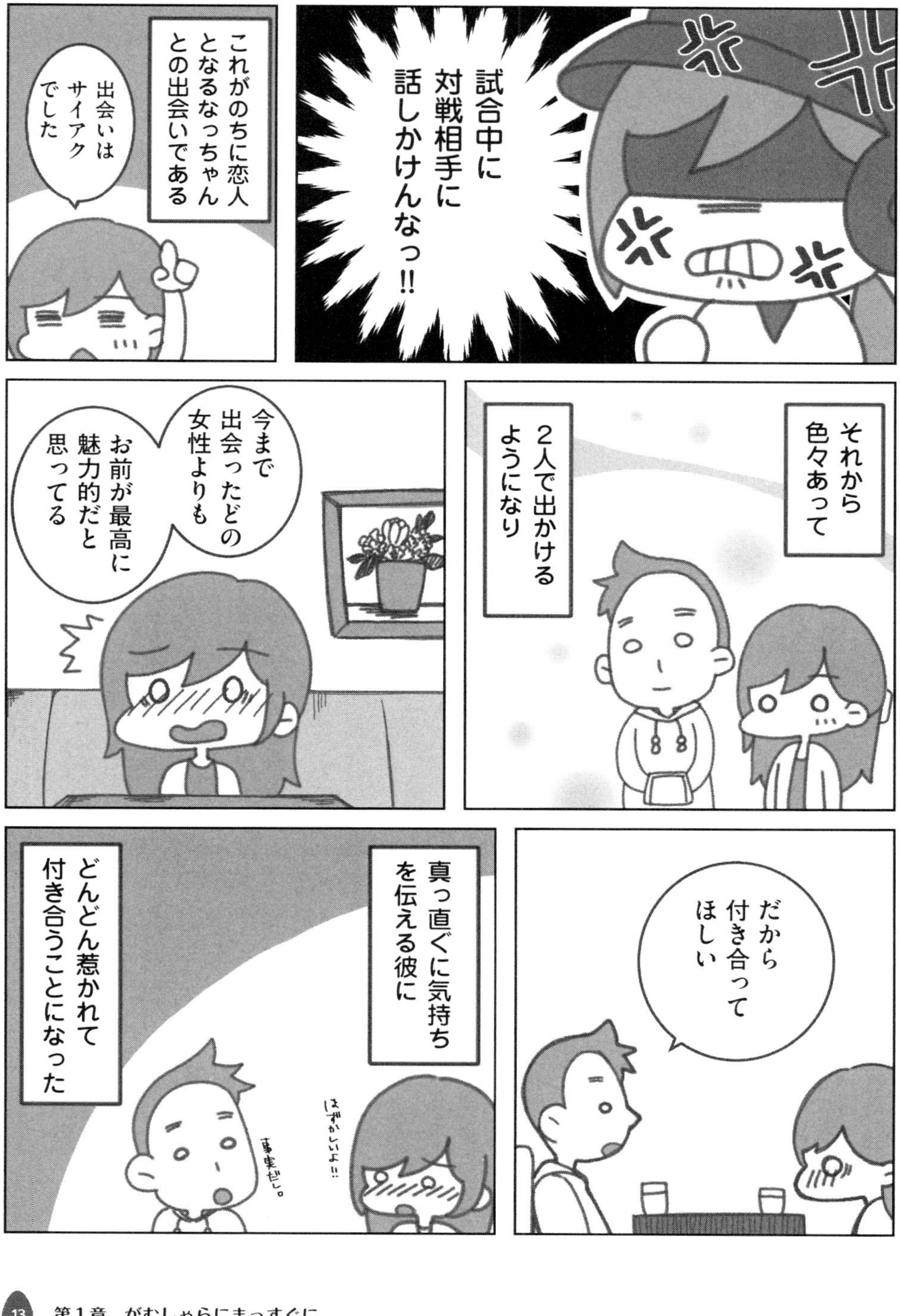
試合中に対戦相手に話しかけんなっ!!
これがのちに恋人となるなっちゃんとの出会いである
出会いはサイアクでした
それから色々あって
2人で出かけるようになり
今まで出会ったどの女性よりもお前が最高に魅力的だと思ってる
だから付き合ってほしい
真っ直ぐに気持ちを伝える彼に
どんどん惹かれて付き合うことになった
はずかしいよ!!
事実だし。

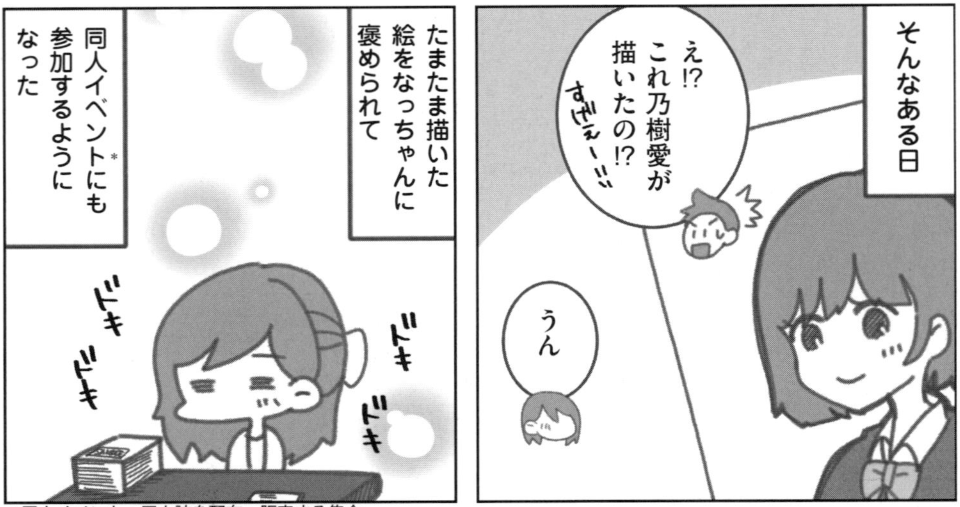
そんなある日
え⁉
これ乃樹愛が
描いたの⁉
すげぇー!!
うん
たまたま描いた
絵をなっちゃんに
褒められて
同人イベント＊にも
参加するように
なった
ドキ
ドキ
ドキ
ドキ

＊同人イベント：同人誌を配布・販売する集会。

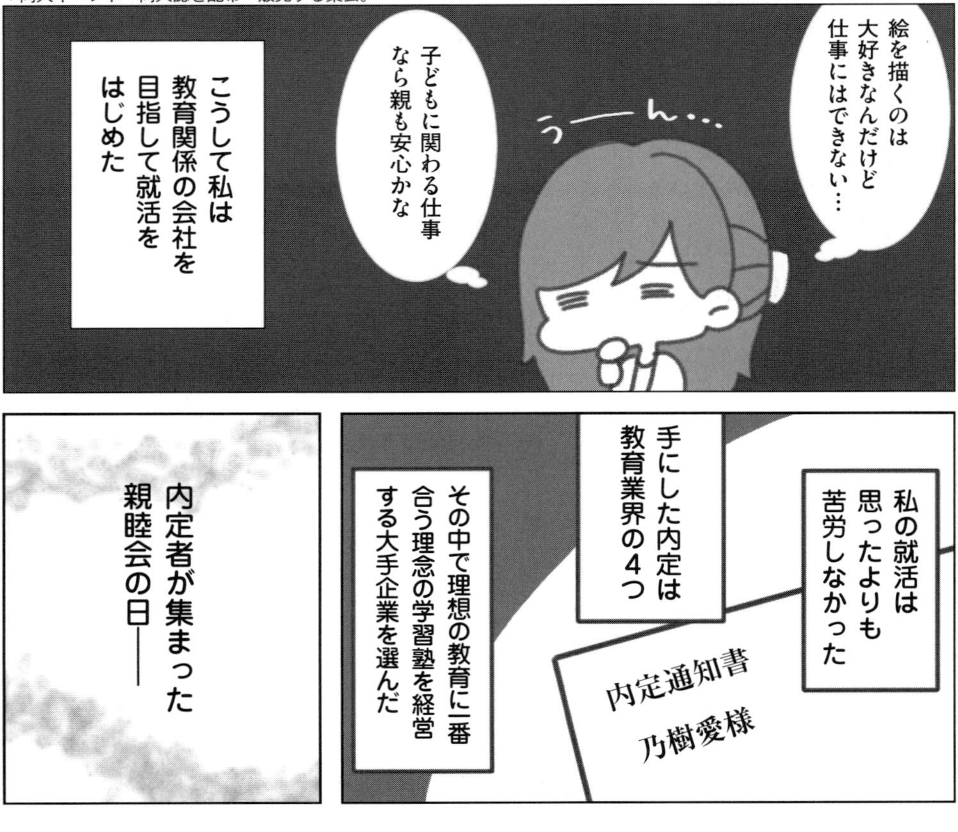
絵を描くのは
大好きなんだけど
仕事にはできない…
うーん…
子どもに関わる仕事
なら親も安心かな
こうして私は
教育関係の会社を
目指して就活を
はじめた
私の就活は
思ったよりも
苦労しなかった
手にした内定は
教育業界の4つ
内定通知書
乃樹愛様
その中で理想の教育に一番
合う理念の学習塾を経営
する大手企業を選んだ
内定者が集まった
親睦会の日——

夢に向かって

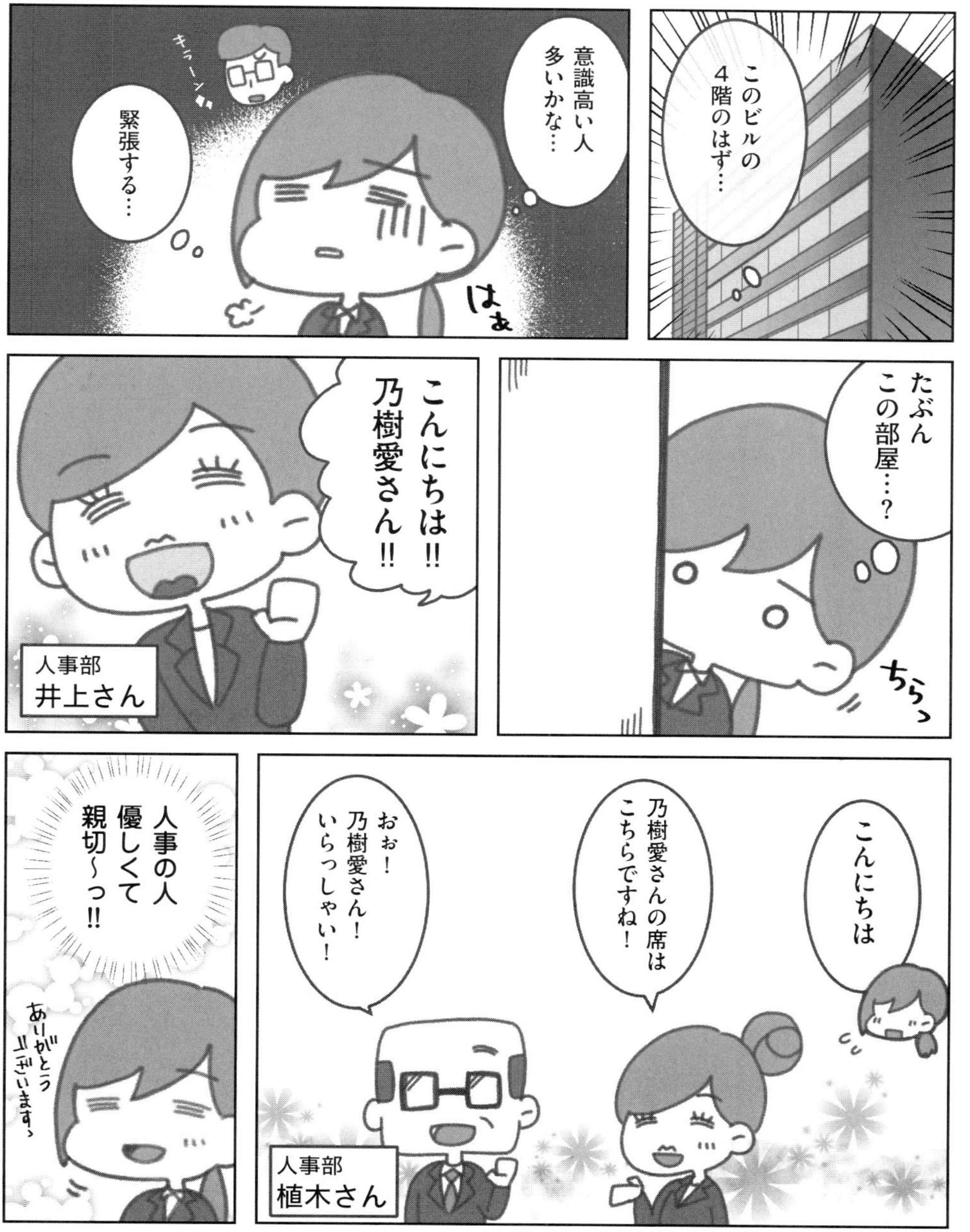
このビルの
4階のはず…
意識高い人
多いかな…
キラーン
緊張する…
はぁ
たぶん
この部屋…?
ちらっ
こんにちは!!
乃樹愛さん!!
人事部
井上さん
こんにちは
乃樹愛さんの席は
こちらですね!
おぉ!
乃樹愛さん!
いらっしゃい!
人事部
植木さん
人事の人
優しくて
親切~っ!!
ありがとうございます~

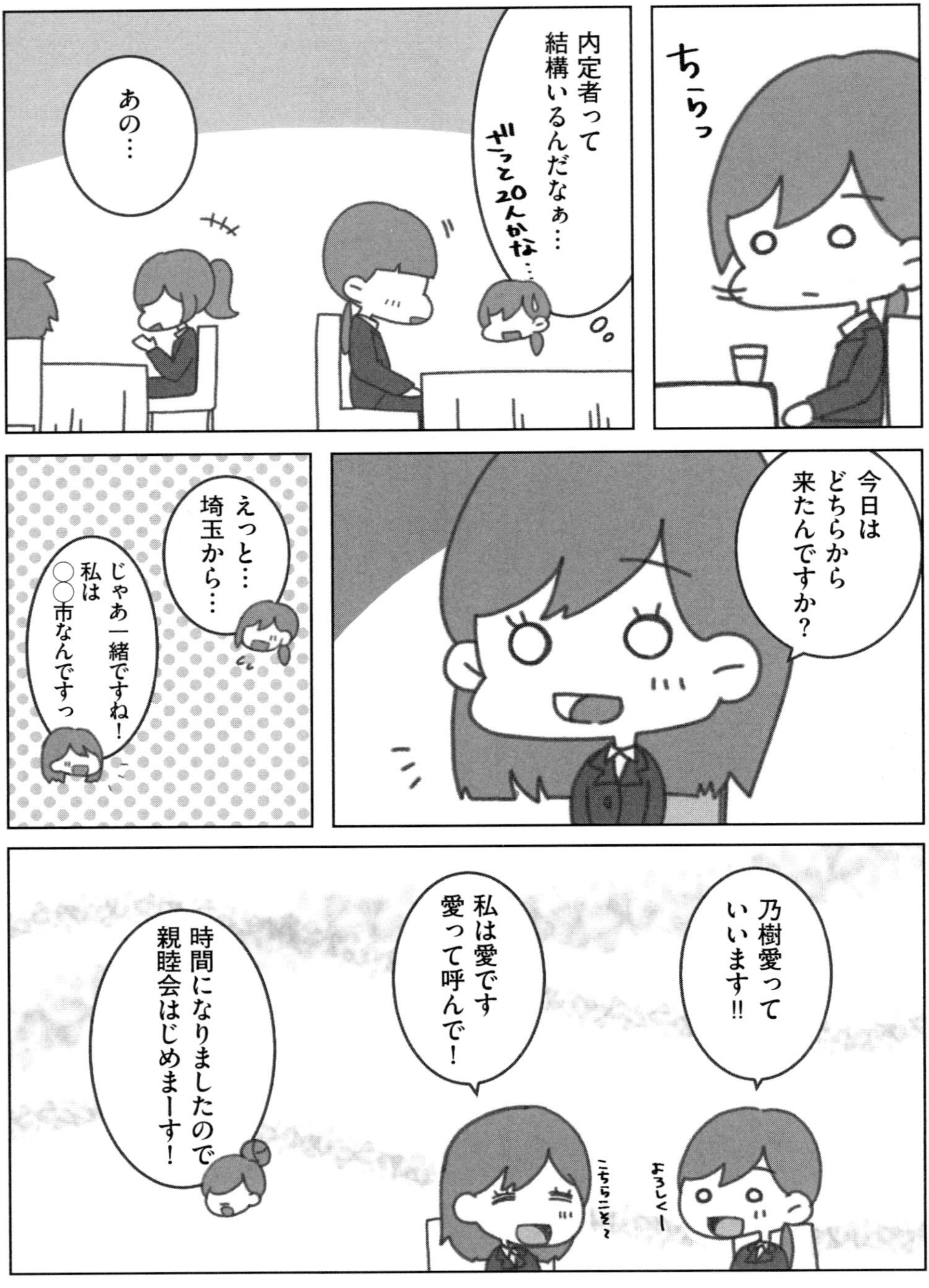

ちらっ
内定者って結構いるんだなぁ…
ざっと20人かな…
あの…
今日はどちらから来たんですか?
えっと…埼玉から…
じゃあ一緒ですね!私は○○市なんですっ
乃樹愛っていいます!!
よろしくー
私は愛です愛って呼んで!
こちらこそ~
時間になりましたので親睦会はじめまーす!

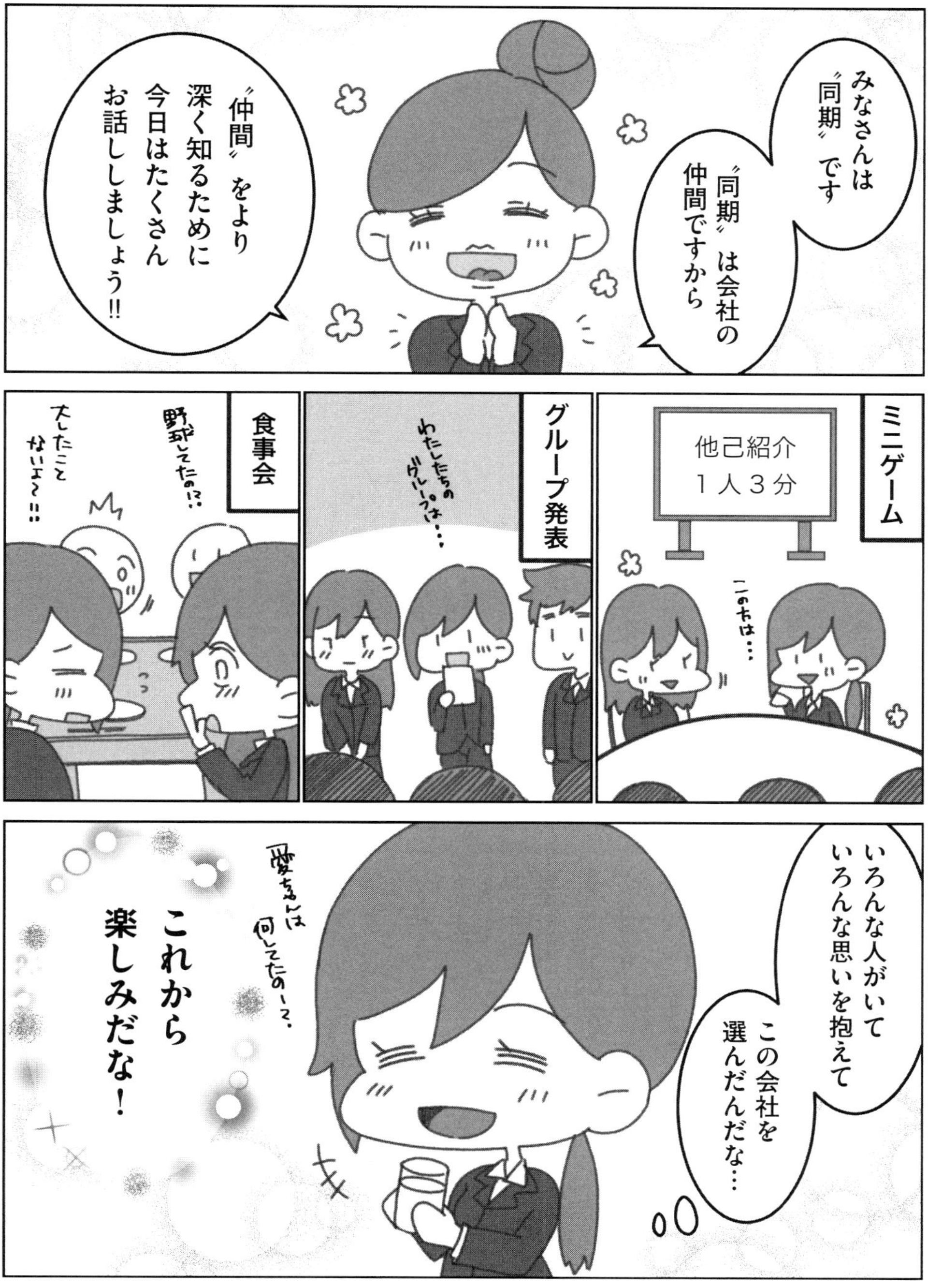
みなさんは〝同期〟です
〝同期〟は会社の仲間ですから
〝仲間〟をより深く知るために今日はたくさんお話ししましょう!!
ミニゲーム
他己紹介
1人3分
この方は・・・
グループ発表
わたしたちのグループは・・・
食事会
野球してたの!?
大したことないよ~!!
いろんな人がいていろんな思いを抱えて
この会社を選んだんだな…
愛ちゃんは何してたのーって
これから楽しみだな!

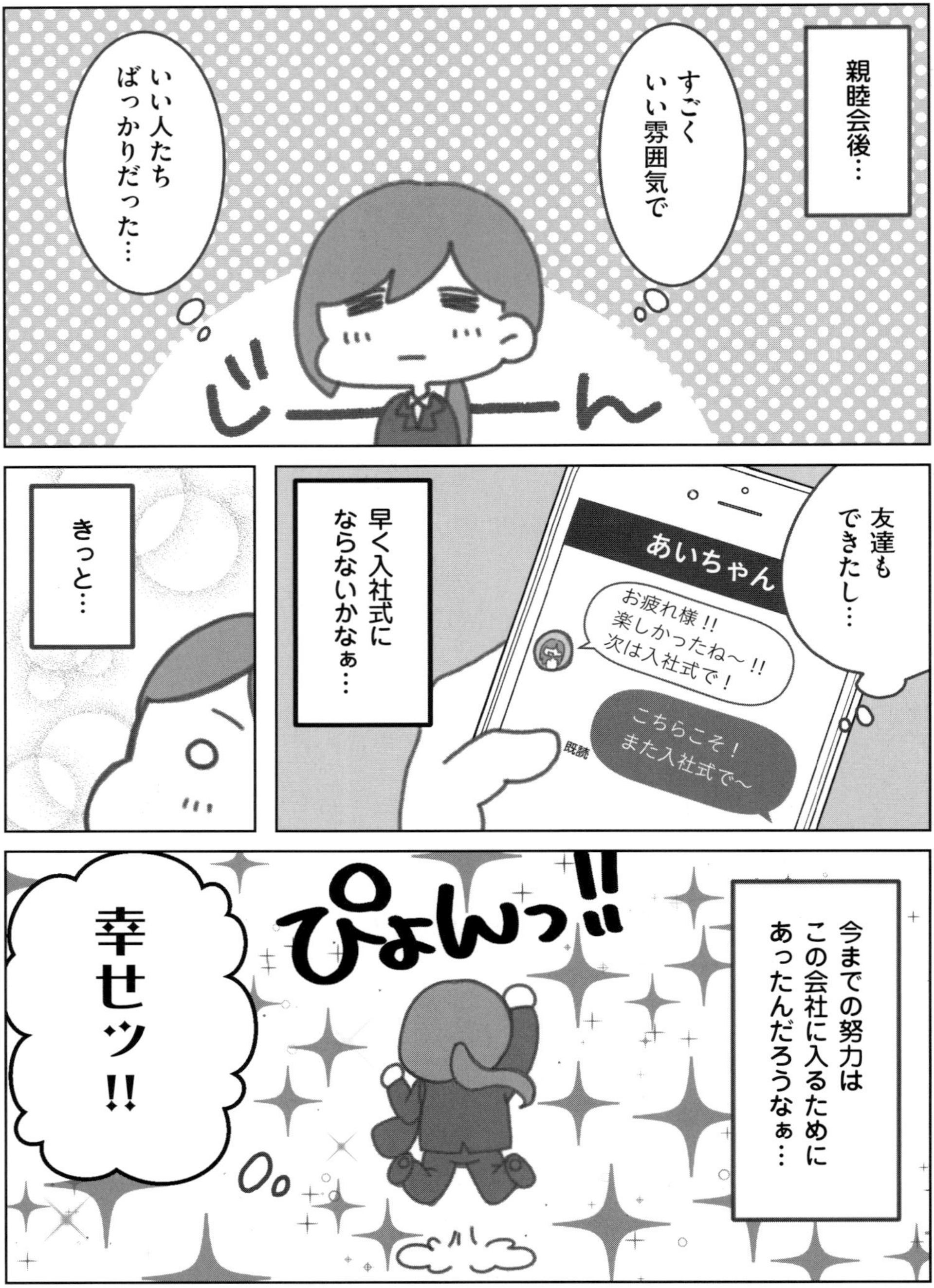
親睦会後…
すごくいい雰囲気で
いい人たちばっかりだった…
じーーん
友達もできたし…
あいちゃん
お疲れ様!!楽しかったね～!!次は入社式で！
既読
こちらこそ！また入社式で～
早く入社式にならないかなぁ…
きっと…
今までの努力はこの会社に入るためにあったんだろうなぁ…
ぴょんっ!!
幸せッ!!

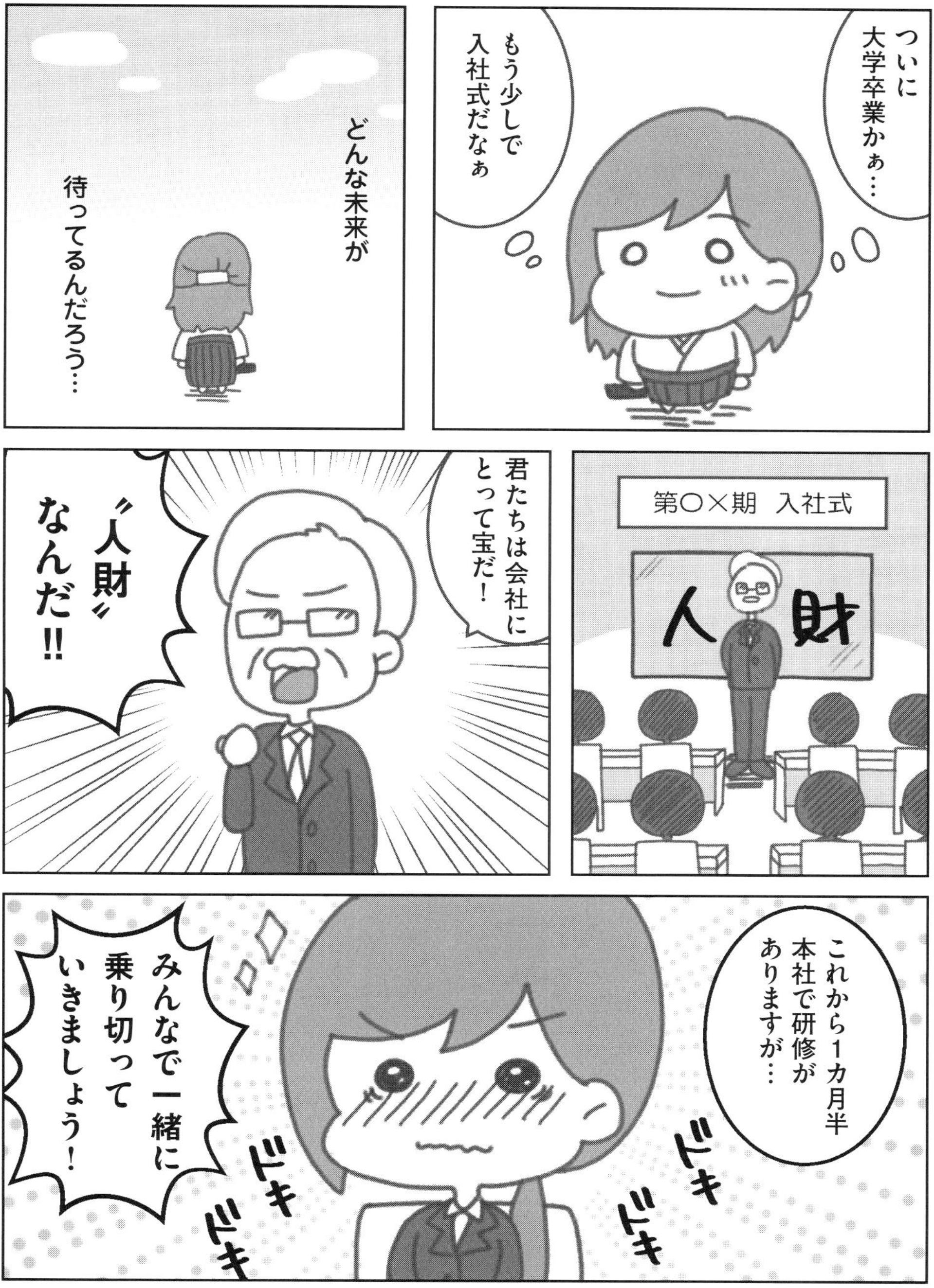
ついに大学卒業かぁ…
もう少しで入社式だなぁ
どんな未来が待ってるんだろう…
第〇×期　入社式
人財
君たちは会社にとって宝だ！
〝人財〟なんだ!!
これから1カ月半本社で研修がありますが…
ドキドキ
ドキドキ
みんなで一緒に乗り切っていきましょう！

第2章

「なりたい私」になるために

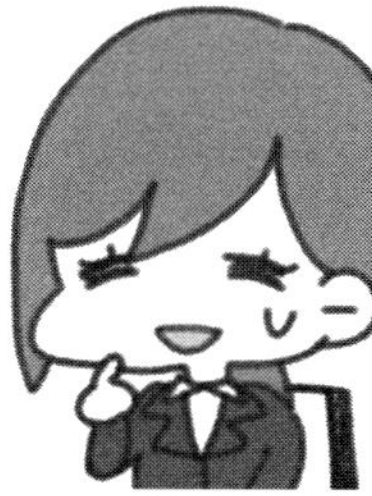

幸せな社会人生活…？

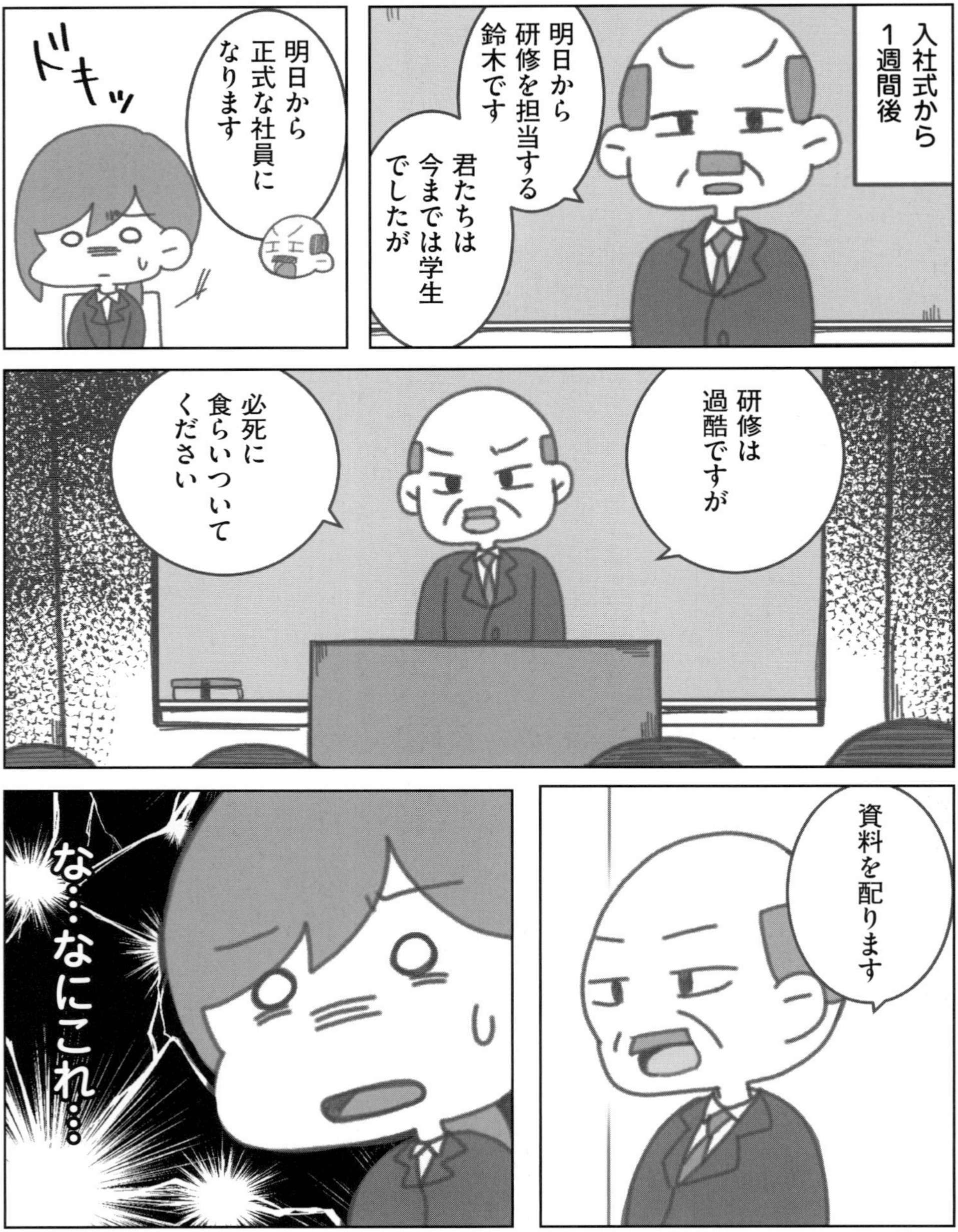
入社式から1週間後
明日から研修を担当する鈴木です
君たちは今までは学生でしたが
明日から正式な社員になります
ドキッ
研修は過酷ですが
必死に食らいついてください
資料を配ります
な…なにこれ…

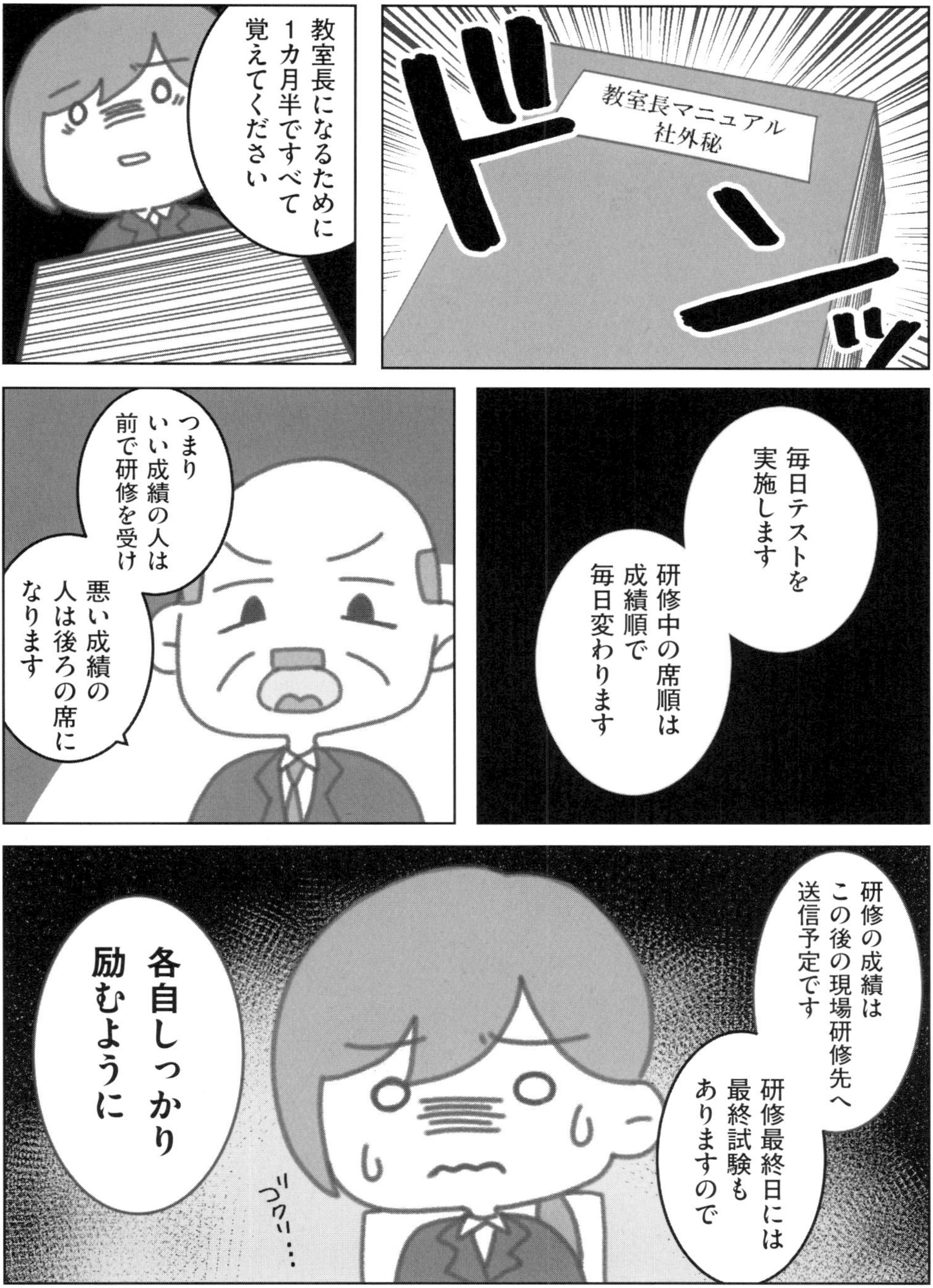
ドン
教室長マニュアル
社外秘
ッ
教室長になるために
1カ月半ですべて
覚えてください
毎日テストを
実施します
研修中の席順は
成績順で
毎日変わります
つまり
いい成績の人は
前で研修を受け
悪い成績の
人は後ろの席に
なります
研修の成績は
この後の現場研修先へ
送信予定です
研修最終日には
最終試験も
ありますので
各自しっかり
励むように
ゴクリ…

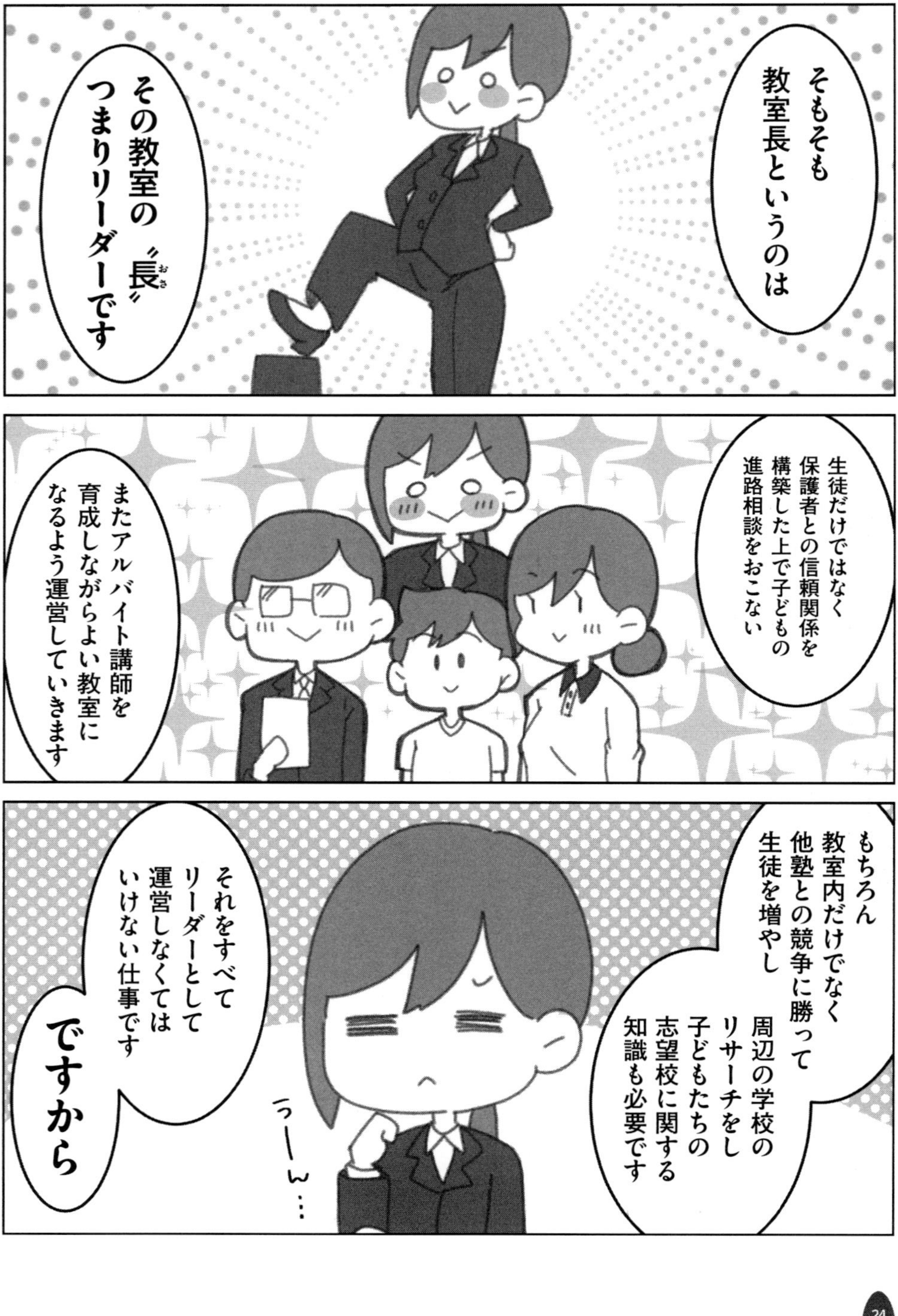
そもそも教室長というのは
その教室の〝長《おさ》〟つまりリーダーです
生徒だけではなく保護者との信頼関係を構築した上で子どもの進路相談をおこない
またアルバイト講師を育成しながらよい教室になるよう運営していきます
もちろん教室内だけでなく他塾との競争に勝って生徒を増やし
周辺の学校のリサーチをし子どもたちの志望校に関する知識も必要です
それをすべてリーダーとして運営しなくてはいけない仕事です
ですから
うーん…

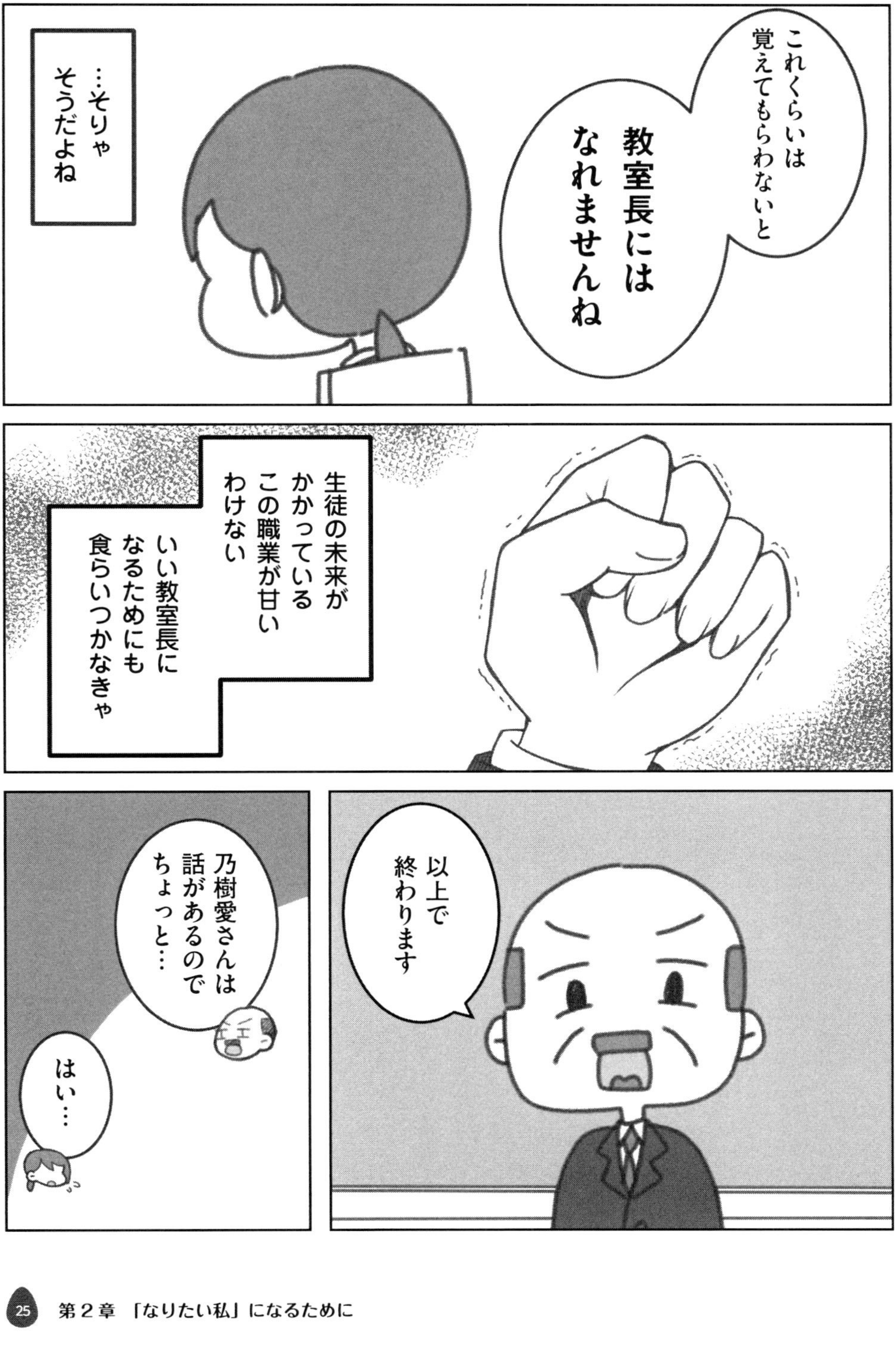
これくらいは覚えてもらわないと
教室長にはなれませんね
…そりゃそうだよね
生徒の未来がかかっているこの職業が甘いわけない
いい教室長になるためにも食らいつかなきゃ
以上で終わります
乃樹愛さんは話があるのでちょっと…
はい…

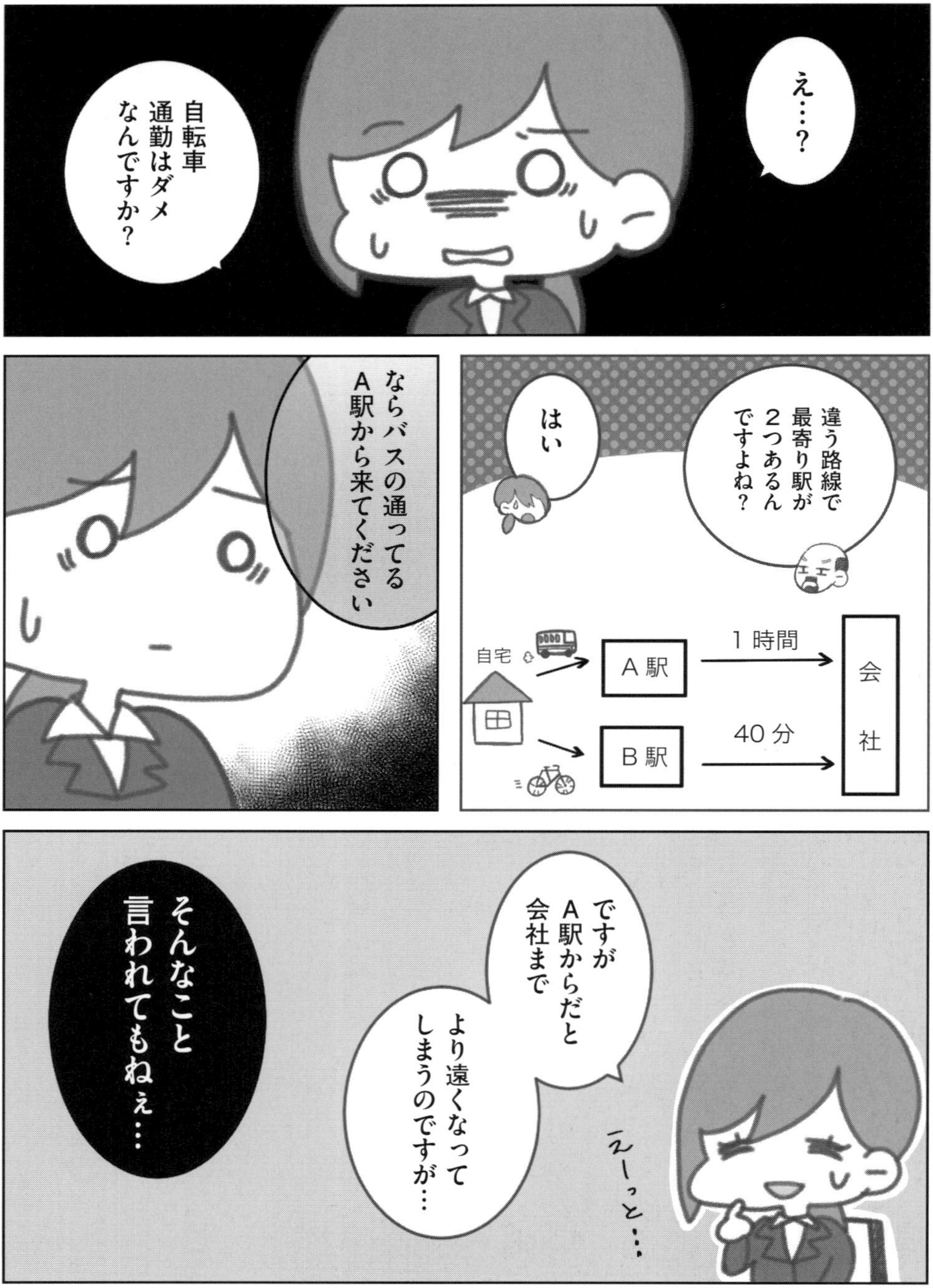
え…？
自転車通勤はダメなんですか？
違う路線で最寄り駅が２つあるんですよね？
はい
自宅
A駅
1時間
B駅
40分
会社
ならバスの通ってるA駅から来てください
ですがA駅からだと会社まで
より遠くなってしまうのですが…
えーっと…
そんなこと言われてもねぇ…

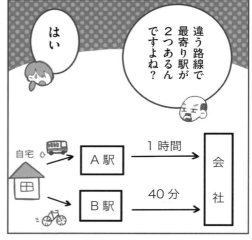

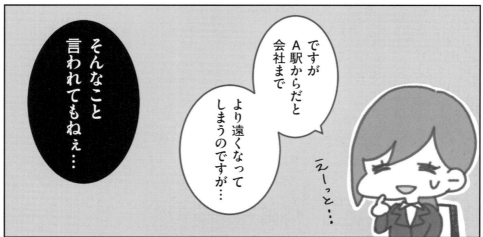

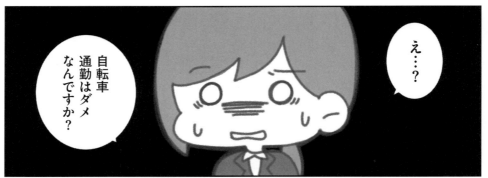

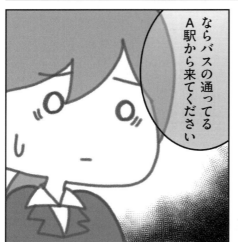

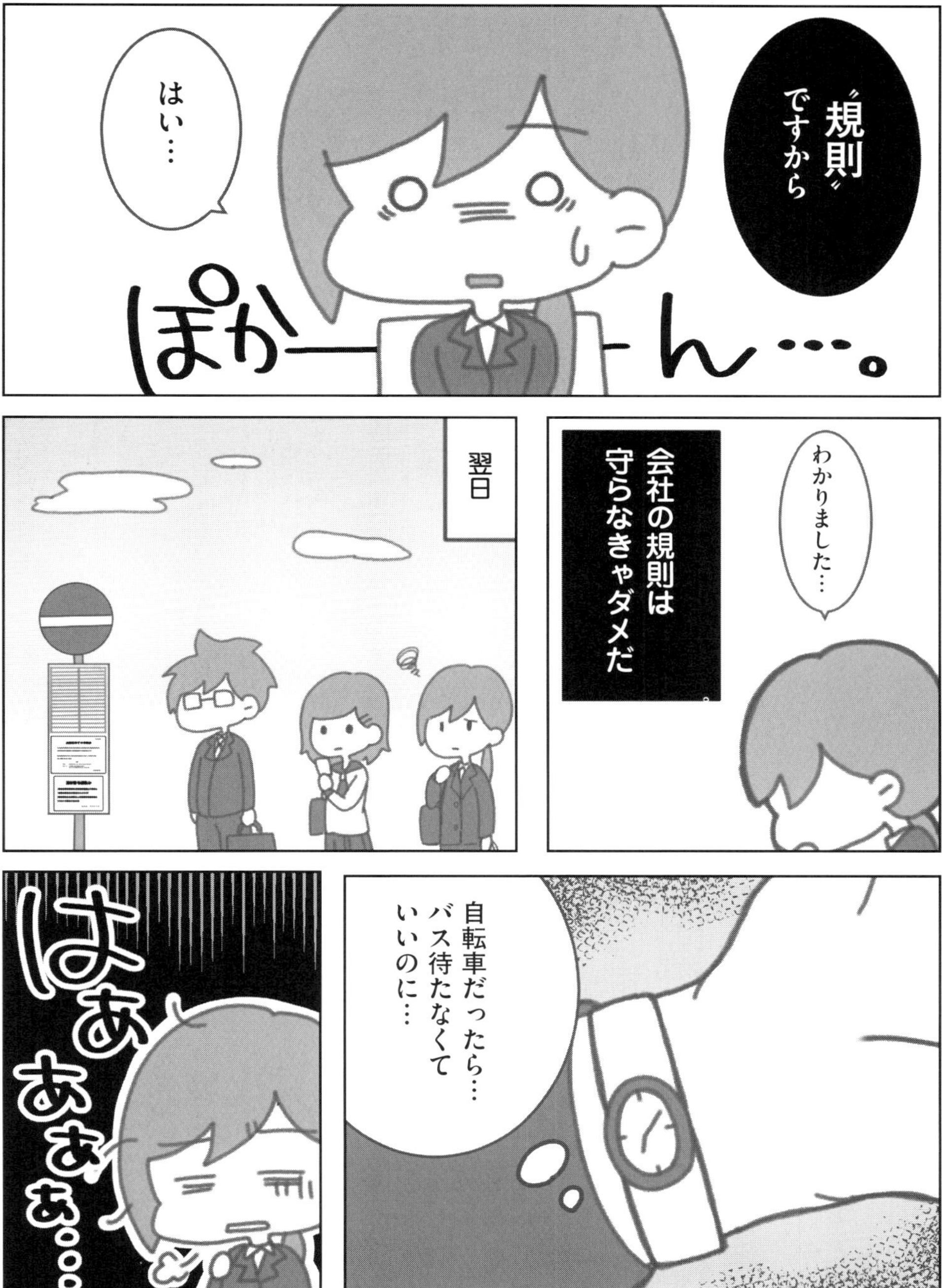
〝規則〟ですから
はい…
ぽか――――ん…。
わかりました…
会社の規則は守らなきゃダメだ
翌日
自転車だったら…バス待たなくていいのに…
はあぁぁぁ。。。

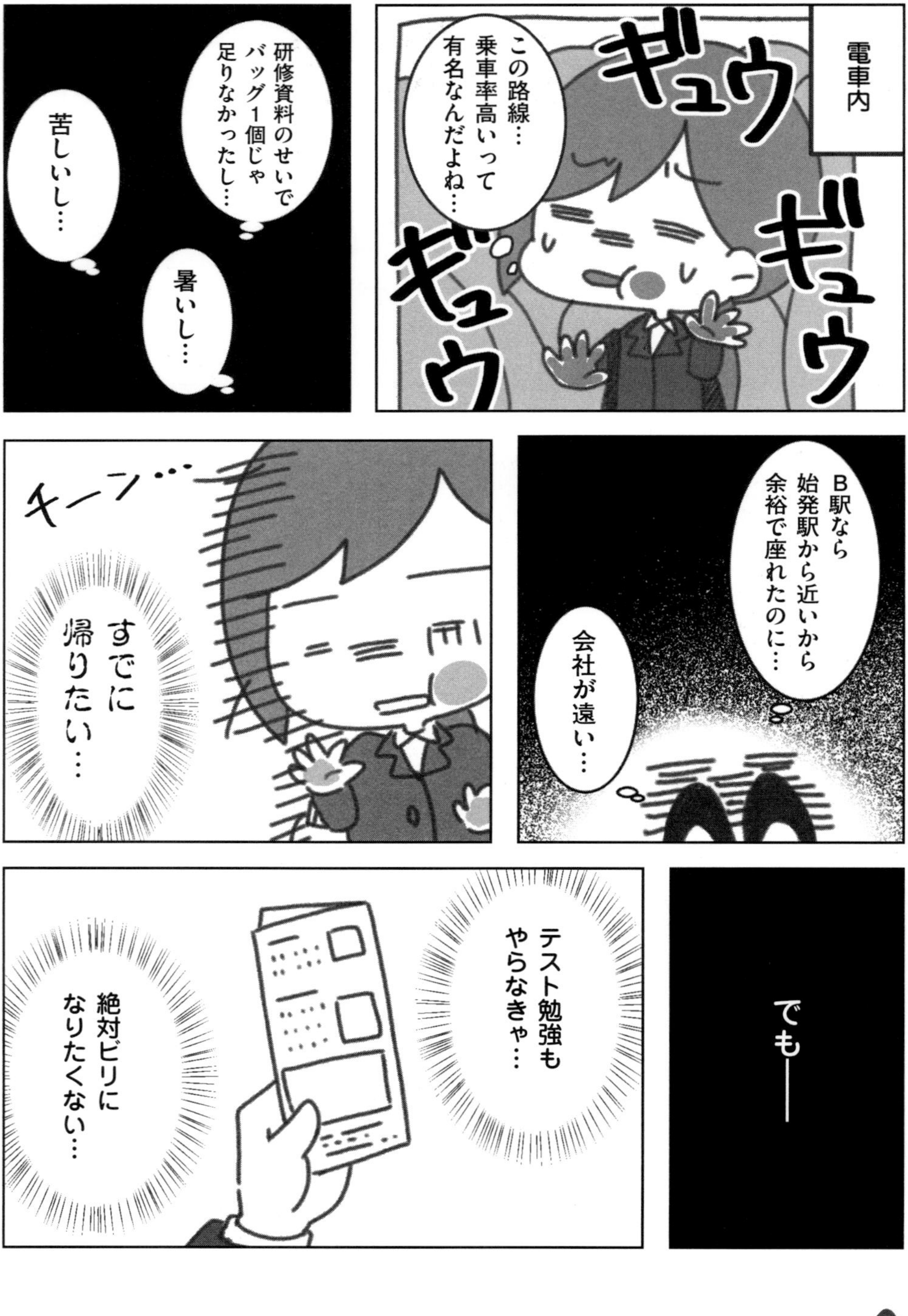
電車内
ギュウ
ギュウ
ギュウ
この路線…乗車率高いって有名なんだよね…
研修資料のせいでバッグ1個じゃ足りなかったし…
暑いし…
苦しいし…
B駅なら始発駅から近いから余裕で座れたのに…
会社が遠い…
チーン…
すでに帰りたい…
でも——
テスト勉強もやらなきゃ…
絶対ビリになりたくない…

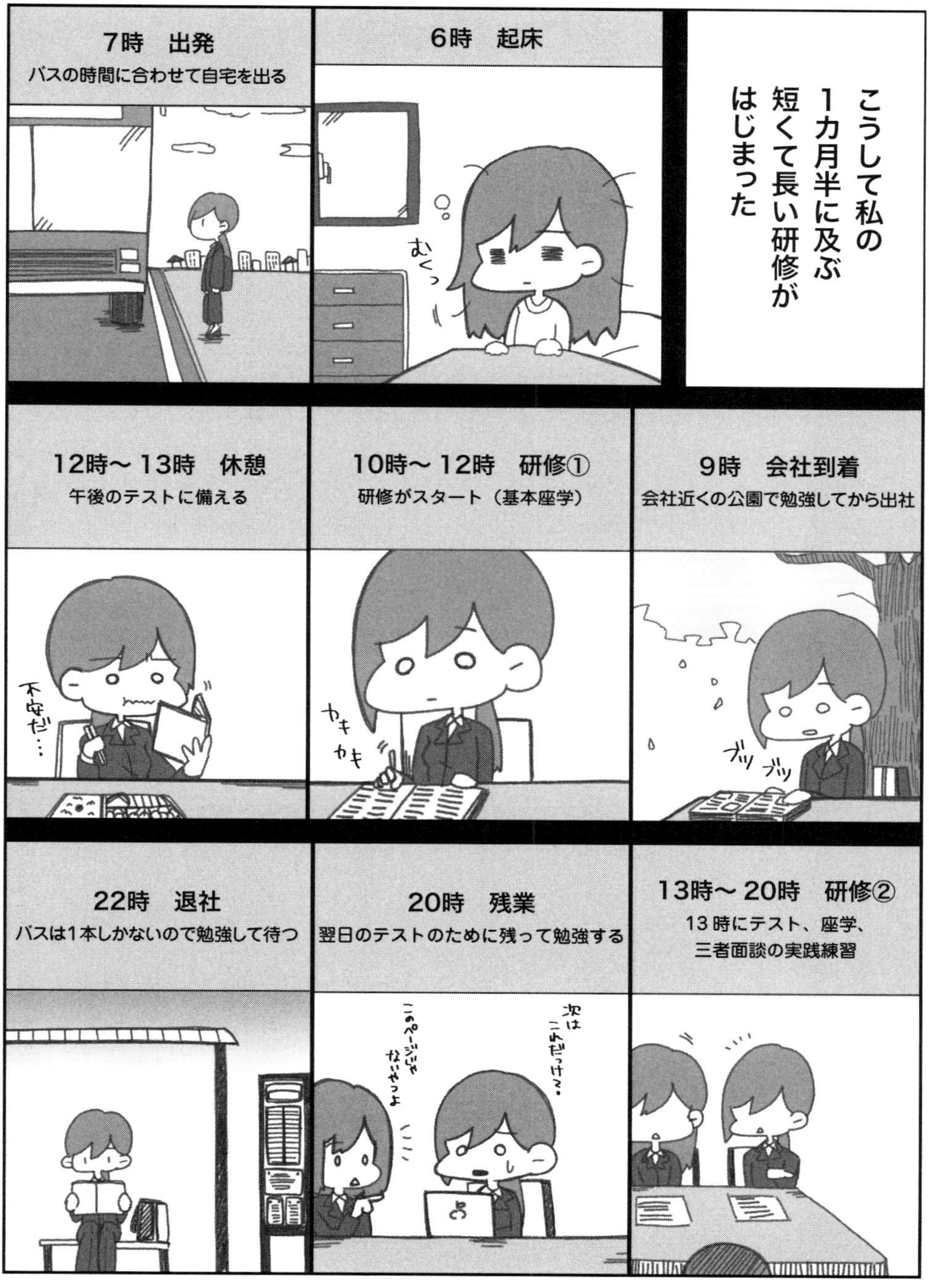
こうして私の1カ月半に及ぶ短くて長い研修がはじまった
6時　起床
むくっ
7時　出発
バスの時間に合わせて自宅を出る
9時　会社到着
会社近くの公園で勉強してから出社
ブツブツ
10時～12時　研修①
研修がスタート（基本座学）
カキカキ
12時～13時　休憩
午後のテストに備える
不安だ…
13時～20時　研修②
13時にテスト、座学、
三者面談の実践練習
20時　残業
翌日のテストのために残って勉強する
次はこれだっけ？
このページじゃないっすよ
22時　退社
バスは1本しかないので勉強して待つ

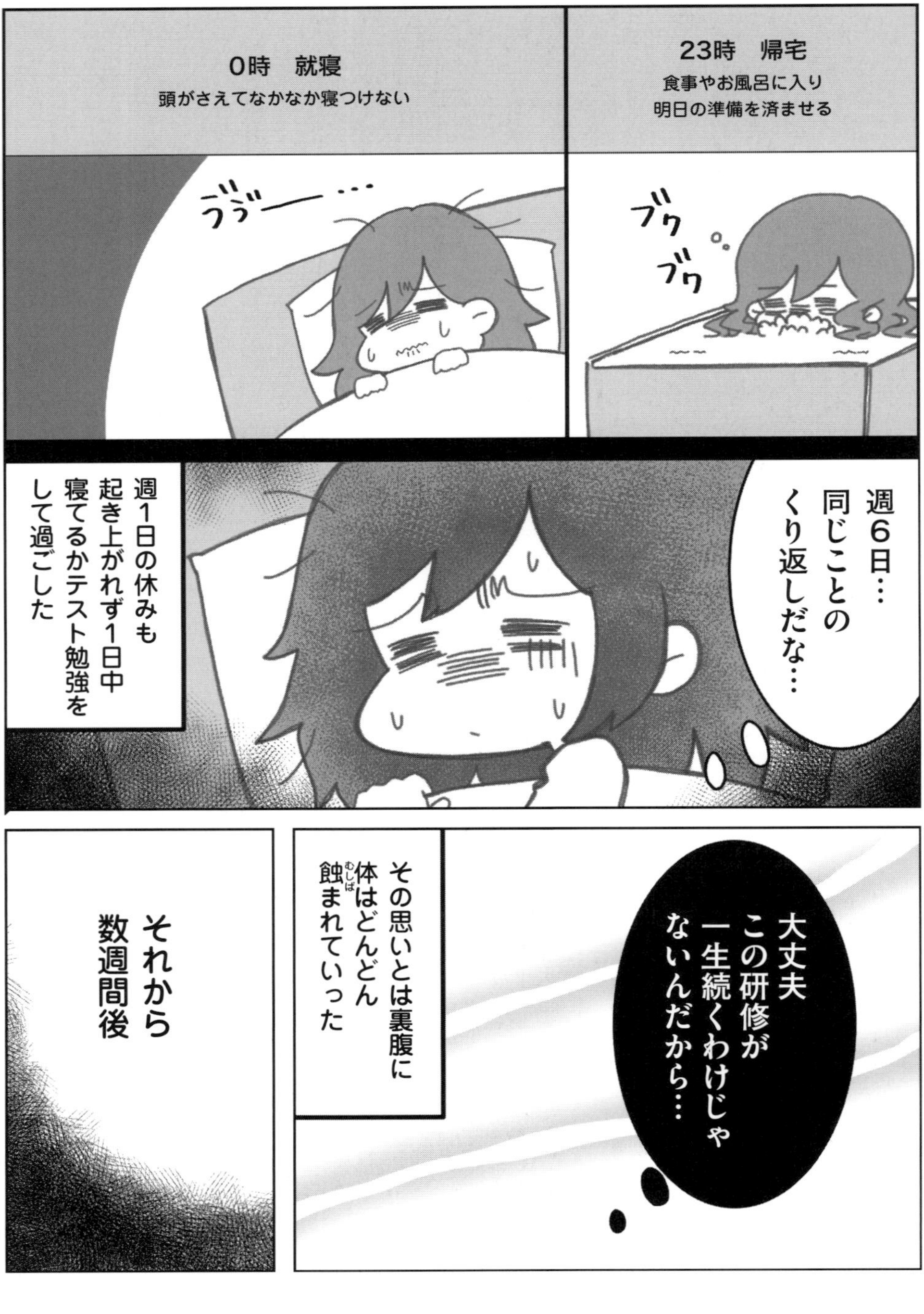
23時　帰宅
食事やお風呂に入り
明日の準備を済ませる
ブクブク
0時　就寝
頭がさえてなかなか寝つけない
週6日…
同じことの
くり返しだな…
週1日の休みも
起き上がれず1日中
寝てるかテスト勉強を
して過ごした
大丈夫
この研修が
一生続くわけじゃ
ないんだから…
その思いとは裏腹に
体はどんどん
蝕《むしば》まれていった
それから
数週間後

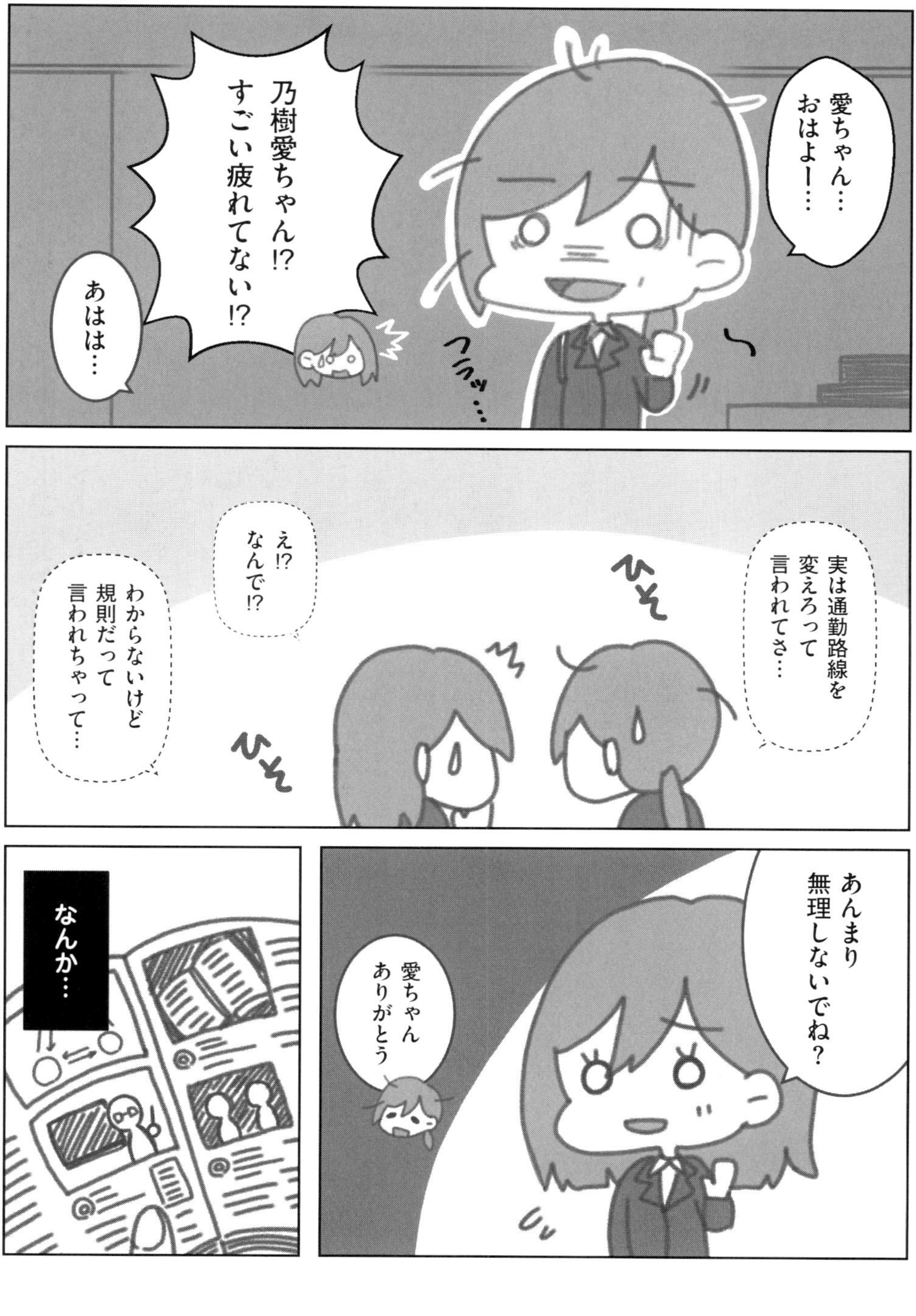
愛ちゃん…おはよー…
乃樹愛ちゃん!?すごい疲れてない!?
フラッ…
あはは…
ひそ
実は通勤路線を変えろって言われてさ…
え!?なんで!?
わからないけど規則だって言われちゃって…
ひそ
あんまり無理しないでね?
愛ちゃんありがとう
なんか…

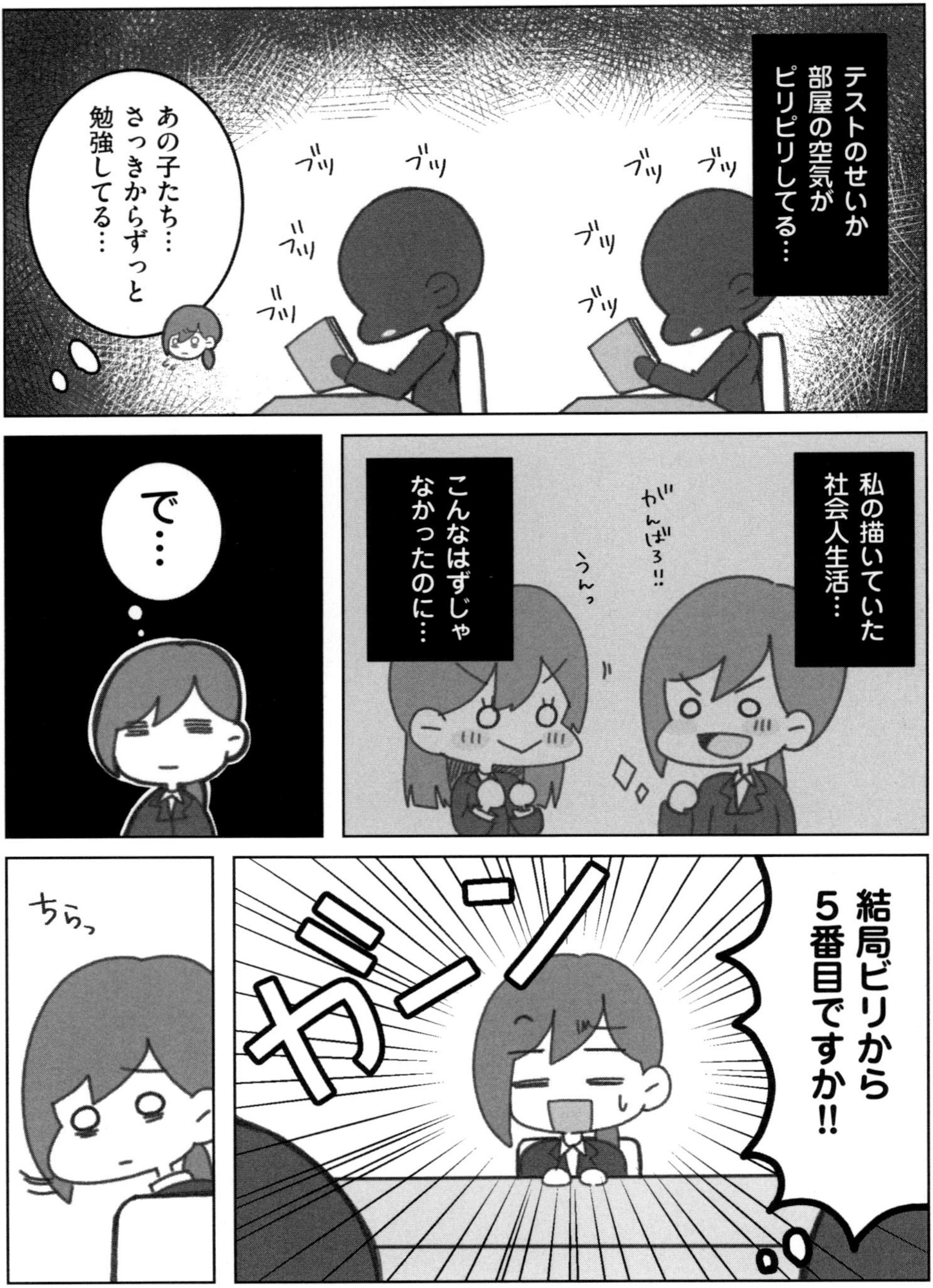
テストのせいか
部屋の空気が
ピリピリしてる…
ブツ ブツ
ブツ
ブツ
ブツ ブツ
ブツ
ブツ
あの子たち…
さっきからずっと
勉強してる…
私の描いていた
社会人生活…
がんばろ!!
うんっ
こんなはずじゃ
なかったのに…
で…
結局ビリから
5番目ですか!!
ガーン
ちらっ

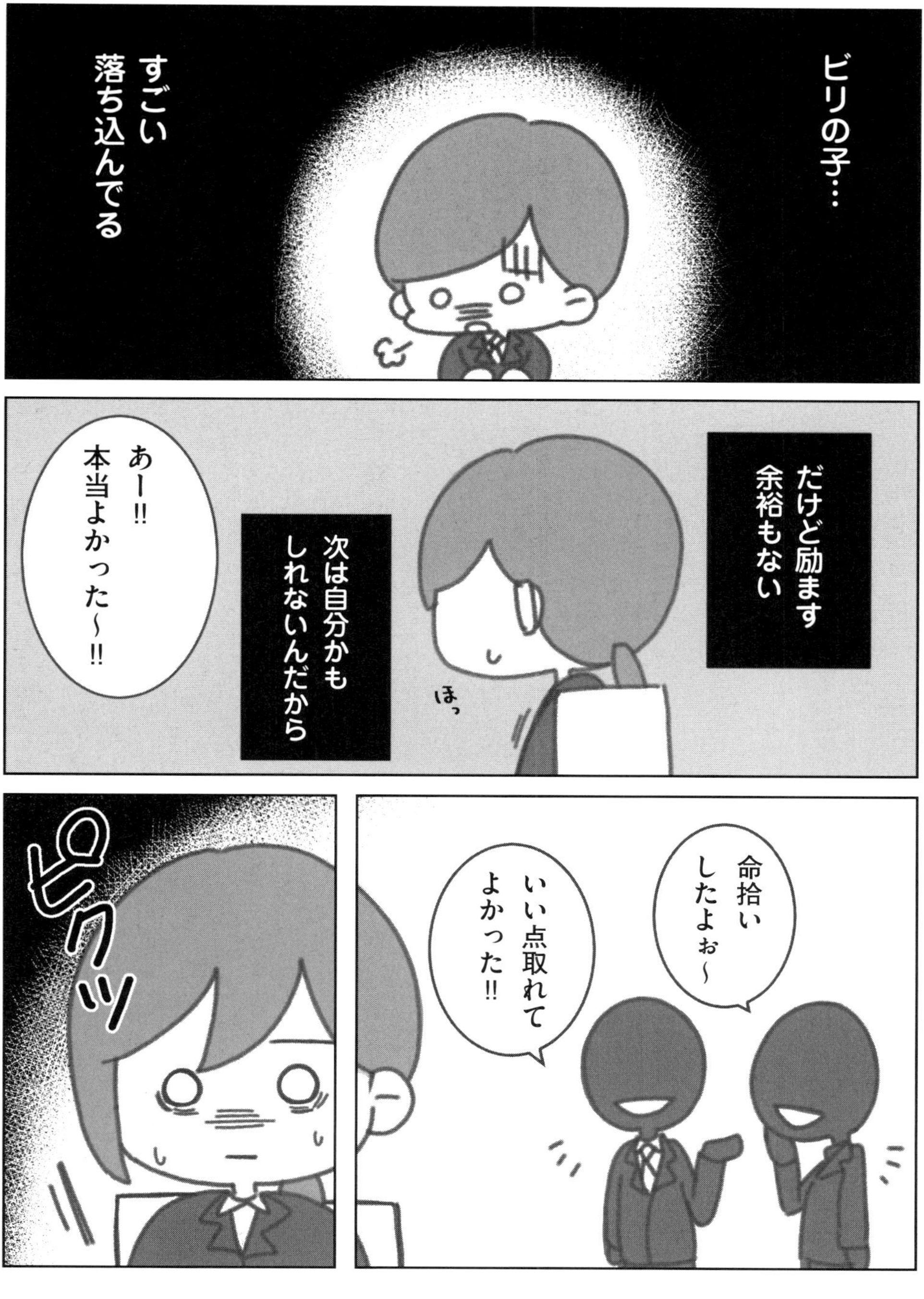
ビリの子…
すごい落ち込んでる
だけど励ます余裕もない
次は自分かもしれないんだから
ほっ
あー!! 本当よかった～!!
ピクッ
命拾いしたよぉ～
いい点取れてよかった!!

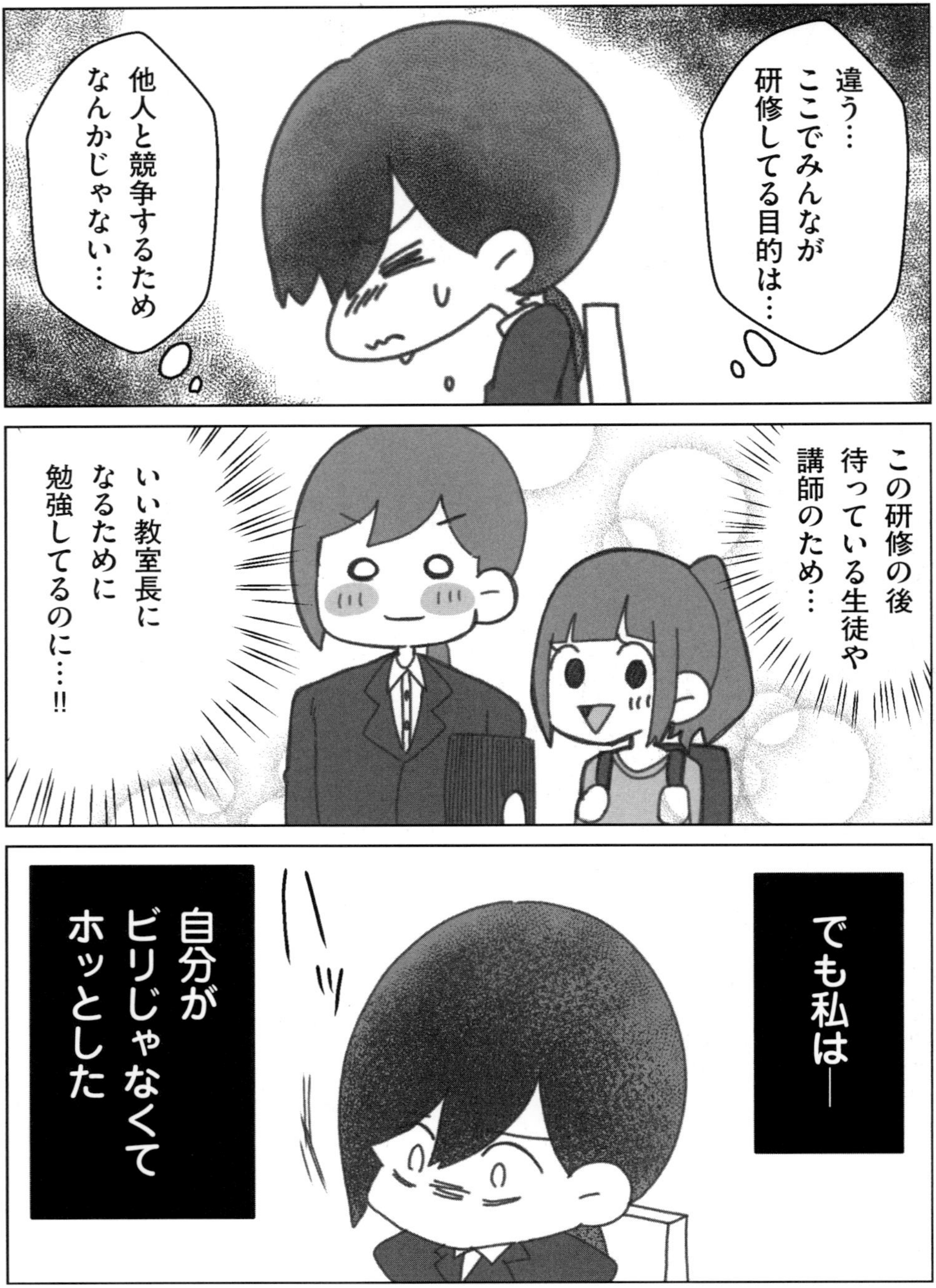

違う…
ここでみんなが
研修してる目的は…
他人と競争するため
なんかじゃない…
この研修の後
待っている生徒や
講師のため…
いい教室長に
なるために
勉強してるのに…!!
でも私は―
自分が
ビリじゃなくて
ホッとした

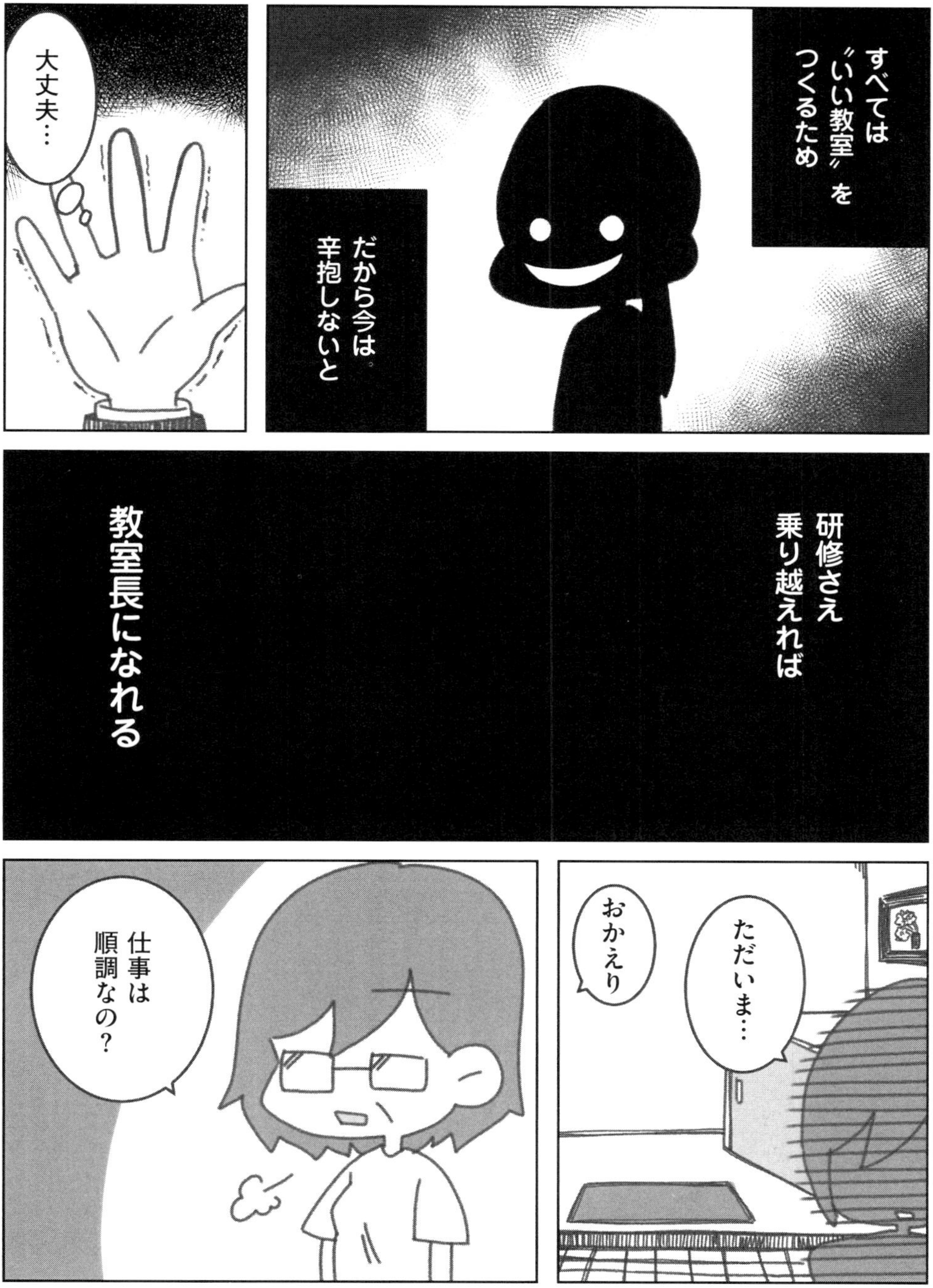
すべては〝いい教室〟をつくるため
だから今は辛抱しないと
大丈夫…
研修さえ乗り越えれば
教室長になれる
ただいま…
おかえり
仕事は順調なの？

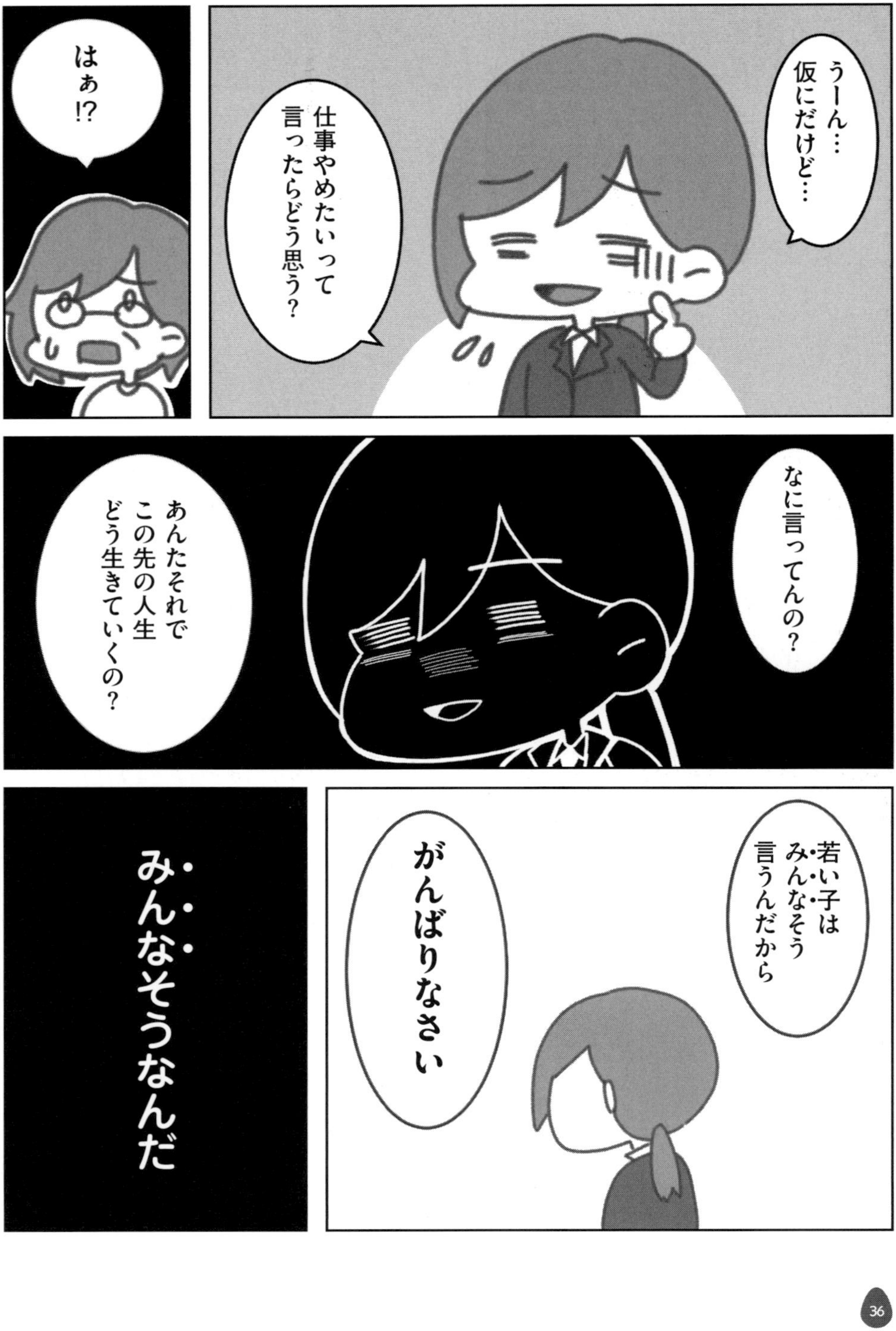
うーん…仮にだけど…
仕事やめたいって言ったらどう思う？
はぁ!?
なに言ってんの？
あんたそれでこの先の人生どう生きていくの？
若い子はみんなそう言うんだから
がんばりなさい
みんなそうなんだ

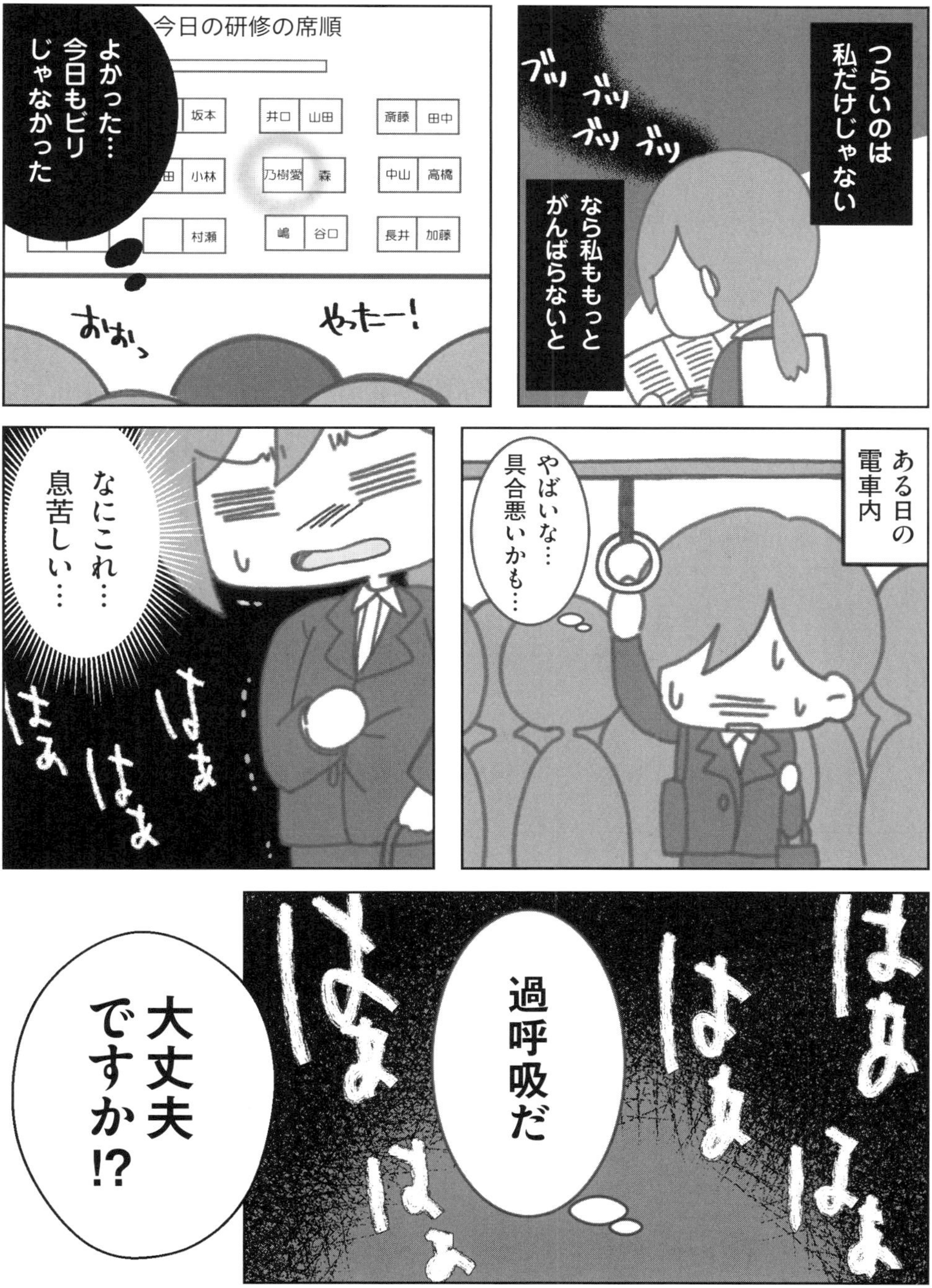
つらいのは私だけじゃない
ブツブツ ブツブツ
なら私ももっとがんばらないと
今日の研修の席順
坂本
井口 山田
斎藤 田中
小林
乃樹愛 森
中山 高橋
村瀬
嶋 谷口
長井 加藤
よかった…今日もビリじゃなかった
おおっ
やったー！
ある日の電車内
やばいな…具合悪いかも…
なにこれ…息苦しい…
はぁはぁはぁ…
はぁはぁはぁ
過呼吸だ
大丈夫ですか!?

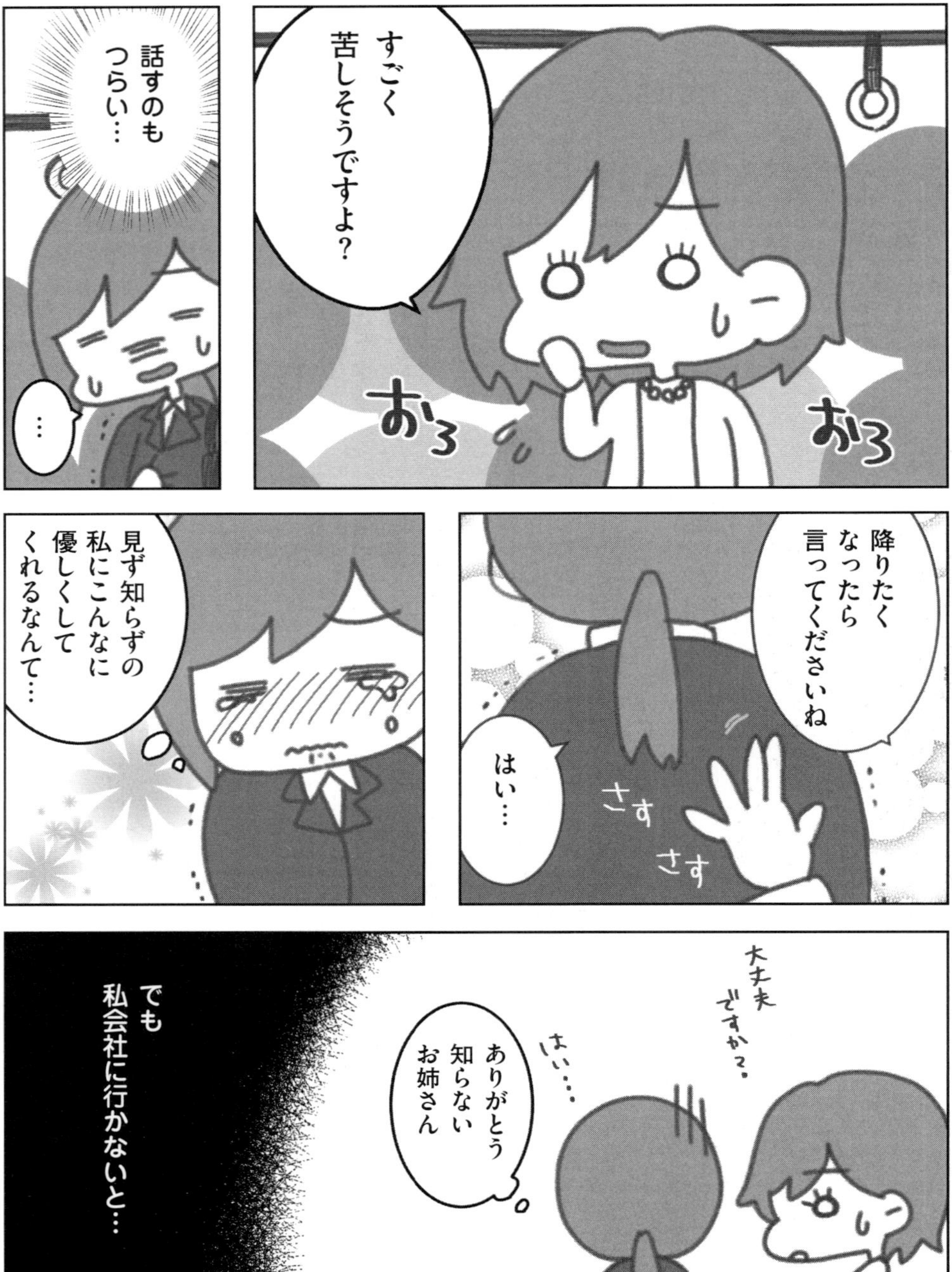
すごく苦しそうですよ？
おろ
おろ
話すのもつらい…
…
降りたくなったら言ってくださいね
はい…
さす
さす
見ず知らずの私にこんなに優しくしてくれるなんて…
大丈夫ですか？
はい…
ありがとう知らないお姉さん
でも私会社に行かないと…

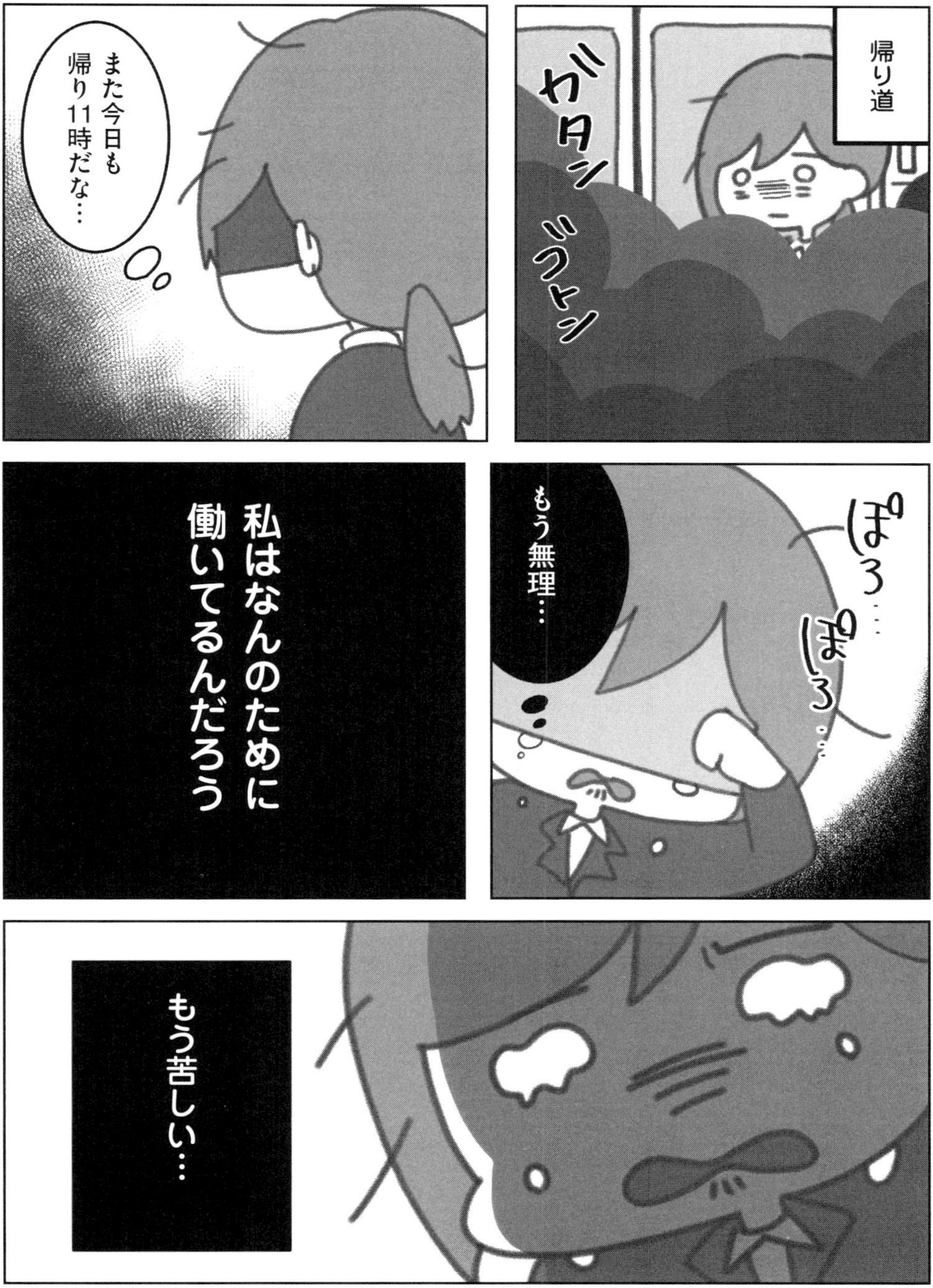
帰り道
ガタン
ゴトン
また今日も
帰り11時だな…
ぽろ…
ぽろ…
もう無理…
私はなんのために
働いてるんだろう
もう苦しい…

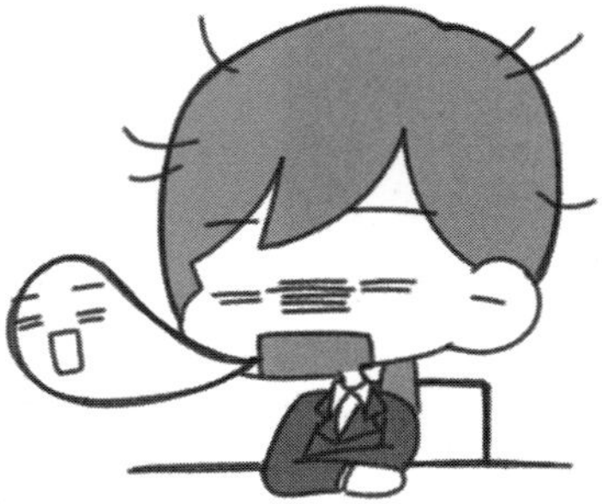

第3章 変わる環境と変えられない私

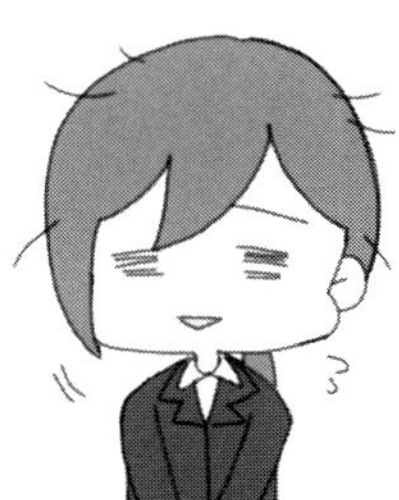

支えてくれた友達

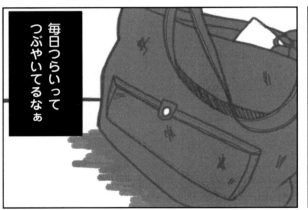

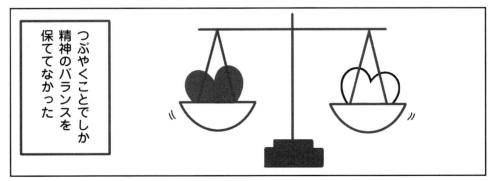

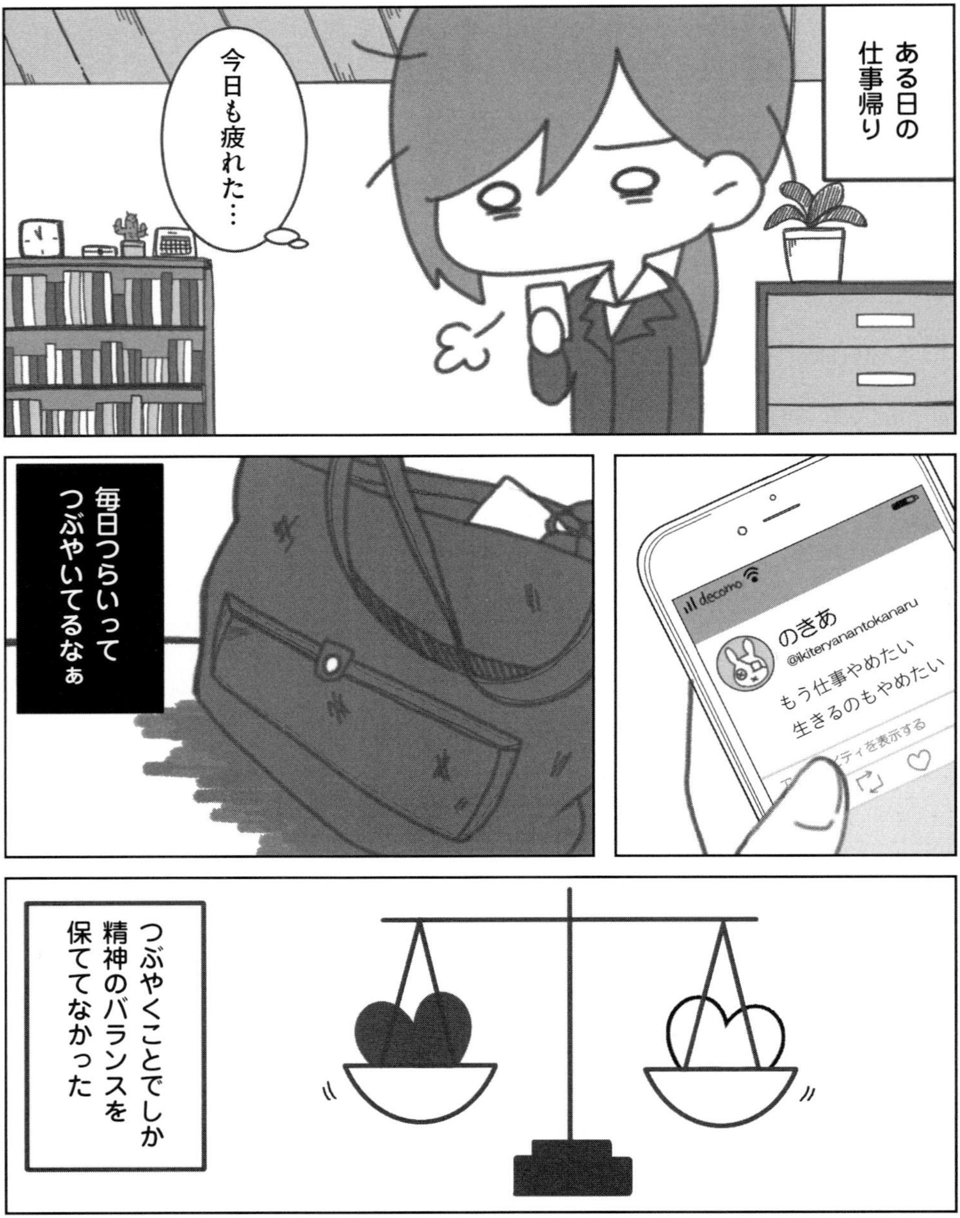

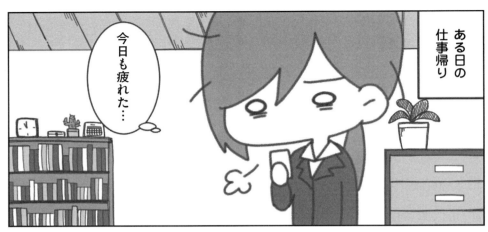

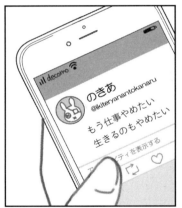

ある日の仕事帰り
今日も疲れた…
decomo
のきあ
@ikiteryanantokanaru
もう仕事やめたい
生きるのもやめたい
毎日つらいってつぶやいてるなぁ
つぶやくことでしか精神のバランスを保ててなかった

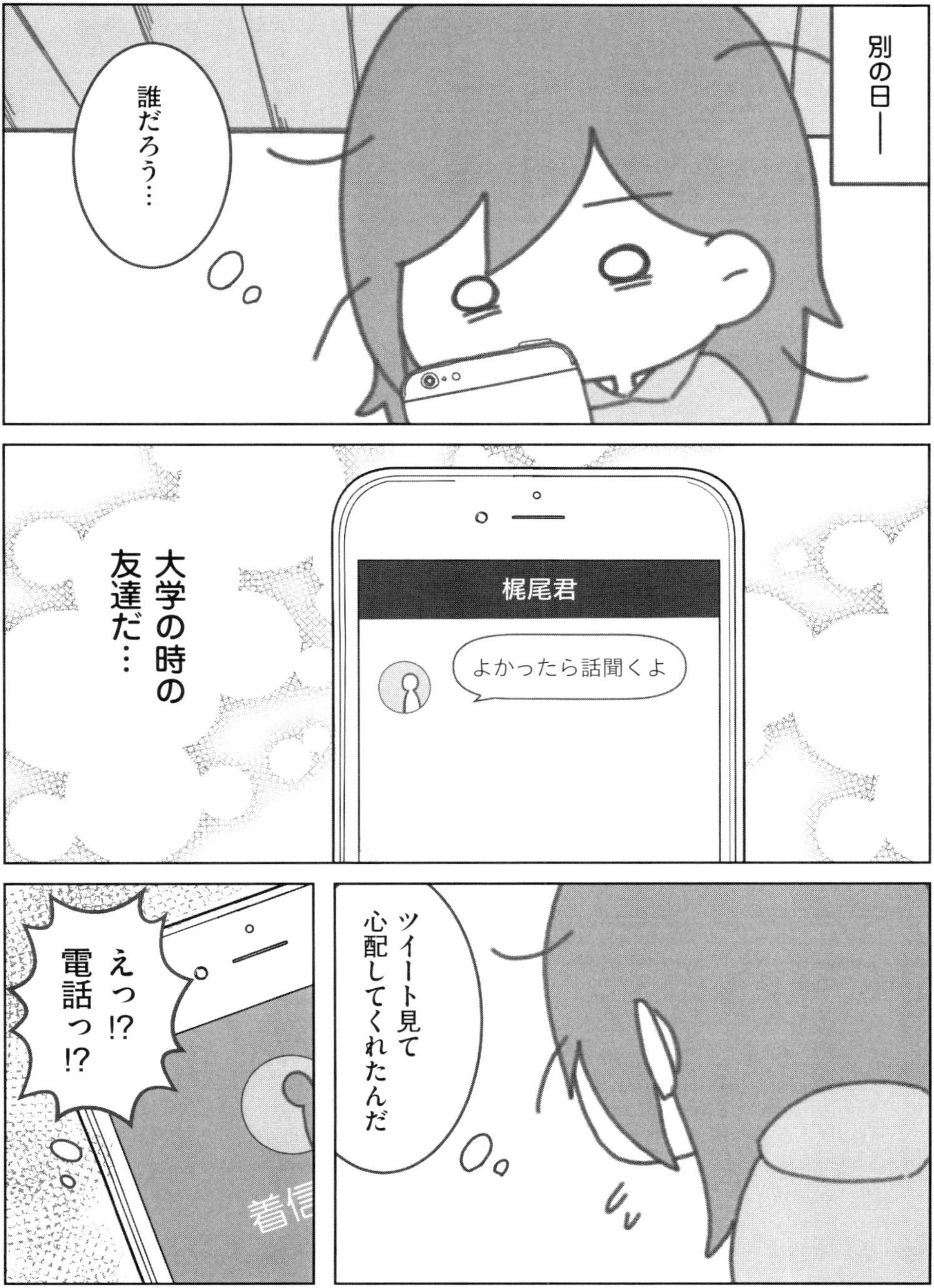
別の日――
誰だろう…
大学の時の友達だ…
梶尾君
よかったら話聞くよ
ツイート見て心配してくれたんだ
えっ!?電話っ!?
着信

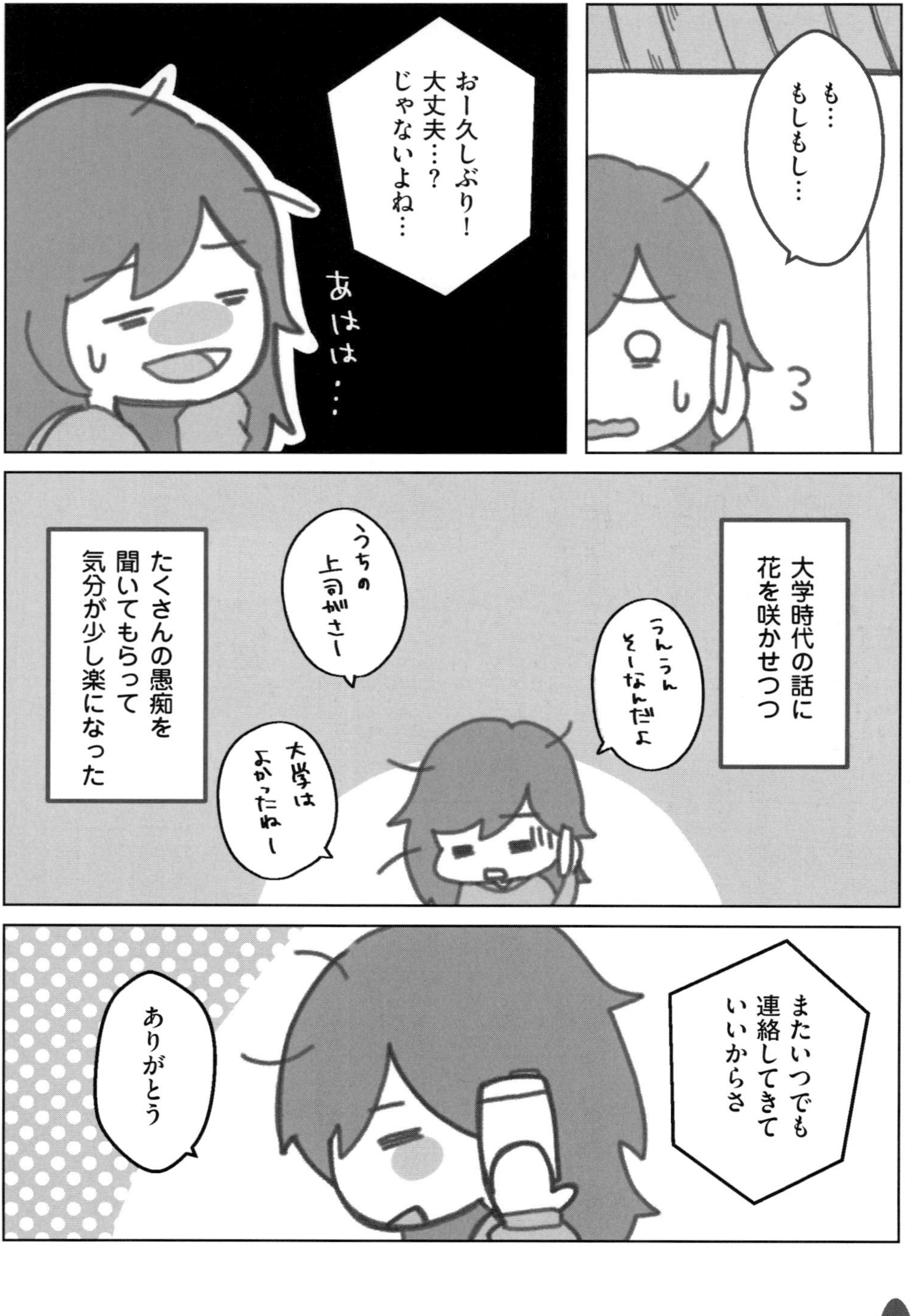
も…
もしもし…
おー久しぶり！
大丈夫…？
じゃないよね…
あははは…
大学時代の話に
花を咲かせつつ
うんうん
そーなんだよ
うちの
上司がさー
大学は
よかったねー
たくさんの愚痴を
聞いてもらって
気分が少し楽になった
またいつでも
連絡してきて
いいからさ
ありがとう

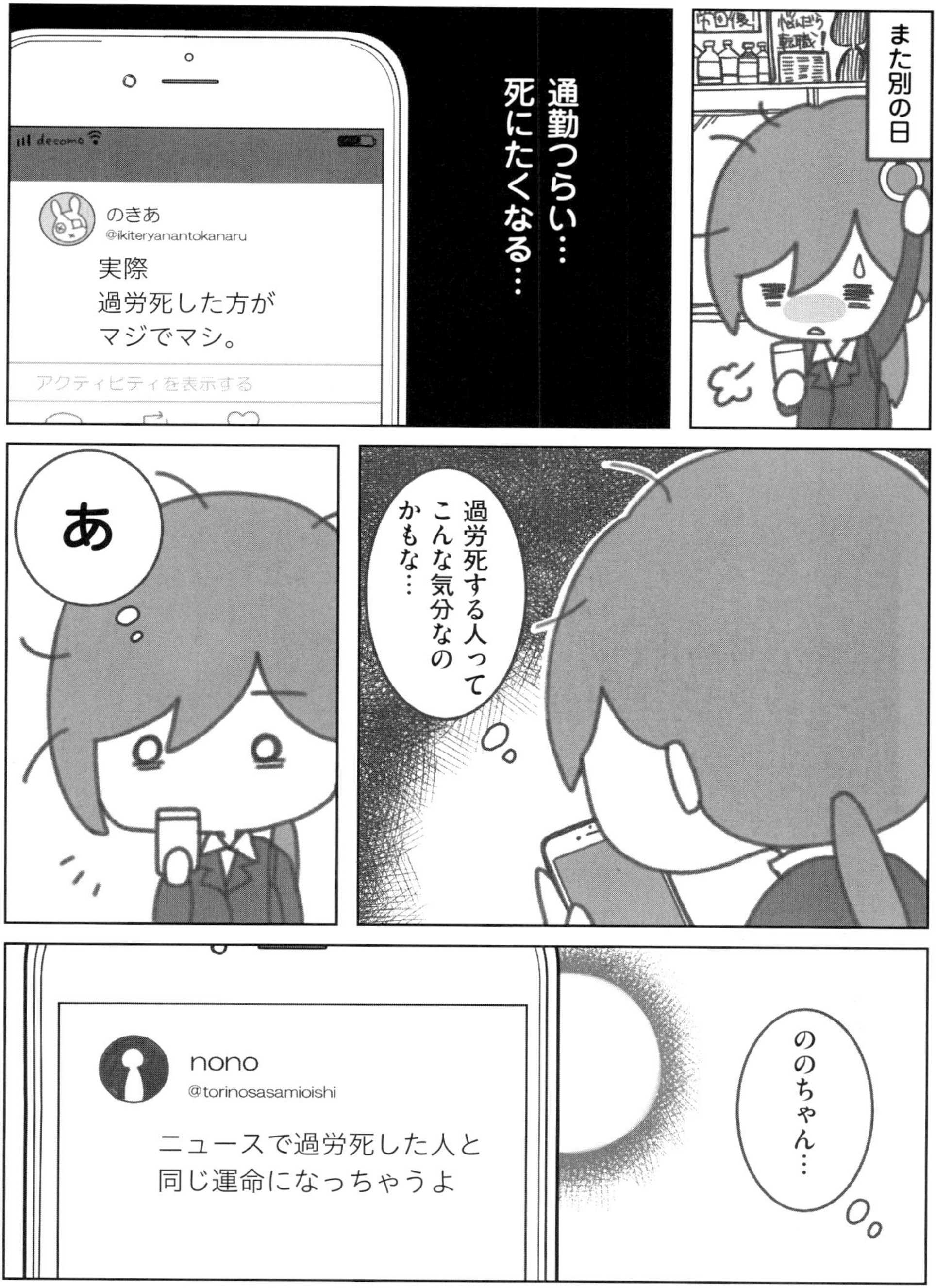
また別の日
通勤つらい…
死にたくなる…
のきあ
@ikiteryanantokanaru
実際
過労死した方が
マジでマシ。
アクティビティを表示する
過労死する人って
こんな気分なの
かもな…
あ
ののちゃん…
nono
@torinosasamioishi
ニュースで過労死した人と
同じ運命になっちゃうよ

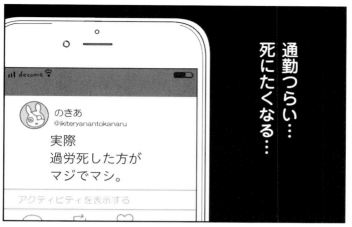

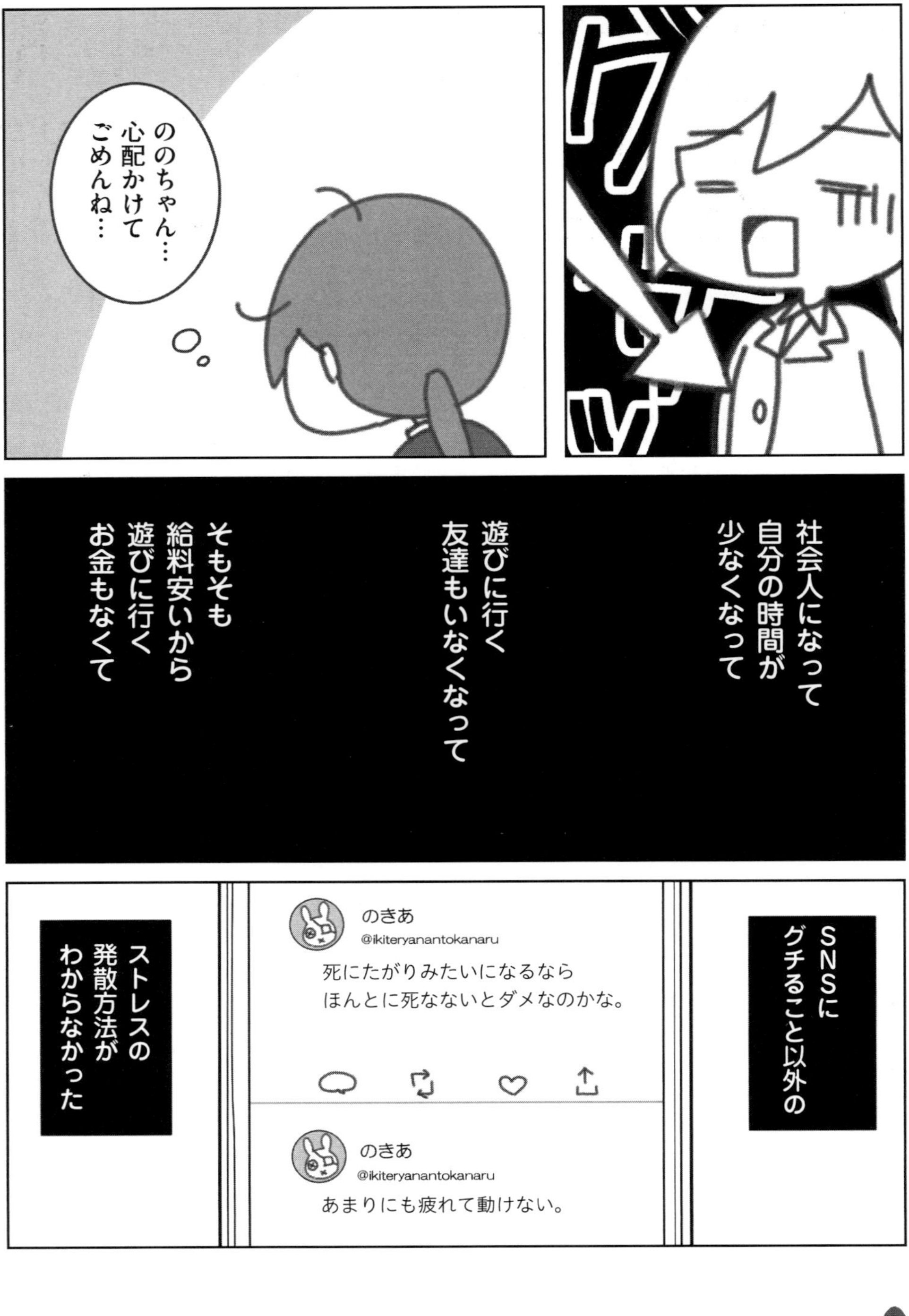
ののちゃん…
心配かけて
ごめんね…
社会人になって
自分の時間が
少なくなって
遊びに行く
友達もいなくなって
そもそも
給料安いから
遊びに行く
お金もなくて
SNSに
グチること以外の
のきあ
@ikiteryanantokanaru
死にたがりみたいになるなら
ほんとに死なないとダメなのかな。
のきあ
@ikiteryanantokanaru
あまりにも疲れて動けない。
ストレスの
発散方法が
わからなかった

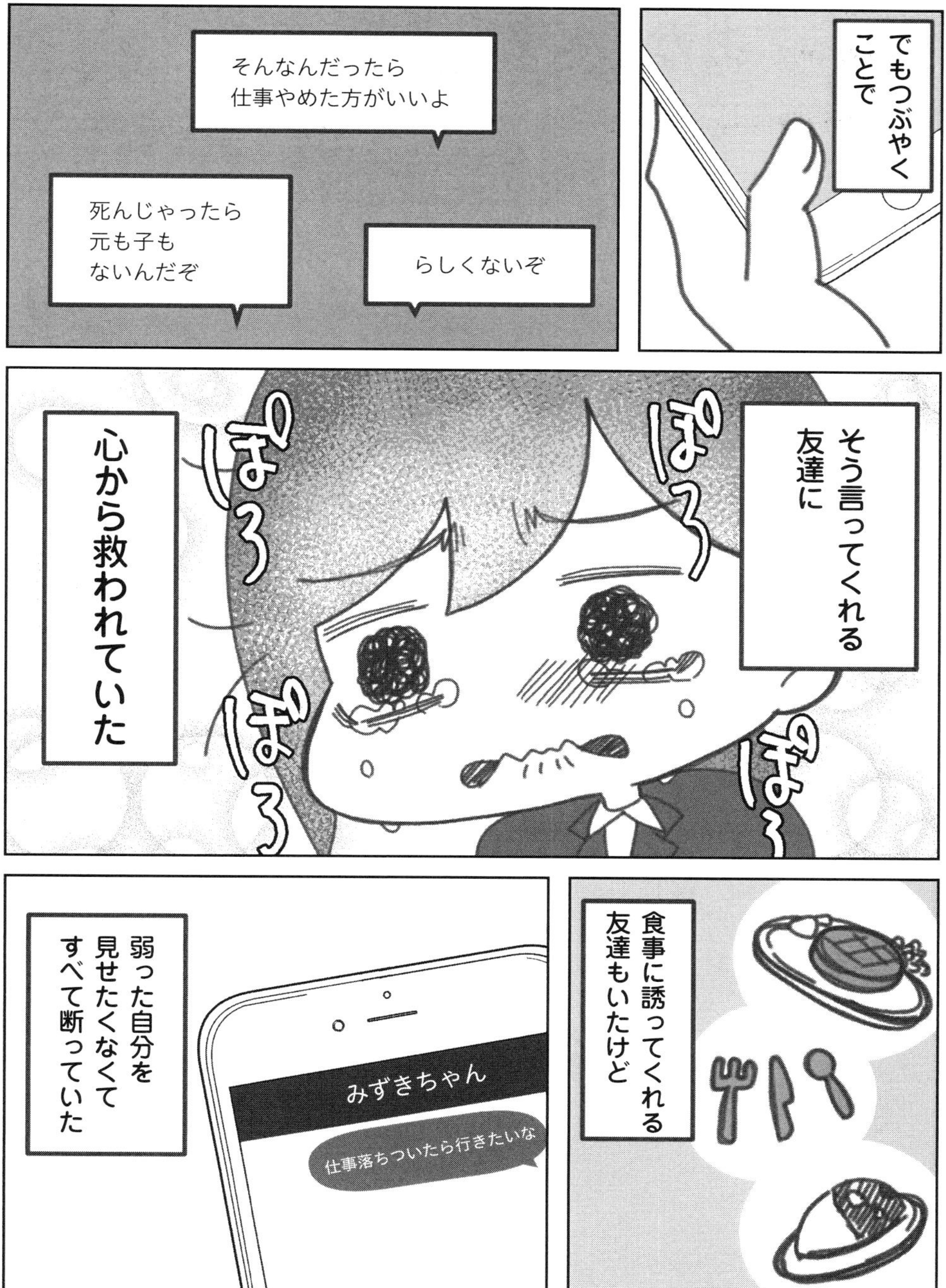
でもつぶやくことで
そんなんだったら仕事やめた方がいいよ
らしくないぞ
死んじゃったら元も子もないんだぞ
そう言ってくれる友達に
ぽろ
ぽろ
ぽろ
ぽろ
心から救われていた
食事に誘ってくれる友達もいたけど
みずきちゃん
仕事落ちついたら行きたいな
弱った自分を見せたくなくてすべて断っていた

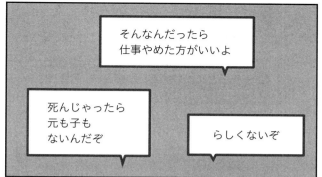

おかしくなっていく体

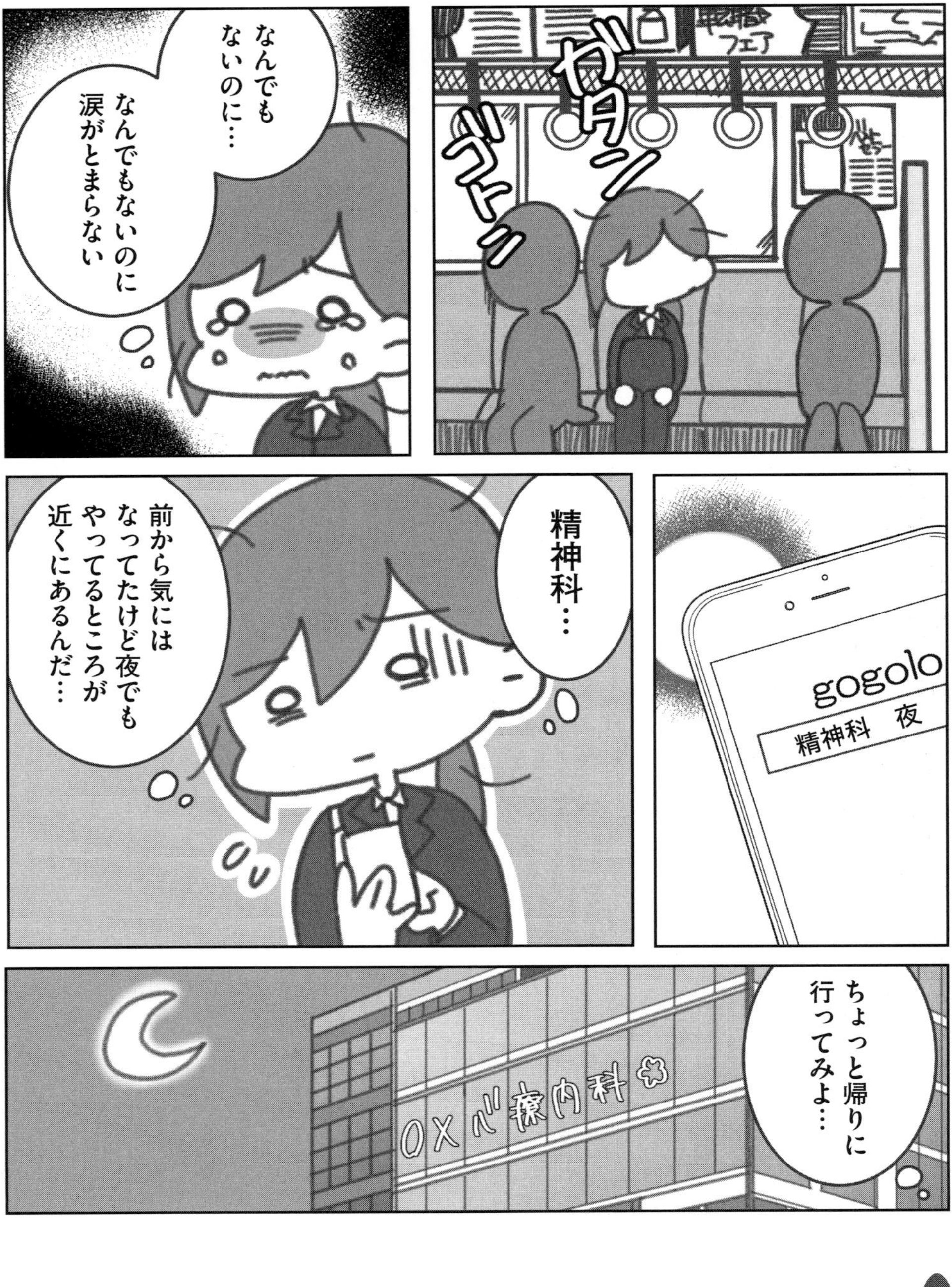

ガタン
ゴトン
転職フェア
なんでもないのに…
なんでもないのに涙がとまらない
gogolo
精神科　夜
精神科…
前から気にはなってたけど夜でもやってるところが近くにあるんだ…
ちょっと帰りに行ってみよ…
○×心療内科

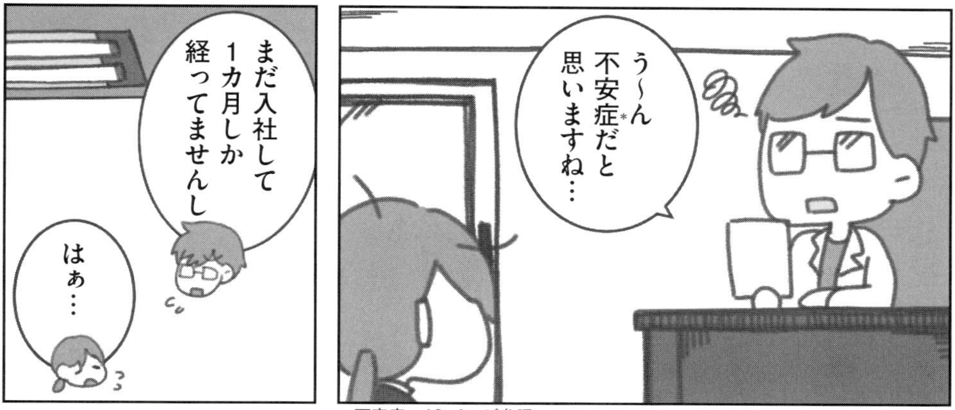
う～ん
不安症＊だと
思いますね…
まだ入社して
1カ月しか
経ってませんし
はぁ…

＊不安症：62ページ参照。

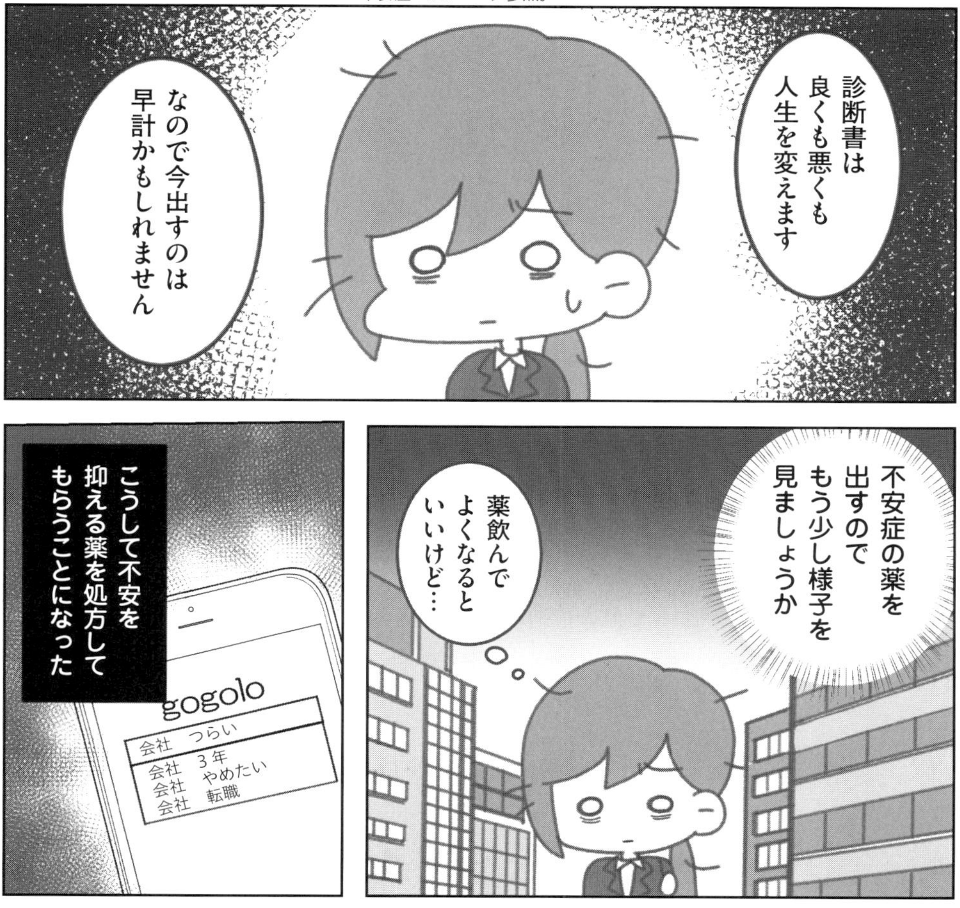
診断書は
良くも悪くも
人生を変えます
なので今出すのは
早計かもしれません
不安症の薬を
出すので
もう少し様子を
見ましょうか
薬飲んで
よくなると
いいけど…
こうして不安を
抑える薬を処方して
もらうことになった
gogolo
会社　つらい
会社　3年
会社　やめたい
会社　転職

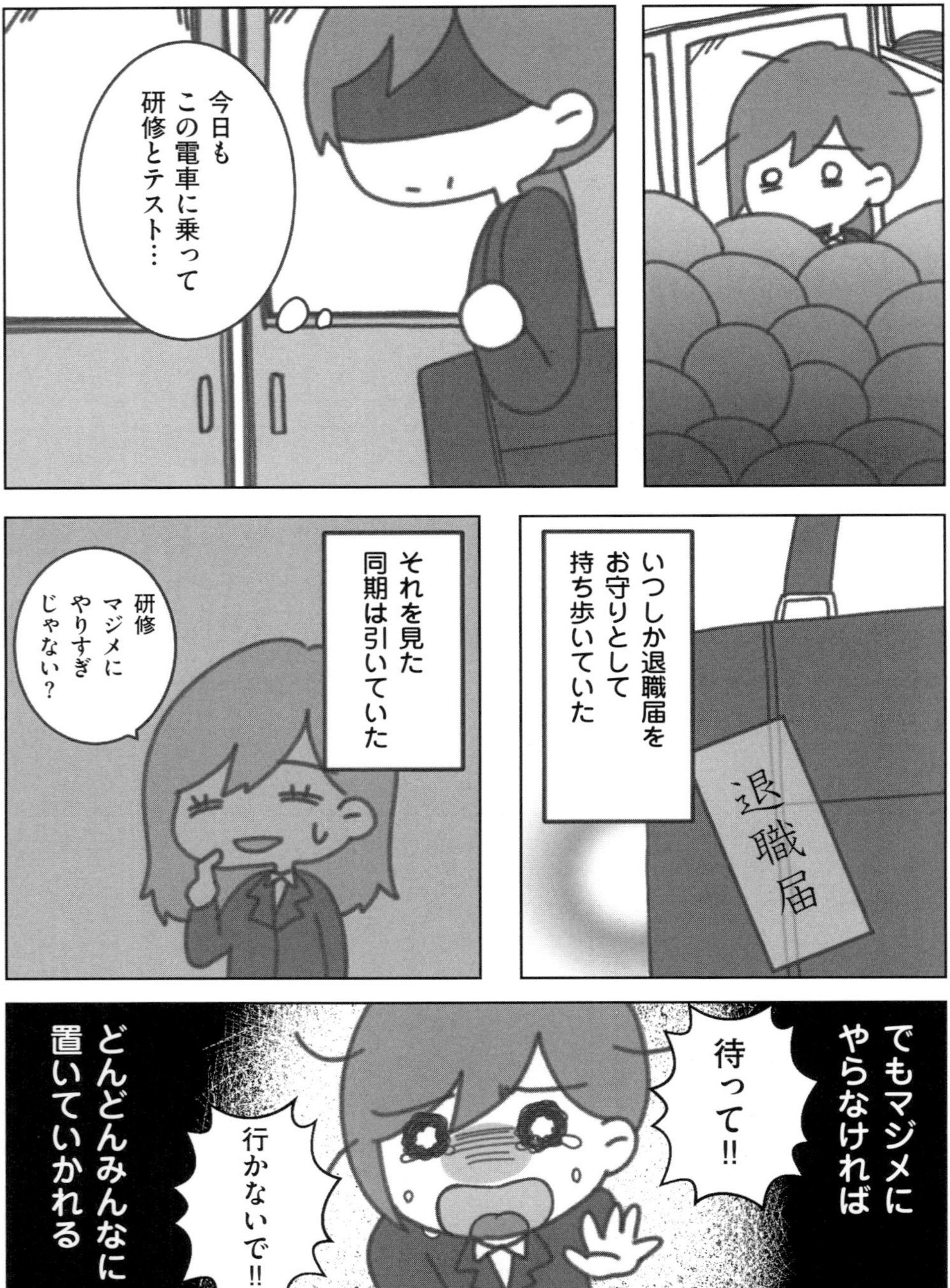
今日も
この電車に乗って
研修とテスト…
いつしか退職届を
お守りとして
持ち歩いていた
退職届
それを見た
同期は引いていた
研修
マジメに
やりすぎ
じゃない？
でもマジメに
やらなければ
待って!!
行かないで!!
どんどんみんなに
置いていかれる

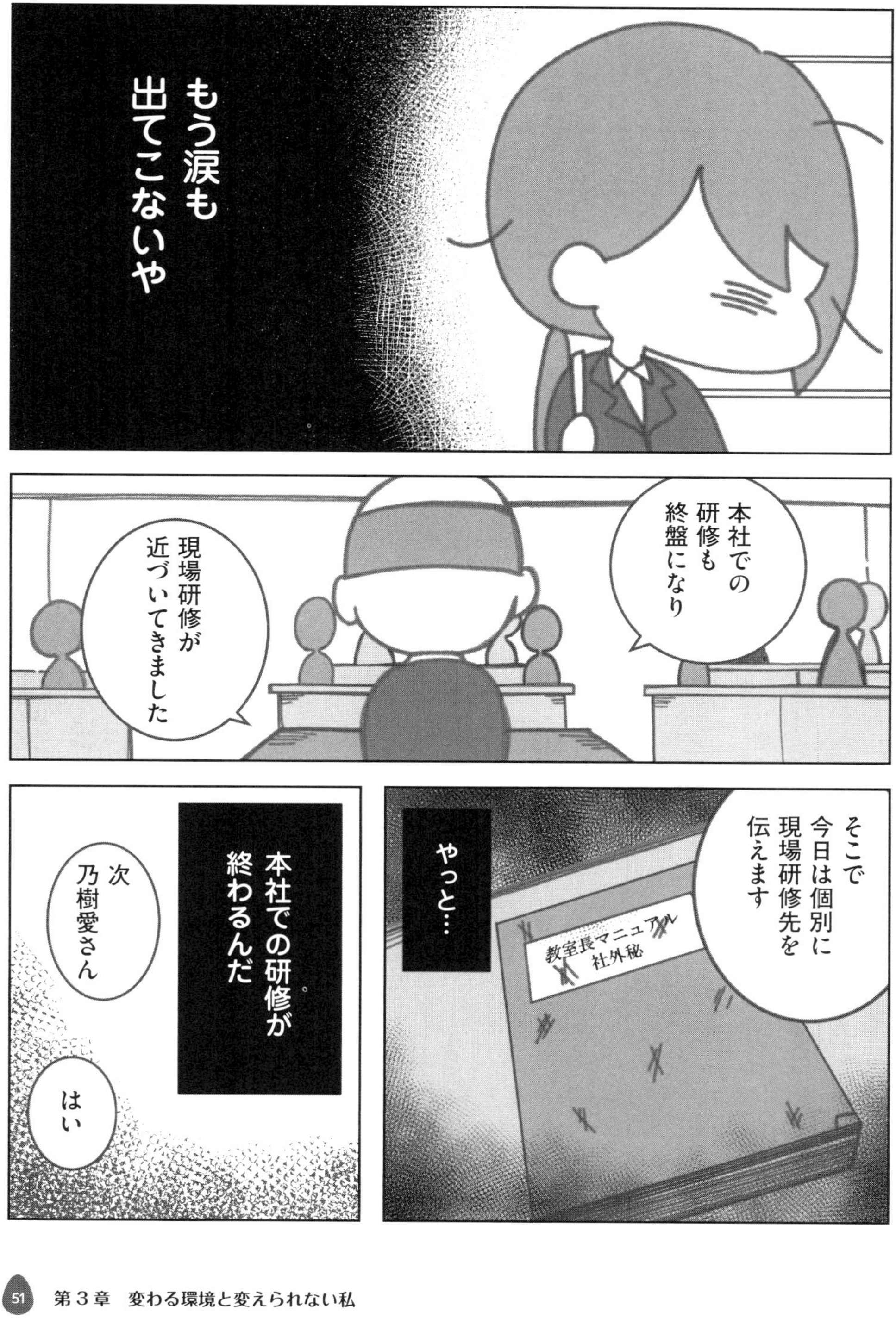
もう涙も
出てこないや
本社での
研修も
終盤になり
現場研修が
近づいてきました
そこで
今日は個別に
現場研修先を
伝えます
教室長マニュアル
社外秘
やっと…
本社での研修が
終わるんだ
次
乃樹愛さん
はい

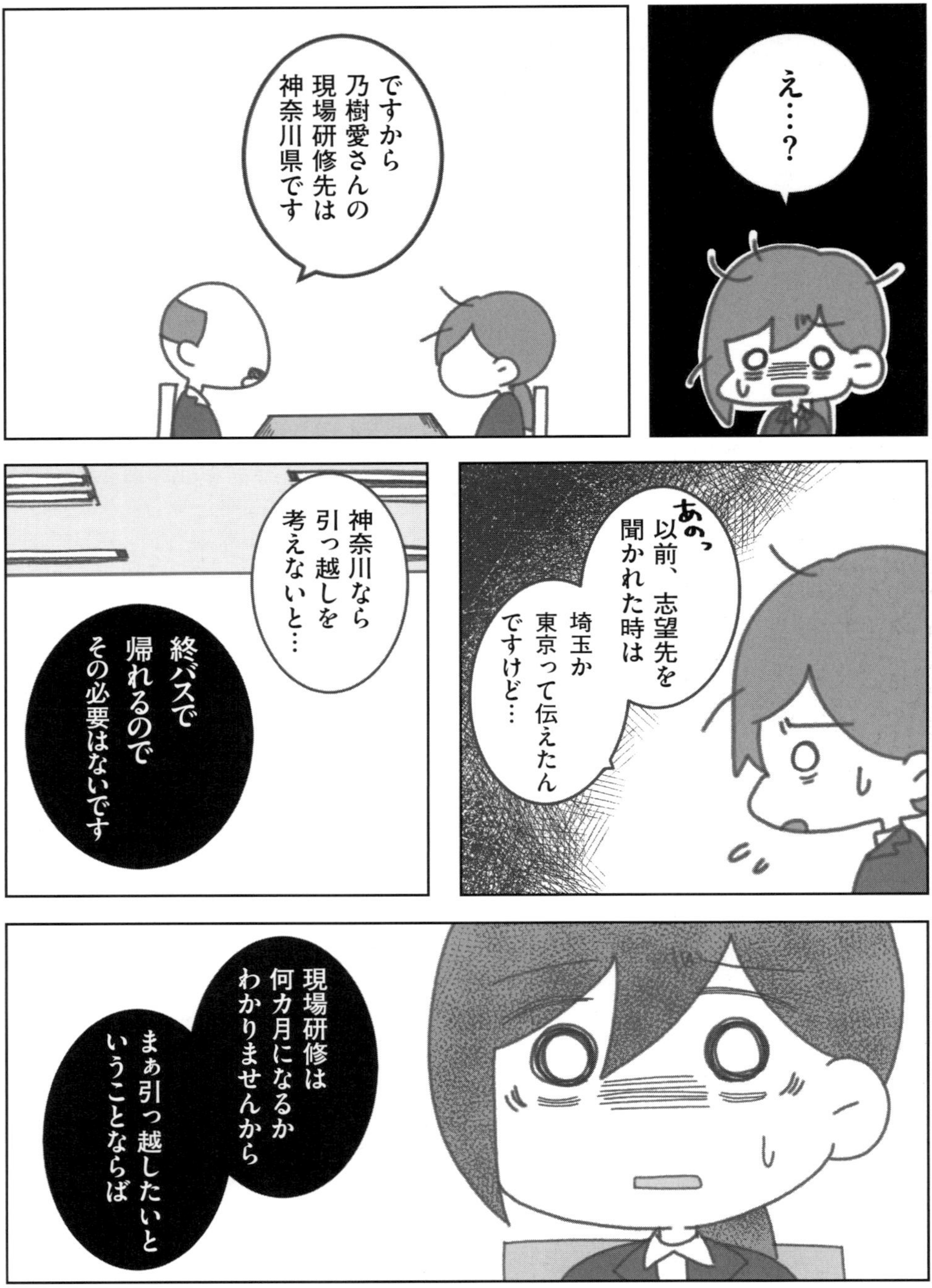
え…？
ですから乃樹愛さんの現場研修先は神奈川県です
あのっ
以前、志望先を聞かれた時は
埼玉か東京って伝えたんですけど…
神奈川なら引っ越しを考えないと…
終バスで帰れるのでその必要はないです
現場研修は何カ月になるかわかりませんから
まぁ引っ越したいということならば

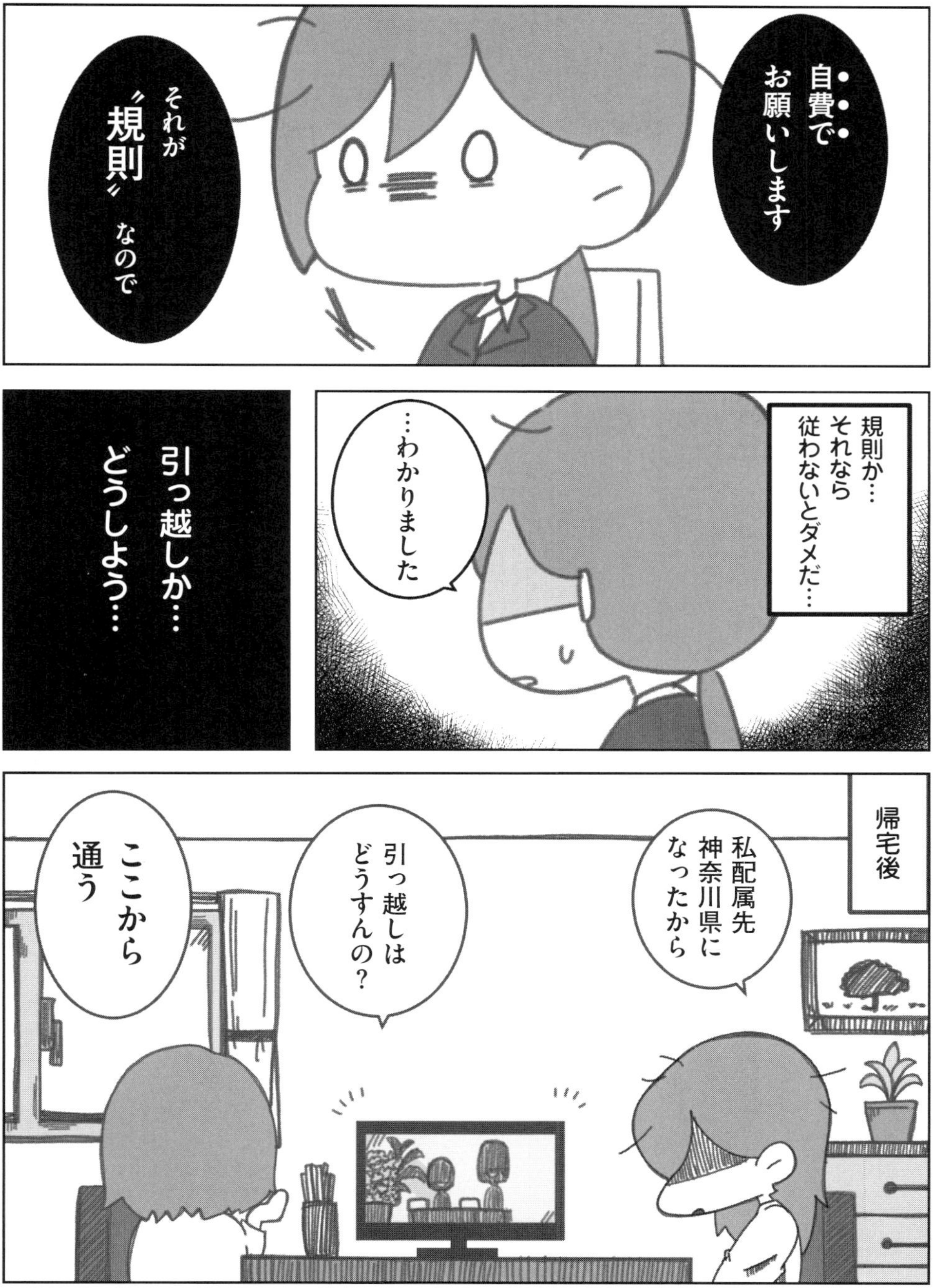

・・・自費でお願いします
それが〝規則〟なので
規則か…それなら従わないとダメだ…
…わかりました
引っ越しか…どうしよう…
帰宅後
私配属先神奈川県になったから
引っ越しはどうすんの?
ここから通う

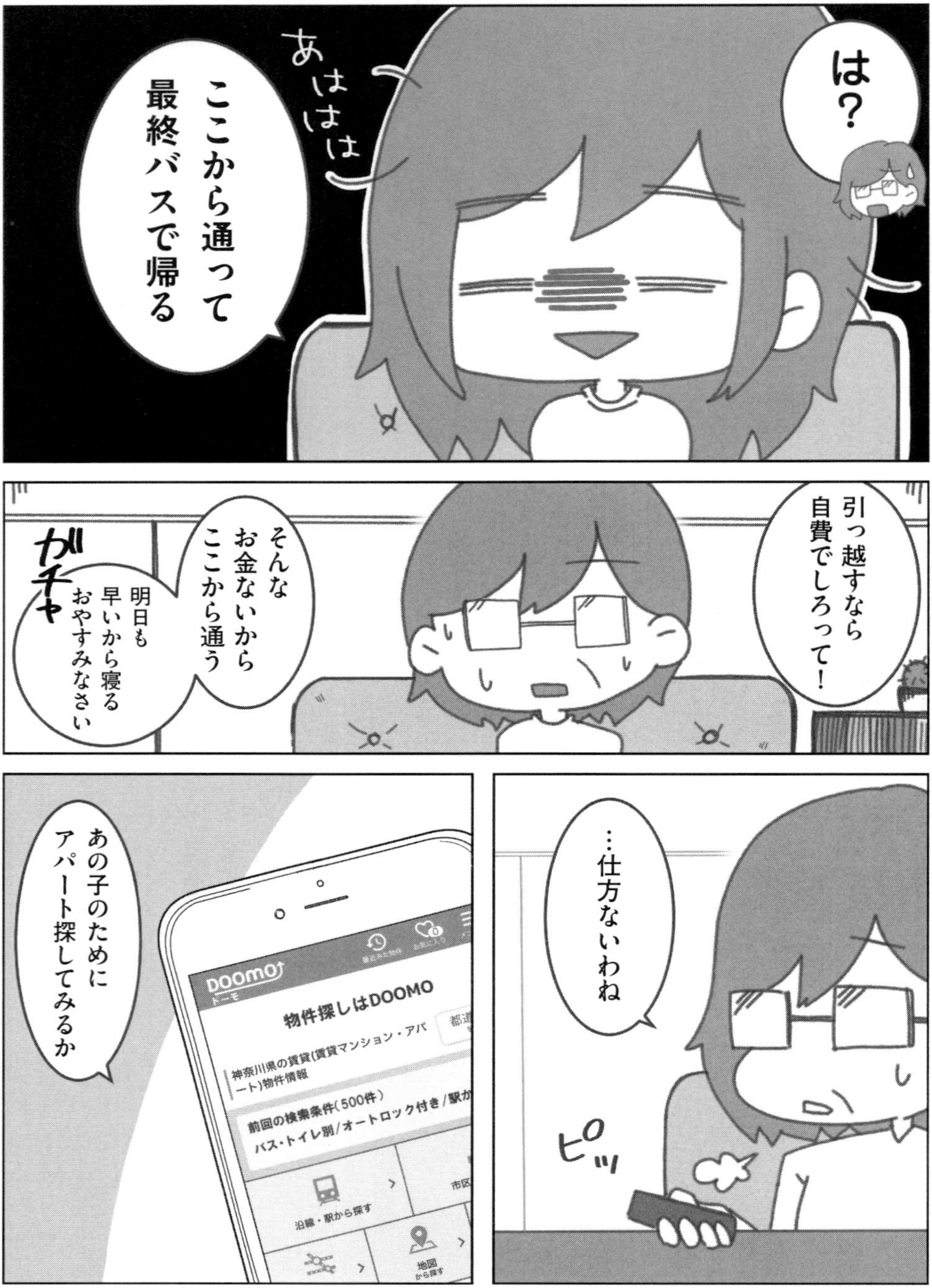
は？
あははは
ここから通って最終バスで帰る
引っ越すなら自費でしろって！
そんなお金ないからここから通う
明日も早いから寝るおやすみなさい
ガチャ
…仕方ないわね
ピッ
あの子のためにアパート探してみるか
DOOMO
ドーモ
物件探しはDOOMO
神奈川県の賃貸(賃貸マンション・アパート)物件情報
前回の検索条件（500件）
バス・トイレ別/オートロック付き/
沿線・駅から探す
地図から探す

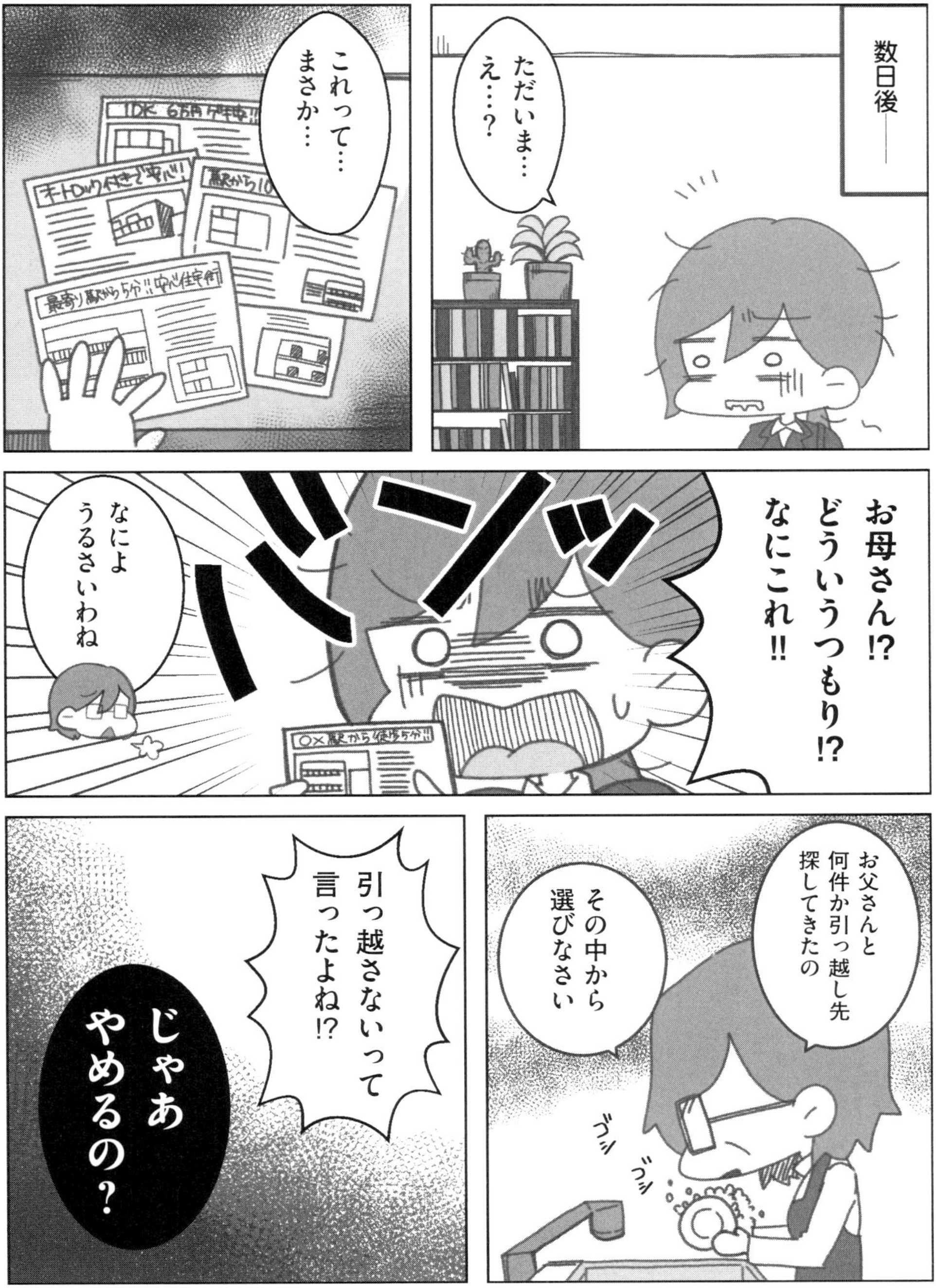
数日後――
ただいま… え…？
これって… まさか…
お母さん!? どういうつもり!? なにこれ!!
なによ うるさいわね
お父さんと何件か引っ越し先探してきたの
その中から選びなさい
ゴシ
ゴシ
引っ越さないって言ったよね!?
じゃあやめるの？

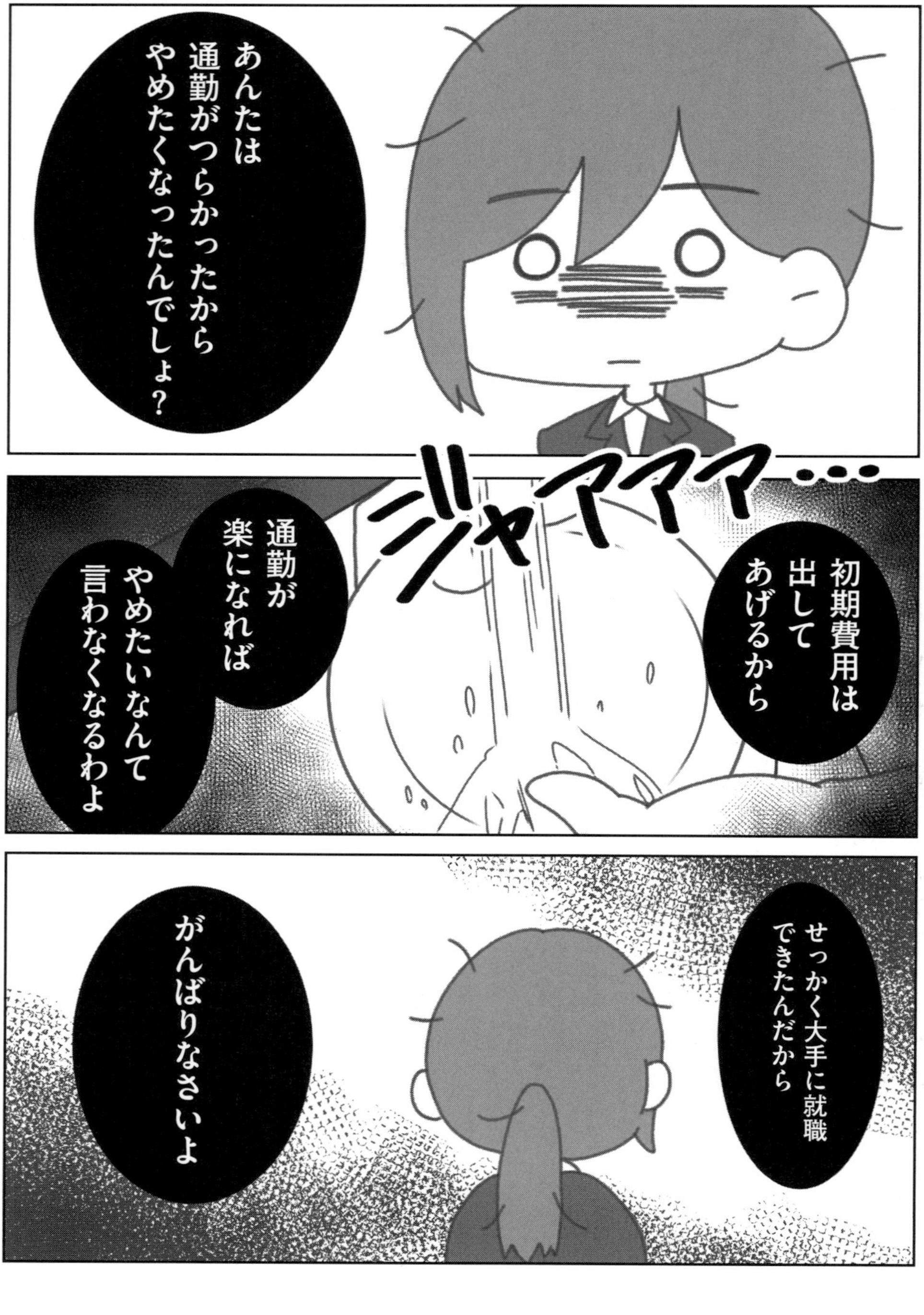
あんたは通勤がつらかったからやめたくなったんでしょ？
初期費用は出してあげるから
ジャアアア…
通勤が楽になれば
やめたいなんて言わなくなるわよ
せっかく大手に就職できたんだから
がんばりなさいよ

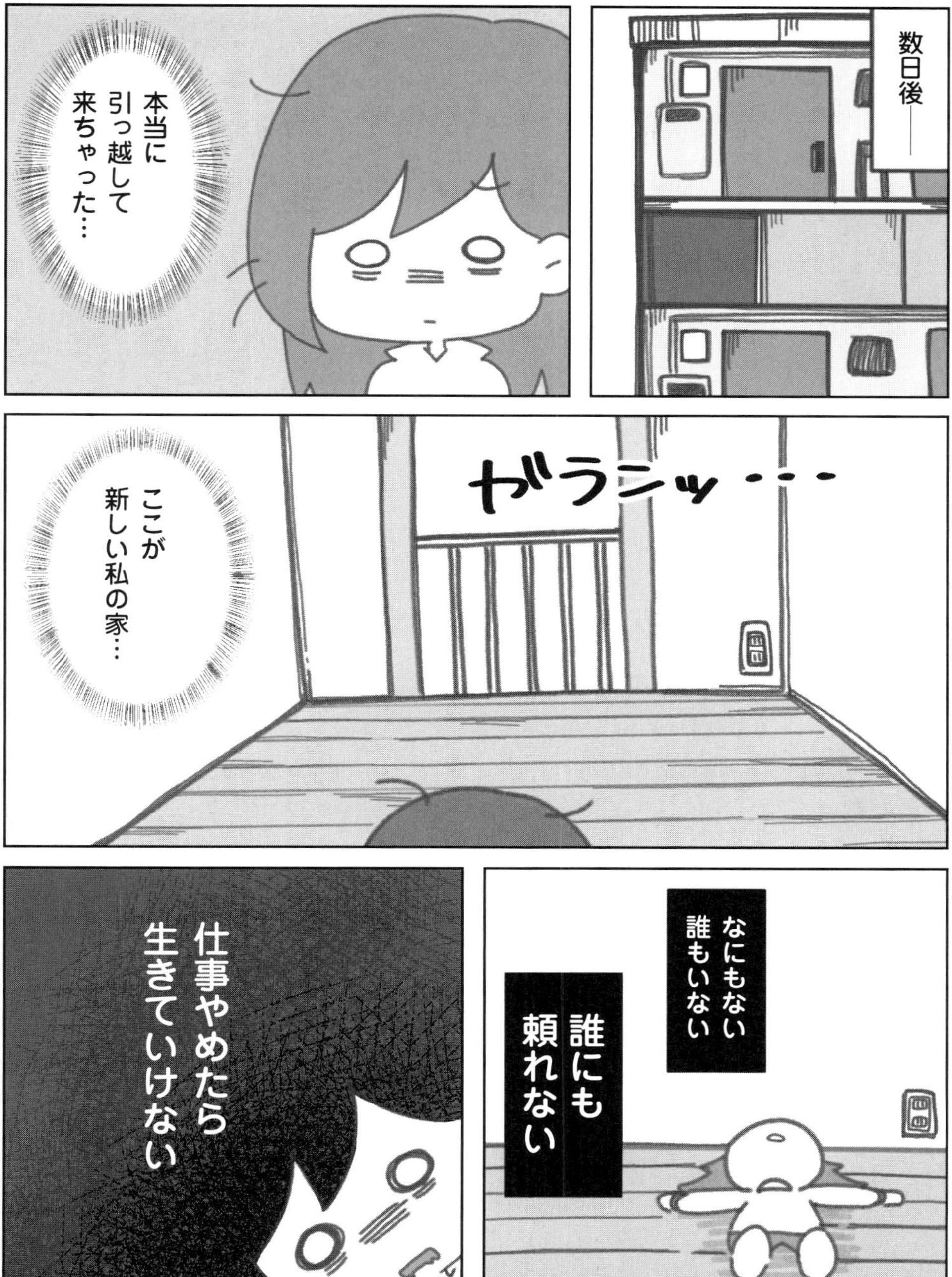
数日後――
本当に引っ越して来ちゃった…
ガラシッ・・・
ここが新しい私の家…
なにもない誰もいない
誰にも頼れない
仕事やめたら生きていけない

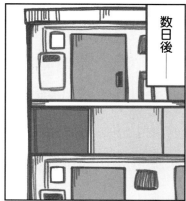

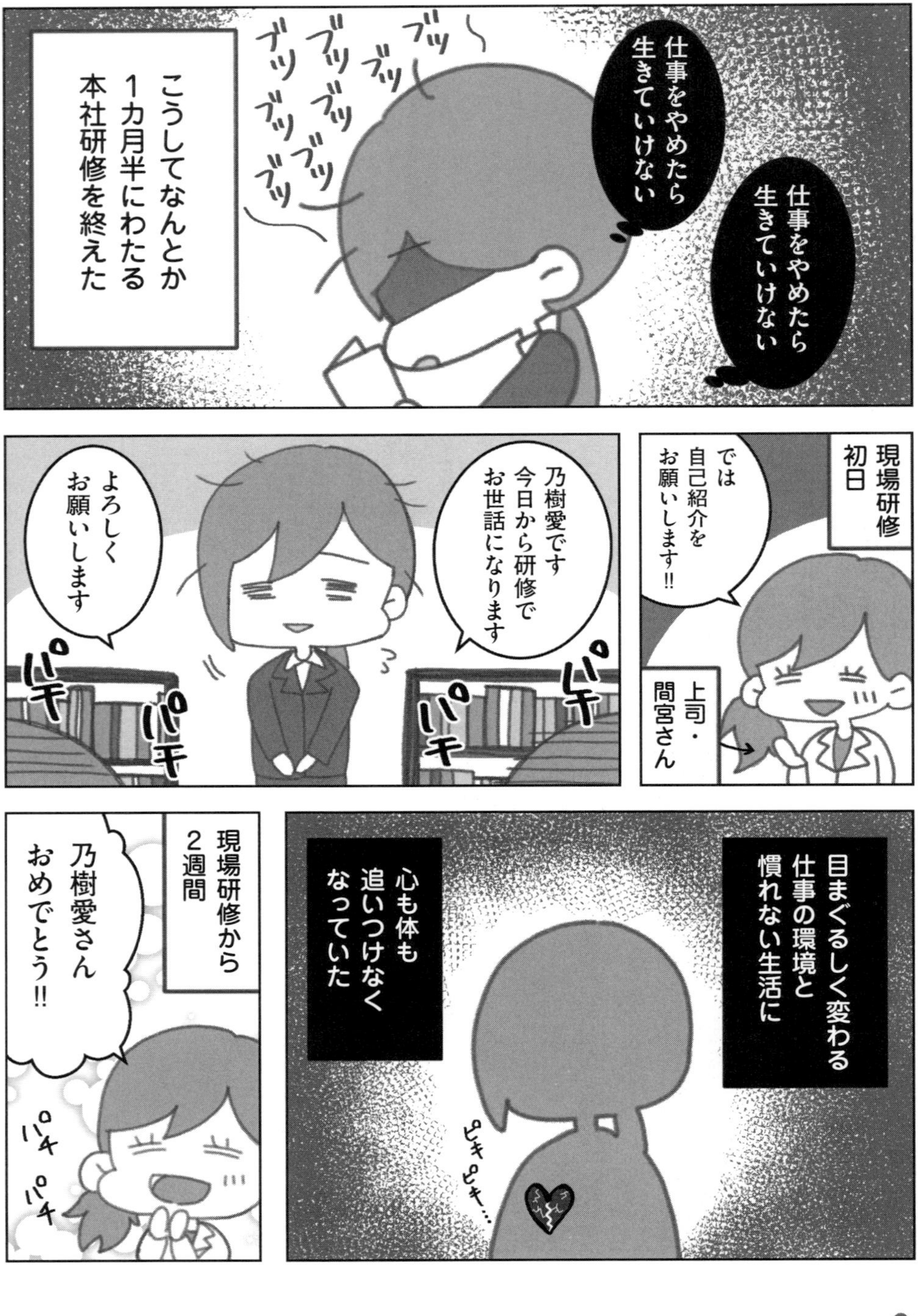
仕事をやめたら生きていけない
仕事をやめたら生きていけない
ブツブツブツブツブツブツブツブツ
こうしてなんとか1カ月半にわたる本社研修を終えた
現場研修初日
では自己紹介をお願いします!!
上司・間宮さん
乃樹愛です今日から研修でお世話になります
よろしくお願いします
パチパチパチパチ
目まぐるしく変わる仕事の環境と慣れない生活に
心も体も追いつけなくなっていた
ピキピキ…
現場研修から2週間
乃樹愛さんおめでとう!!
パチパチ

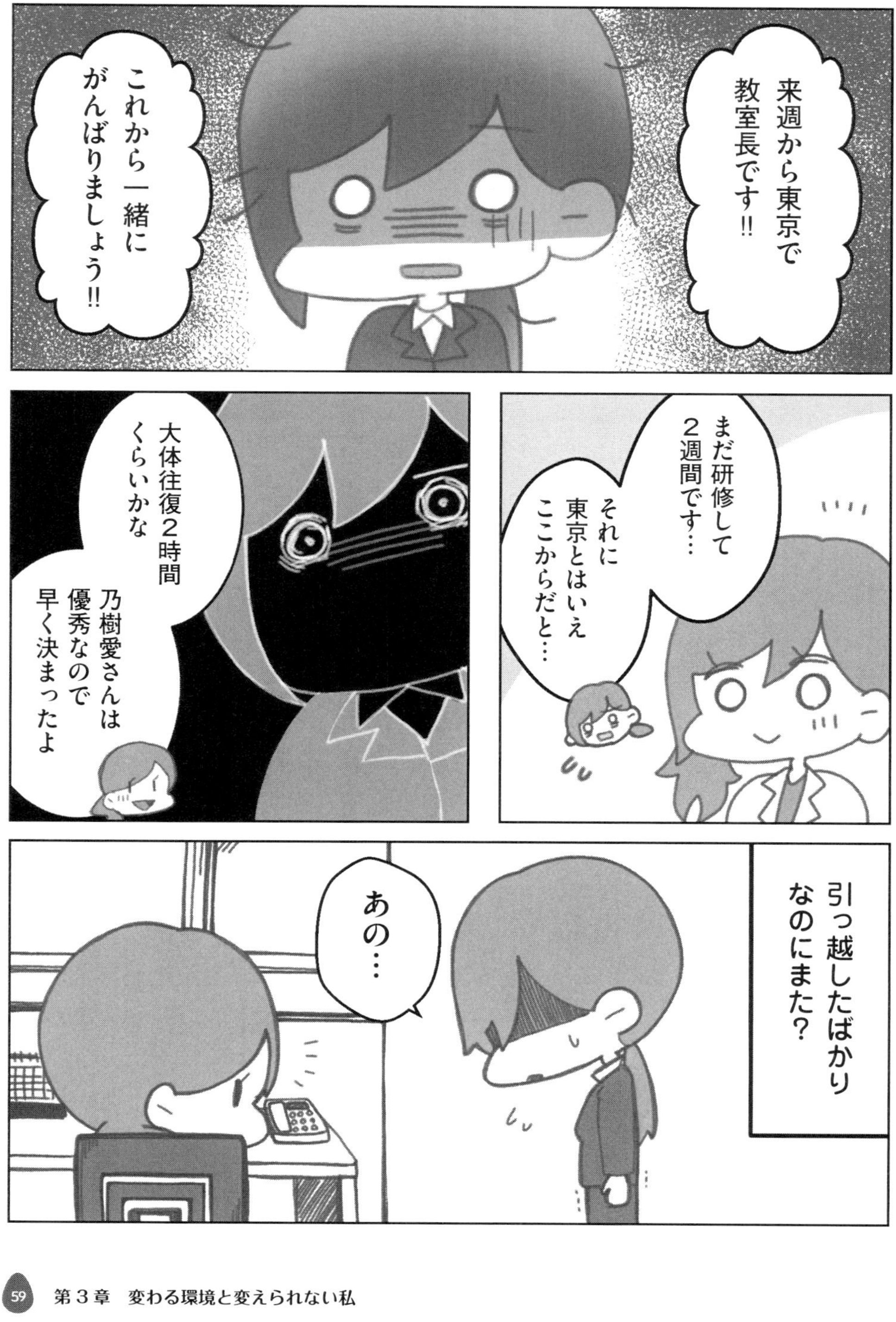
来週から東京で
教室長です!!
これから一緒に
がんばりましょう!!
まだ研修して
2週間です…
それに
東京とはいえ
ここからだと…
大体往復2時間
くらいかな
乃樹愛さんは
優秀なので
早く決まったよ
引っ越したばかり
なのにまた?
あの…

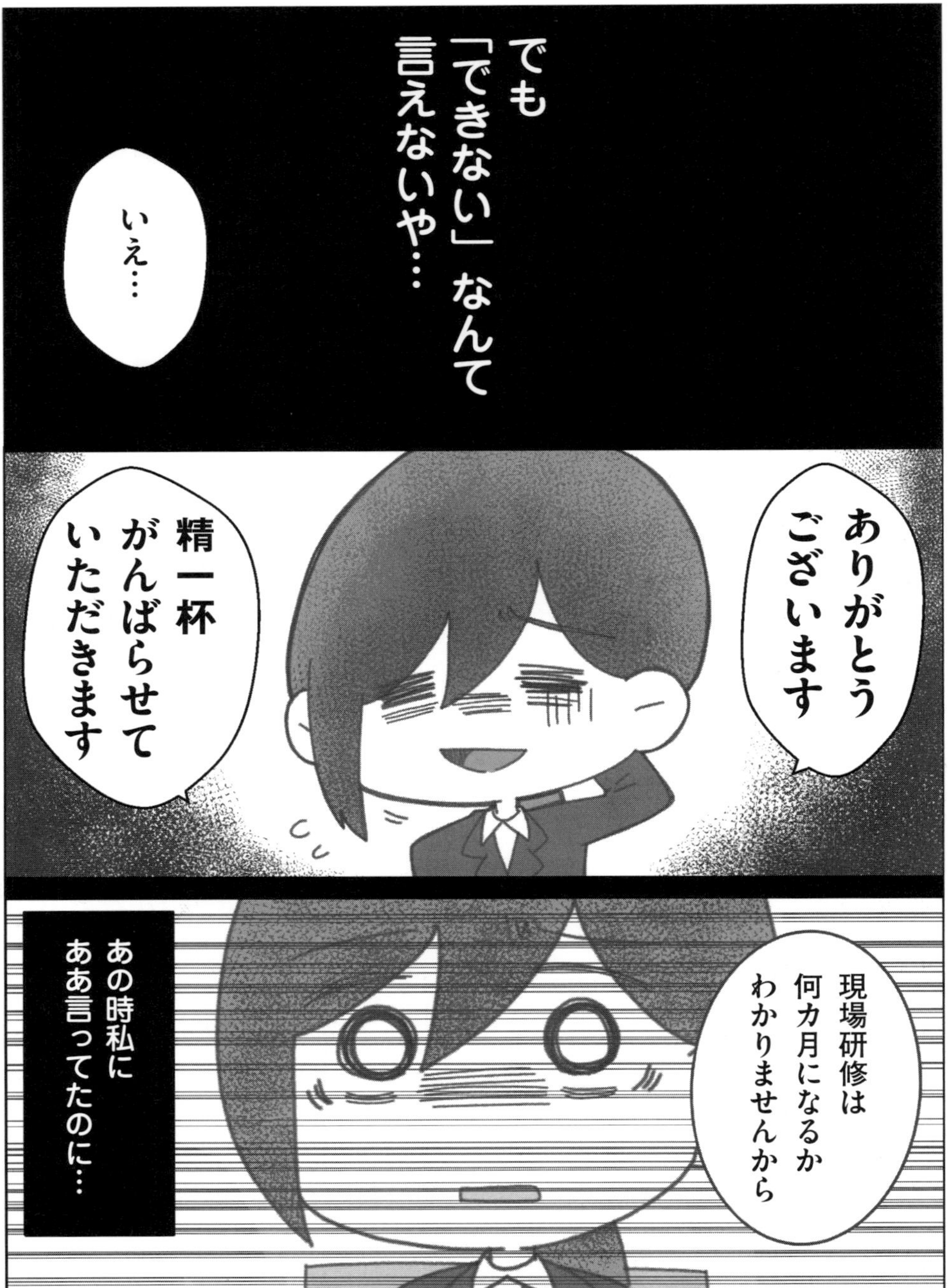
でも
「できない」なんて
言えないや…
いえ…
ありがとう
ございます
精一杯
がんばらせて
いただきます
現場研修は
何カ月になるか
わかりませんから
あの時私に
ああ言ってたのに…

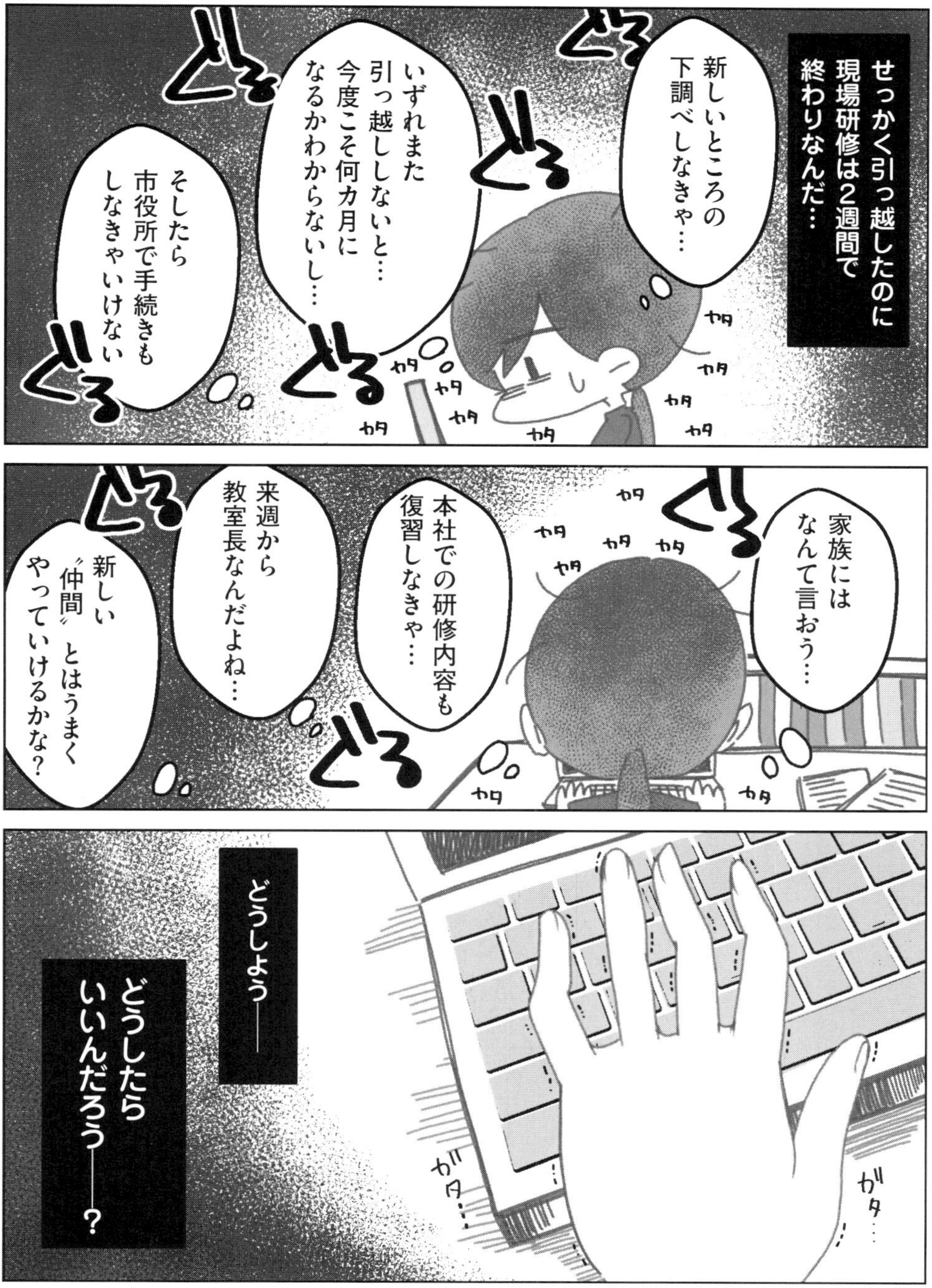
せっかく引っ越したのに現場研修は2週間で終わりなんだ…
ぐる
新しいところの下調べしなきゃ…
ぐる
いずれまた引っ越ししないと…今度こそ何カ月になるかわからないし…
ぐる
そしたら市役所で手続きもしなきゃいけない
ぐる
カタ
カタ
カタ
家族にはなんて言おう…
ぐる
本社での研修内容も復習しなきゃ…
ぐる
来週から教室長なんだよね…
ぐる
新しい〝仲間〟とはうまくやっていけるかな?
カタ
カタ
どうしよう——
どうしたらいいんだろう——?
ガタ…
ガタ…

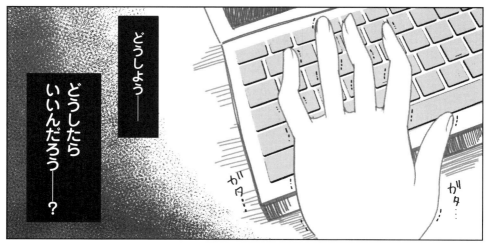

解説 1

適応障害と不安症のちがい

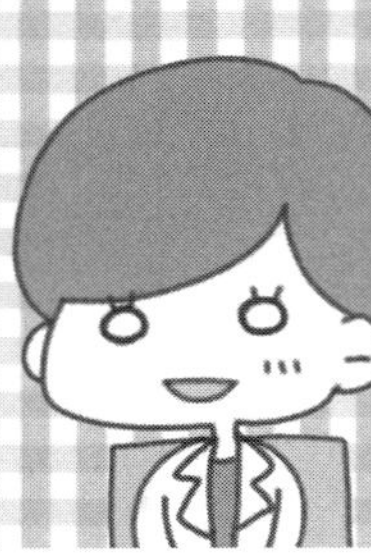

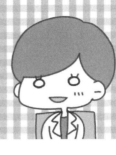

適応障害と不安症について、心理士の立場からお伝えします。

【適応障害】は、大きなストレスが原因となり、日常生活や対人関係に大きな支障が出ることです。したがってストレスの元が目の前にない時には、抑うつ状態が緩和されることがあります（例えば、会社の人間関係に大きなストレスを感じている場合でも、週末は少し元気が出る）。カウンセリングの際は、「平日と週末のちがい」「1日の波がどのように出るか」などを丹念に聴いて、状況の把握に努めています。

「不安」は人間に元々備わった能力の1つです。自分に警戒を促す信号を送ることにより、危機を回避する、また備えることができるのですが、その信号が過度になると、恐怖や慢性的な不安、またはパニック発作などを発生することがあります。電車に乗るのが怖い、会社での失敗が心配で見直しを何度もおこなう、心配を通り越した過度な不安に飲み込まれ自分をコントロールできない状況など、日常生活に支障をきたす状態だと【不安症（不安障害）】という診断になります。投薬とカウンセリングが有効です。

適応障害も不安症も、放っておくと本格的なうつ病を誘発するリスクが潜んでいます。「私が我慢すればよくなる…」とやり過ごすよりは、メンタルクリニックで診てもらうことをお勧めします。うつ病に移行する前に、治療に取り組むことが重要です。

ゆうメンタルクリニック　心理士　鈴木由香

第4章

もうがんばれない、がんばらない

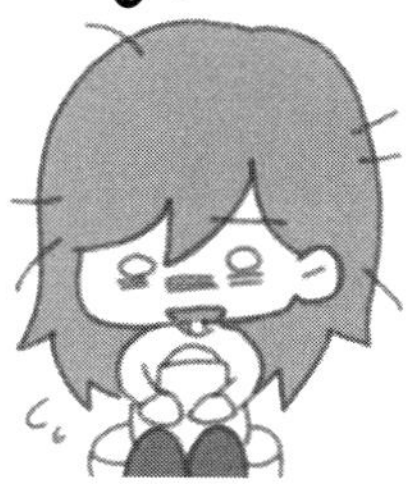

適応障害がやってきた

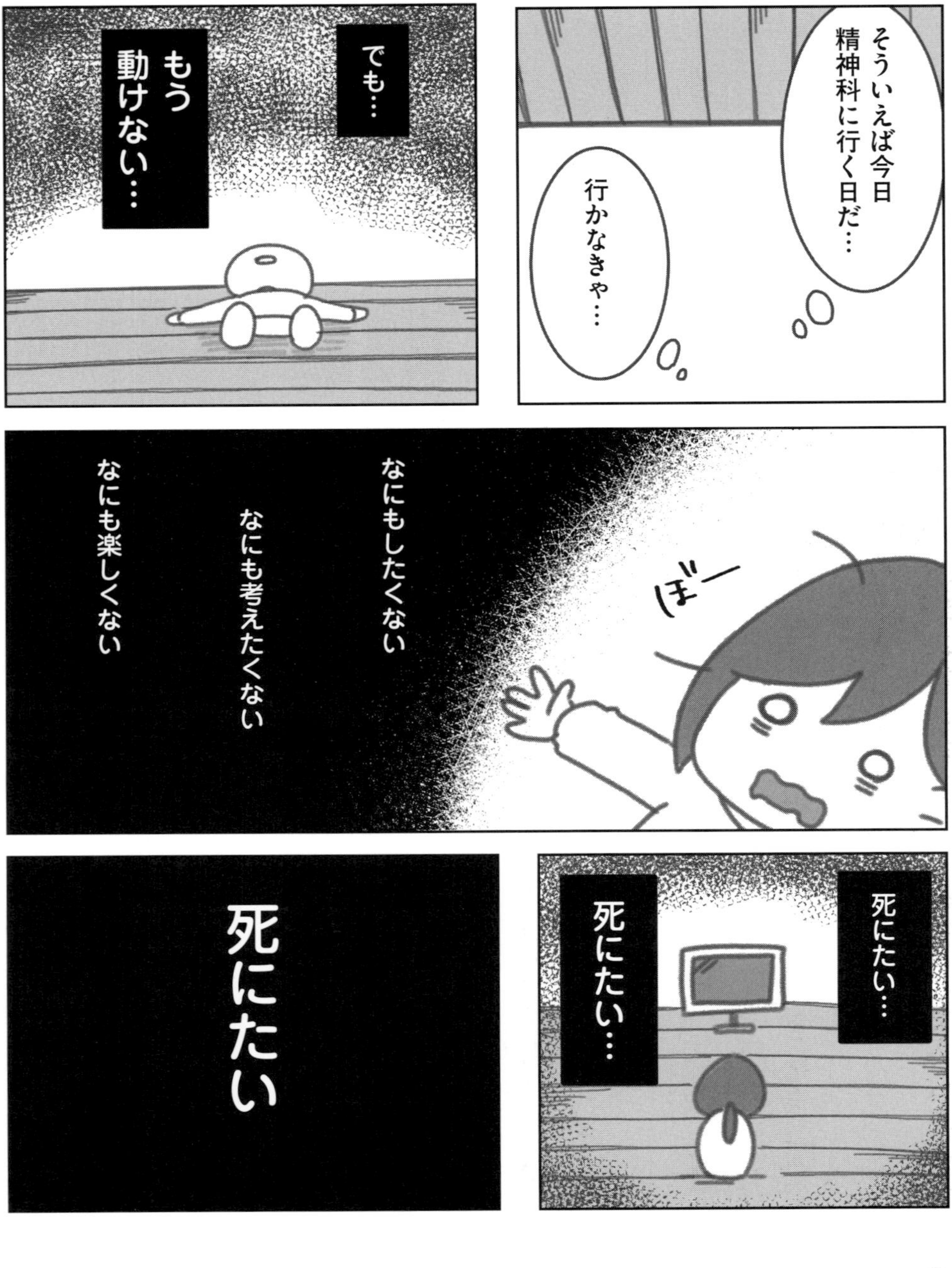
そういえば今日
精神科に行く日だ…
行かなきゃ…
でも…
もう
動けない…
ぼー
なにもしたくない
なにも考えたくない
なにも楽しくない
死にたい…
死にたい…
死にたい

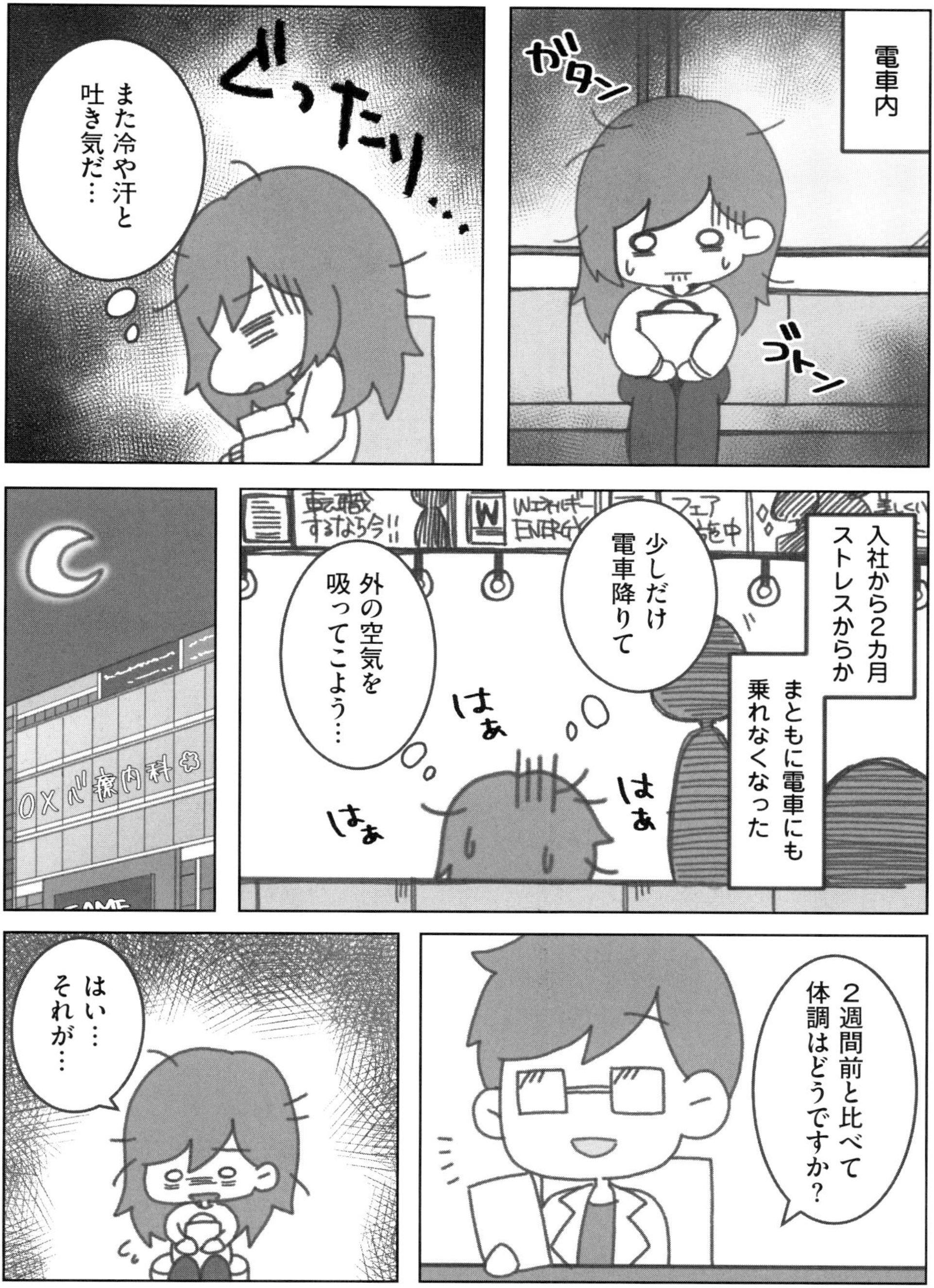
電車内
ガタン
ゴトン
ぐったり…
また冷や汗と吐き気だ…
入社から2カ月ストレスからか
まともに電車にも乗れなくなった
少しだけ電車降りて
外の空気を吸ってこよう…
はぁ
はぁ
はぁ
○×心療内科
2週間前と比べて体調はどうですか?
はい…それが…

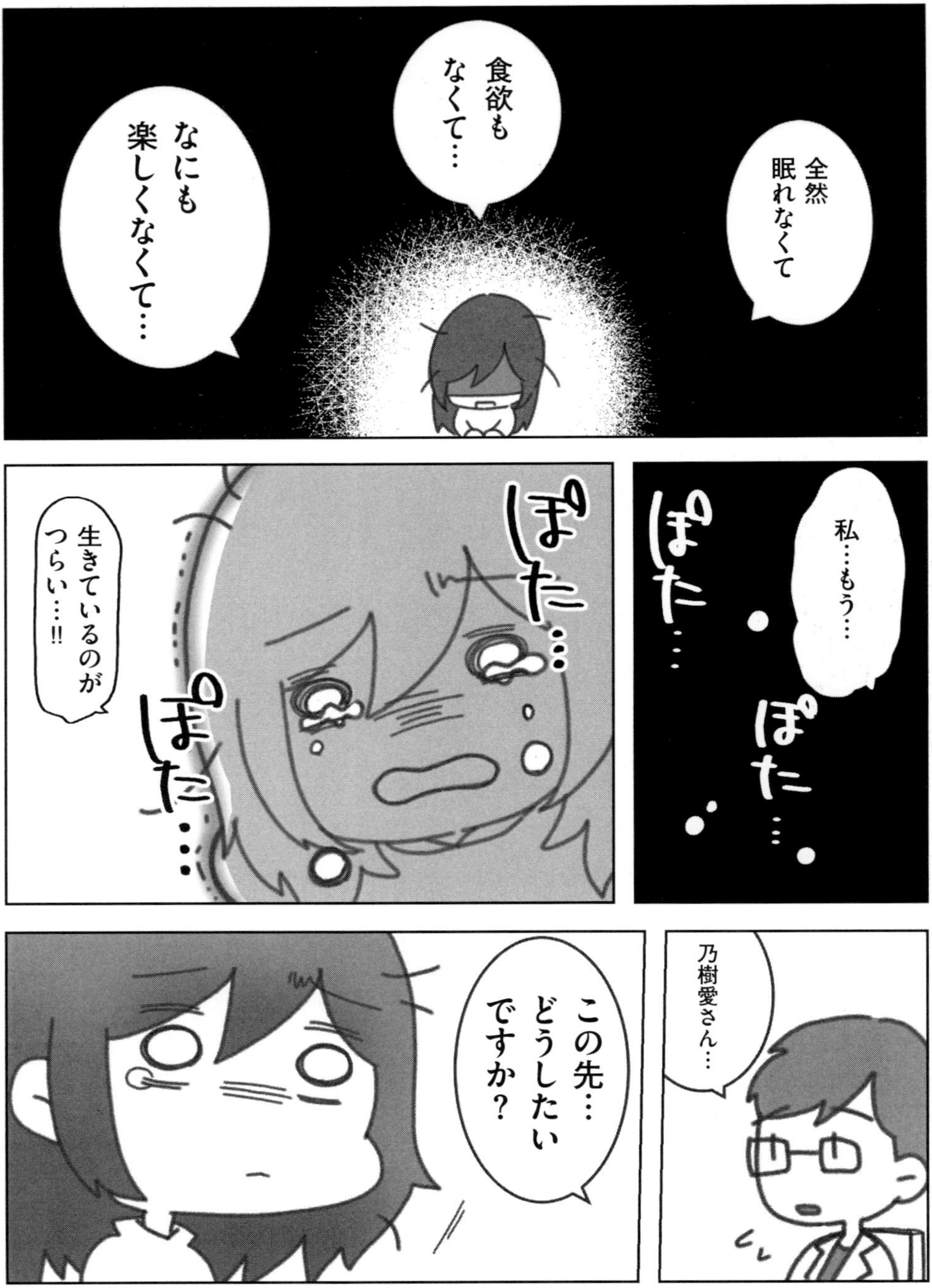
全然眠れなくて
食欲もなくて…
なにも楽しくなくて…
私…もう…
ぽた…
ぽた…
ぽた…
ぽた…
生きているのがつらい…!!
乃樹愛さん…
この先…どうしたいですか？

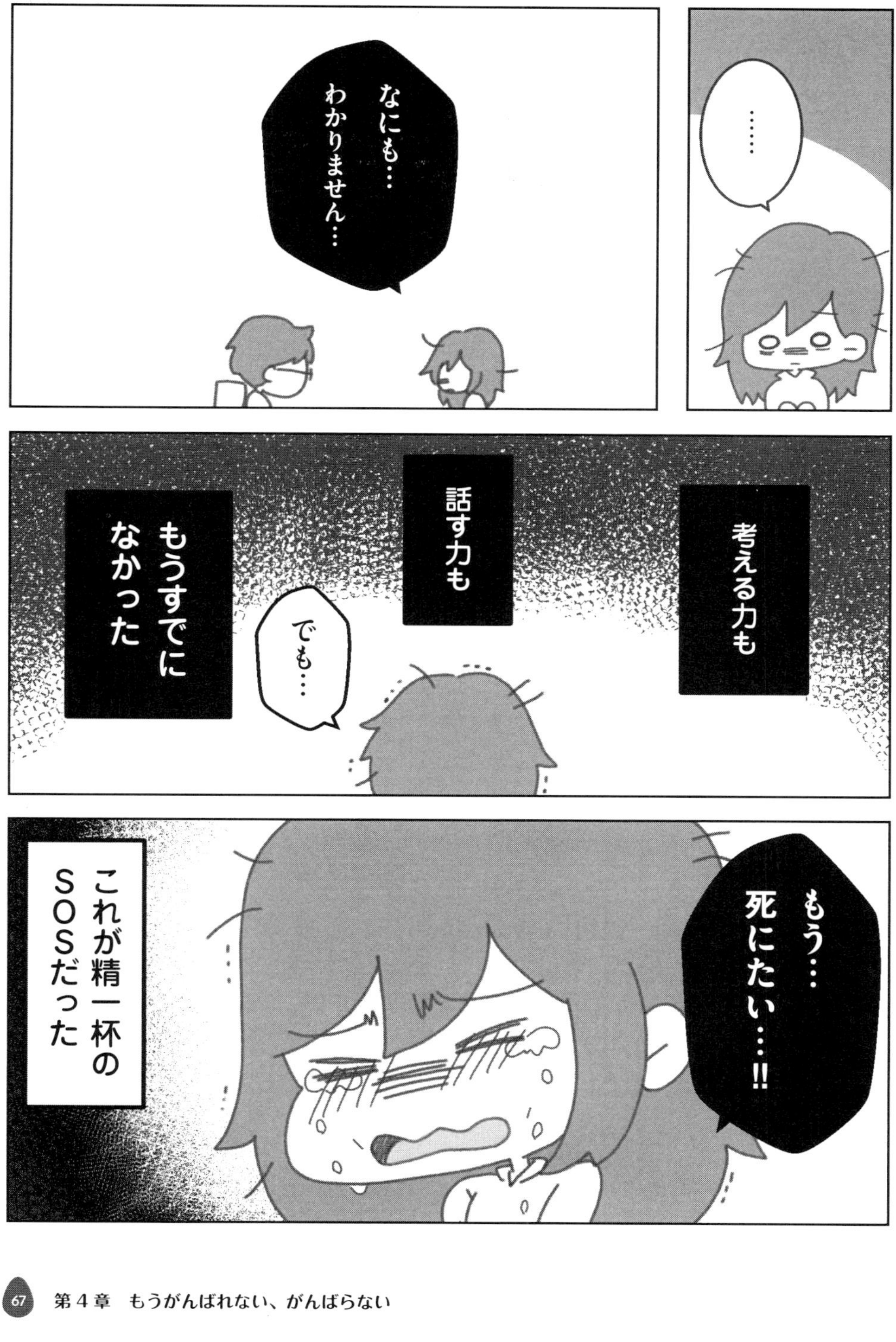
……
なにも…わかりません…
考える力も
話す力も
でも…
もうすでになかった
もう…死にたい…!!
これが精一杯のSOSだった

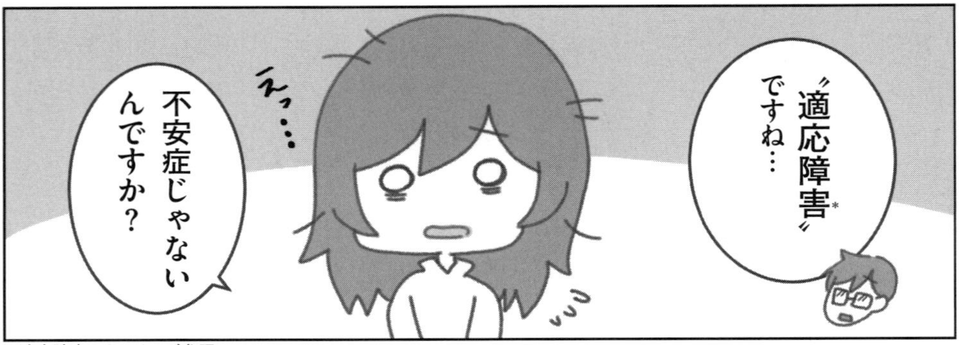
〝適応障害＊〟
ですね…
えっ…
不安症じゃないんですか？

＊適応障害：91 ページ参照。

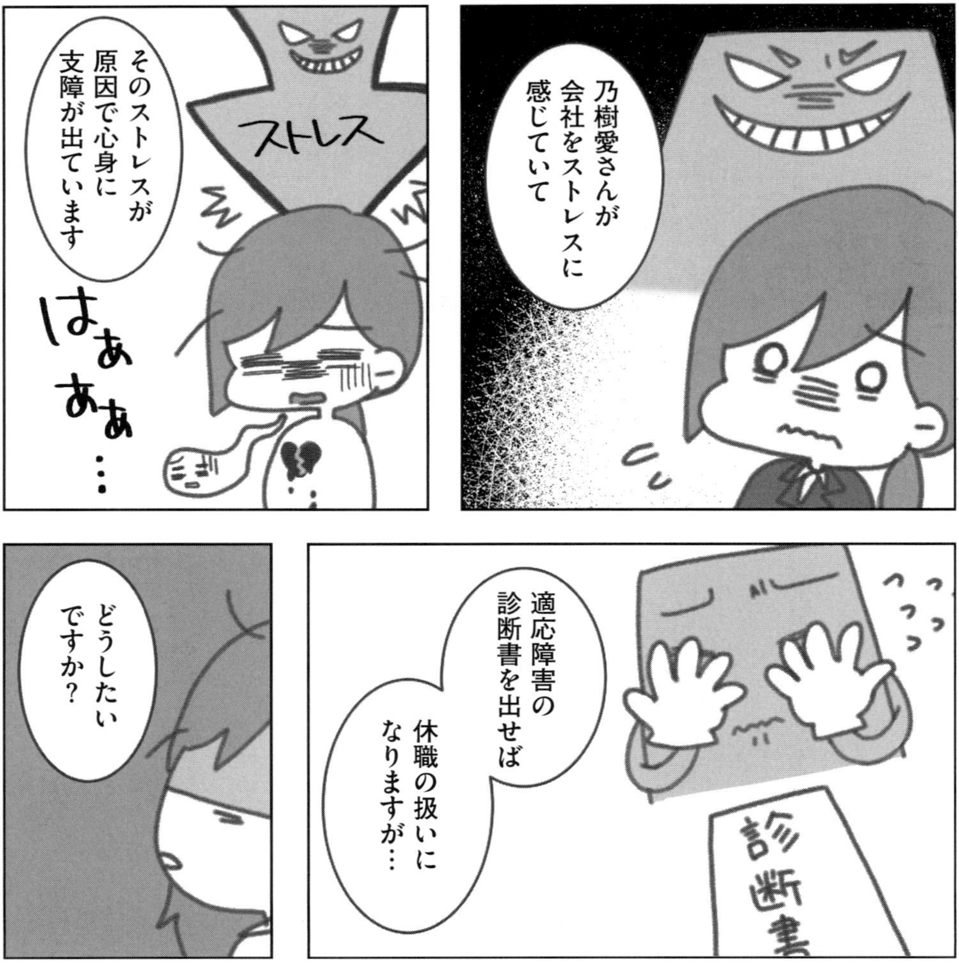
乃樹愛さんが会社をストレスに感じていて
ストレス
そのストレスが原因で心身に支障が出ています
はぁああ…
適応障害の診断書を出せば
休職の扱いになりますが…
診断書
どうしたいですか？

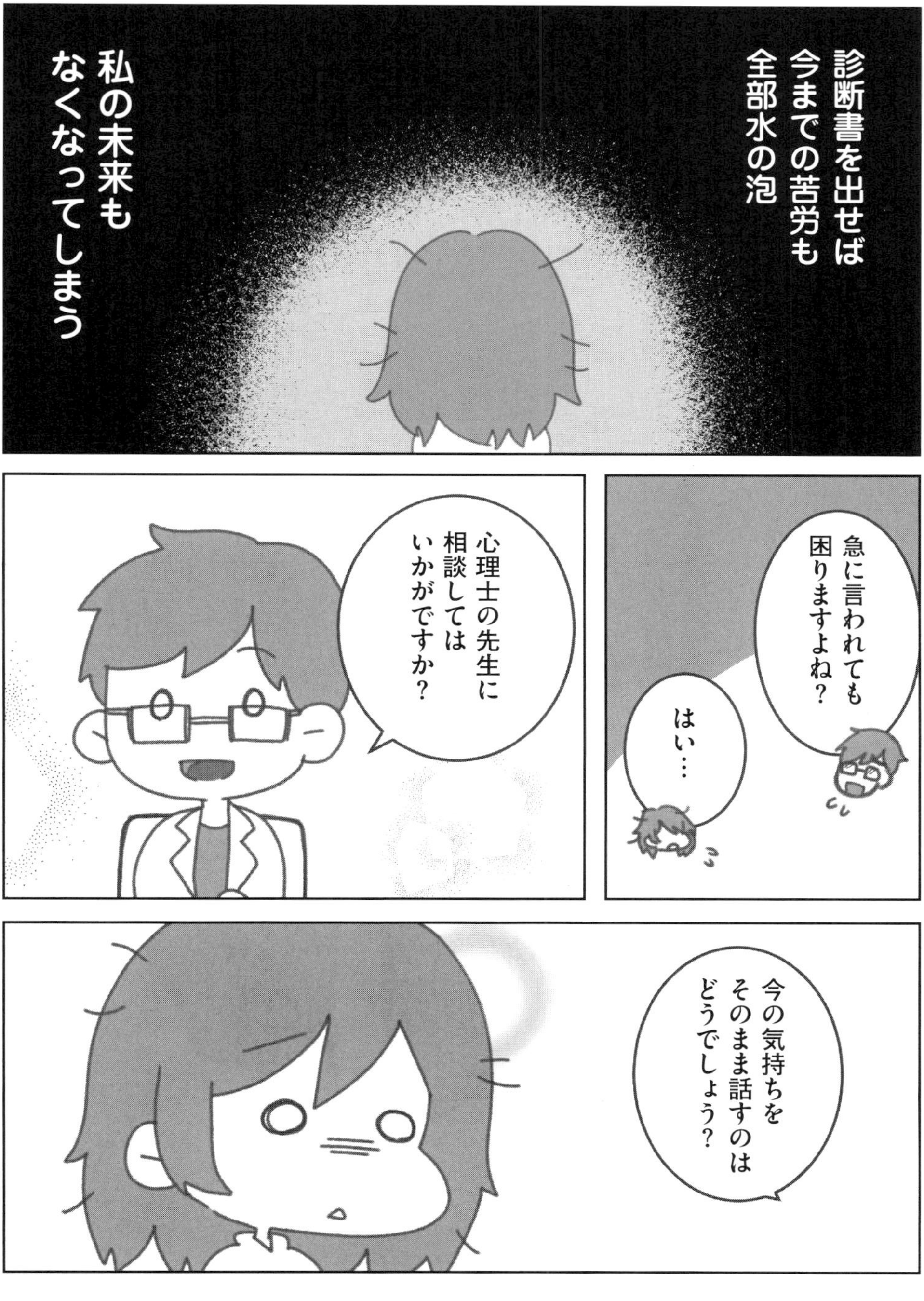

診断書を出せば今までの苦労も全部水の泡
私の未来もなくなってしまう
急に言われても困りますよね？
はい…
心理士の先生に相談してはいかがですか？
今の気持ちをそのまま話すのはどうでしょう？

はじめてのカウンセリング

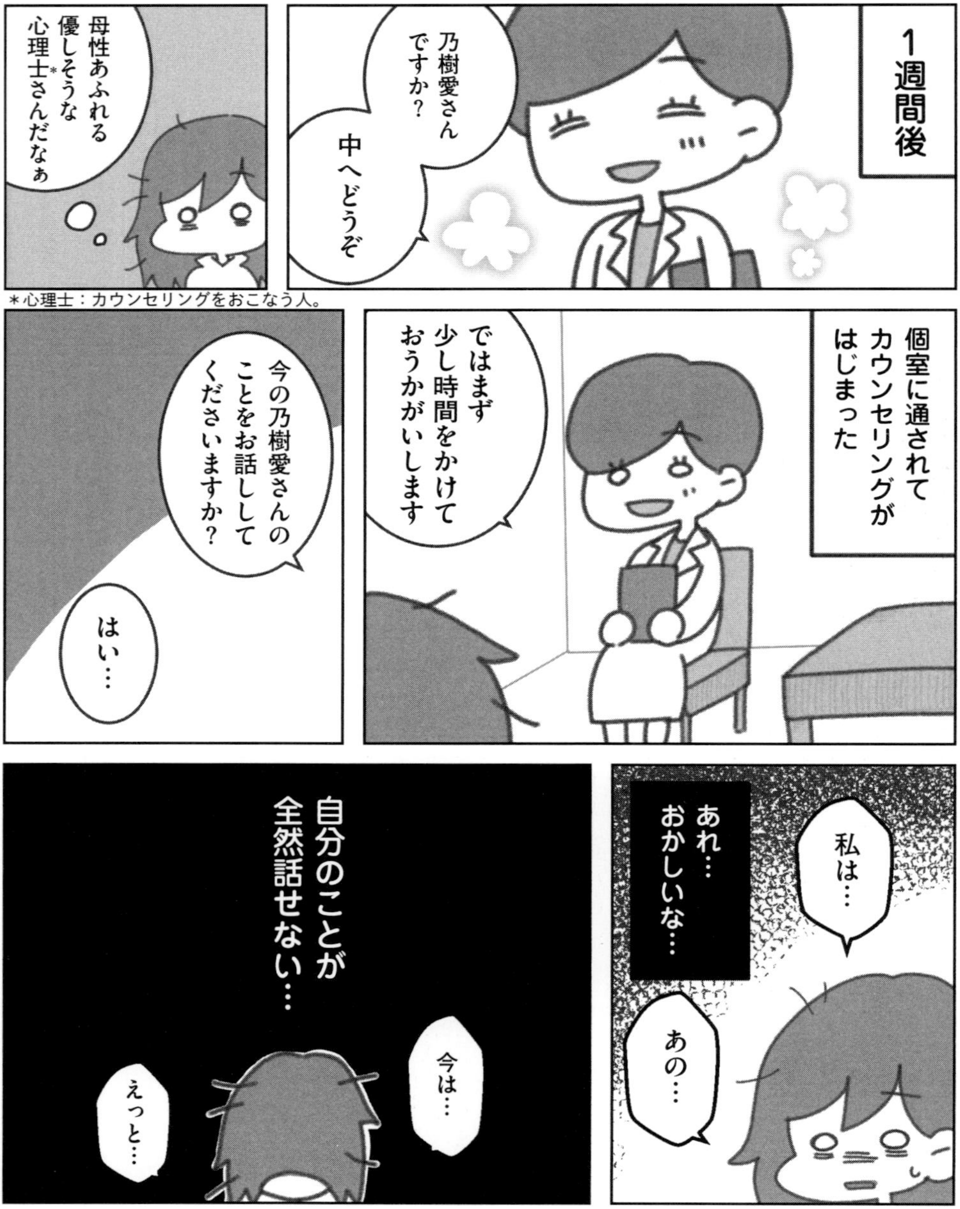
1週間後
乃樹愛さんですか？
中へどうぞ
母性あふれる優しそうな心理士＊さんだなぁ
個室に通されてカウンセリングがはじまった
ではまず少し時間をかけておうかがいします
今の乃樹愛さんのことをお話ししてくださいますか？
はい…
私は…
あれ…おかしいな…
あの…
自分のことが全然話せない…
今は…
えっと…

＊心理士：カウンセリングをおこなう人。

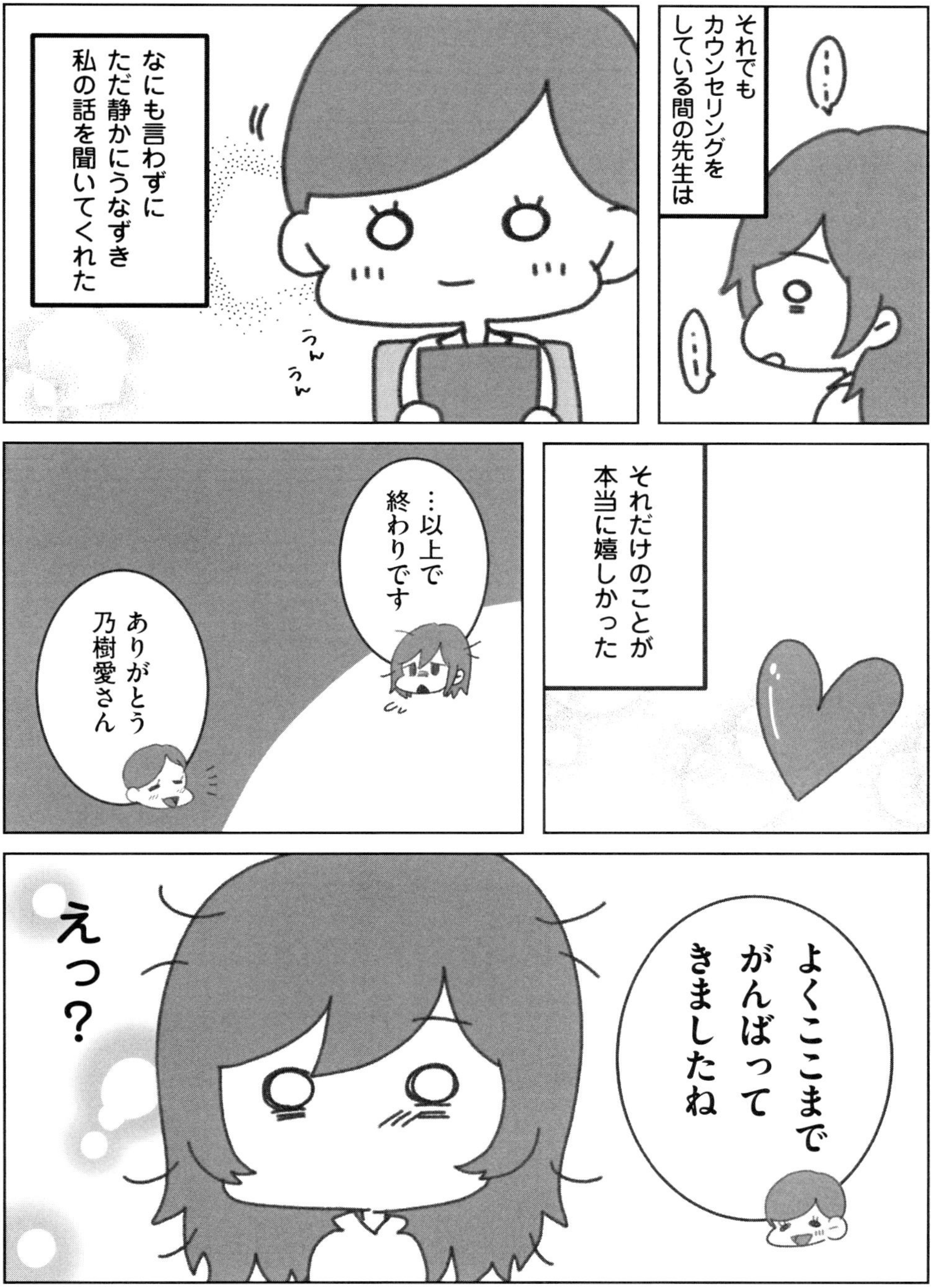
……
それでもカウンセリングをしている間の先生は
……
なにも言わずにただ静かにうなずき私の話を聞いてくれた
うんうん
それだけのことが本当に嬉しかった
…以上で終わりです
ありがとう乃樹愛さん
よくここまでがんばってきましたね
えっ？

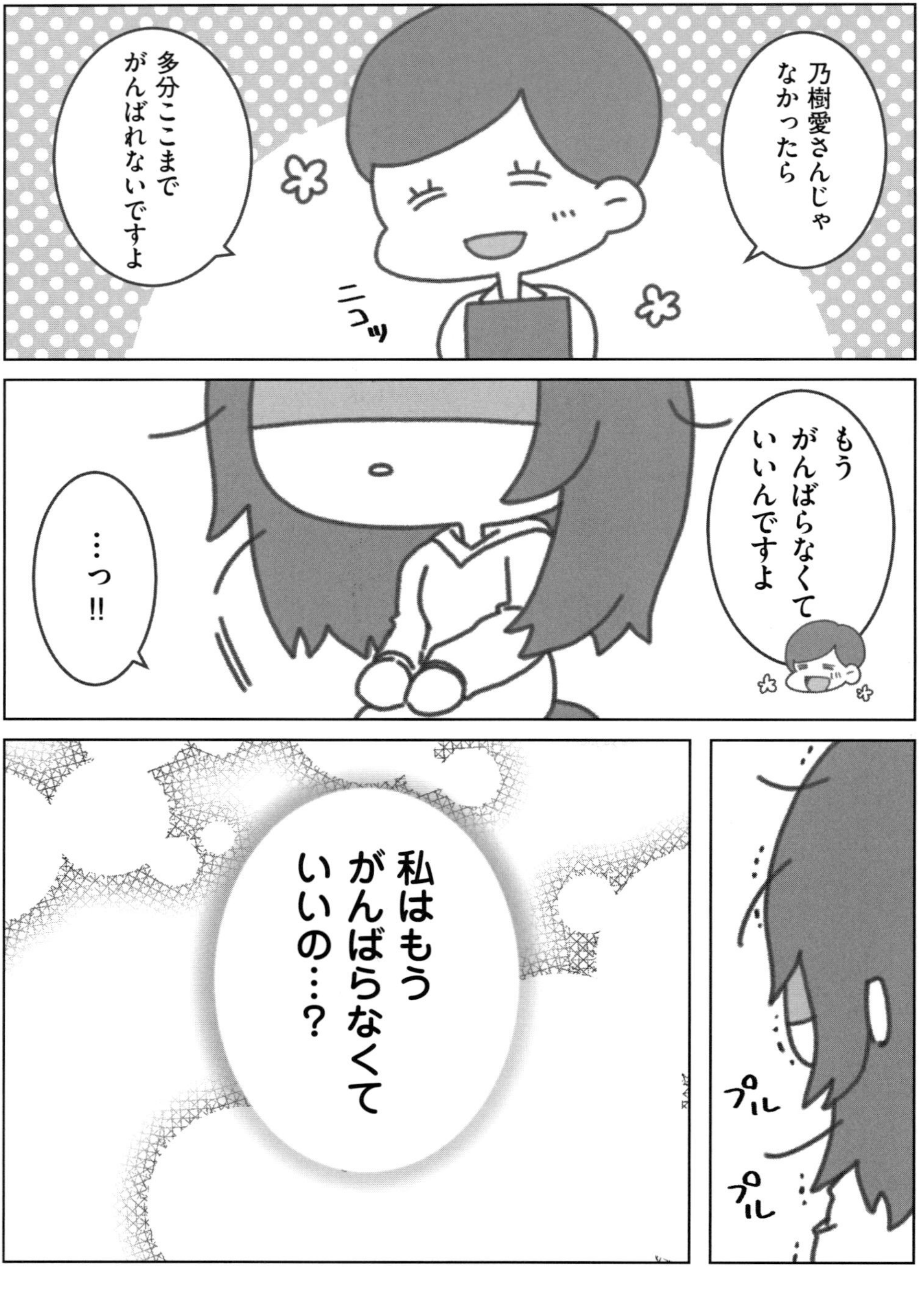
乃樹愛さんじゃ なかったら
多分ここまで がんばれないですよ
ニコッ
もう がんばらなくて いいんですよ
…っ!!
プル
プル
私はもう がんばらなくて いいの…?

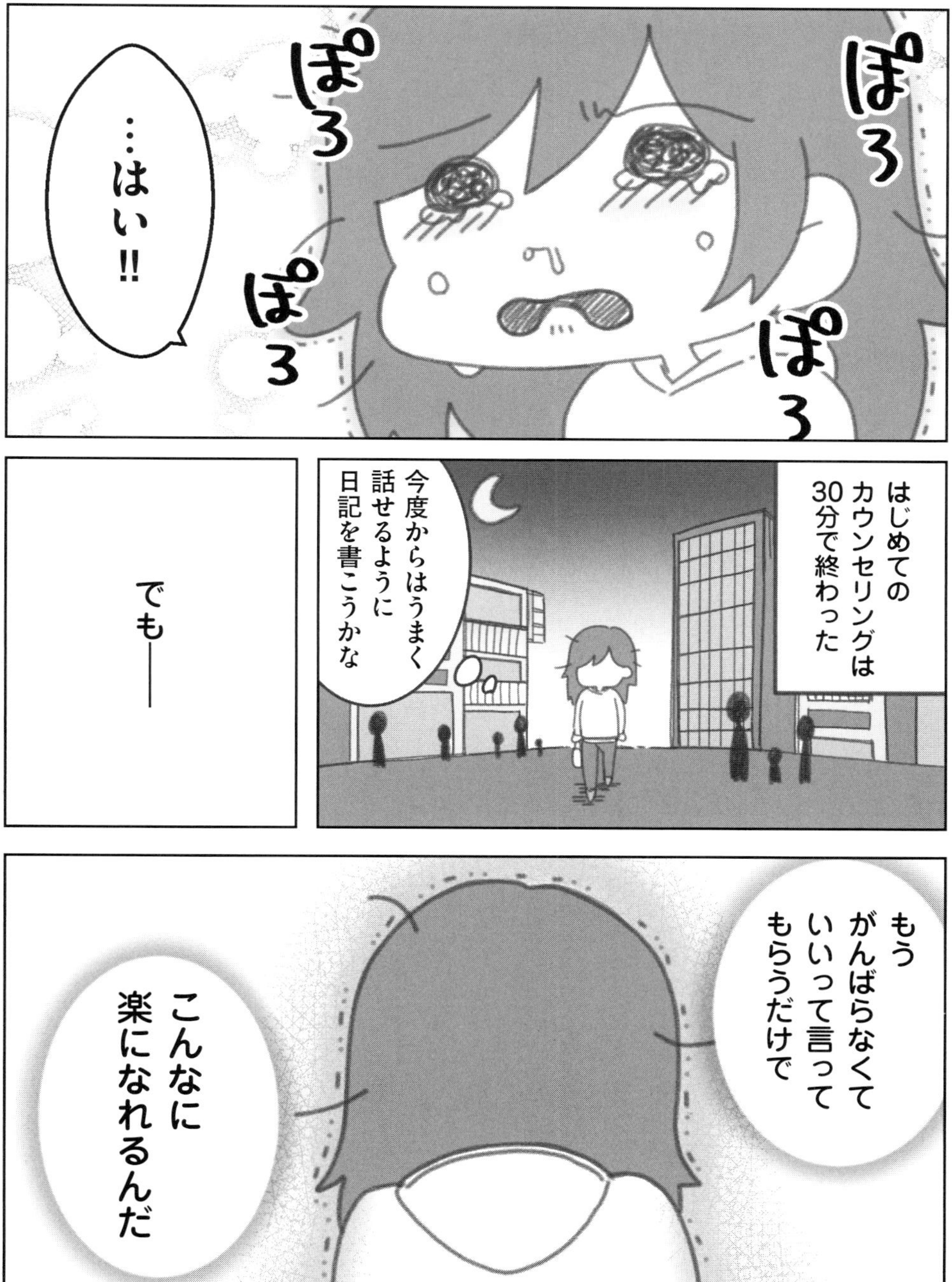
ぽろ
ぽろ
…はい!!
ぽろ
ぽろ
はじめてのカウンセリングは30分で終わった
今度からはうまく話せるように日記を書こうかな
でも――
もうがんばらなくていいって言ってもらうだけで
こんなに楽になれるんだ

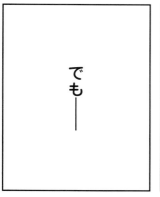

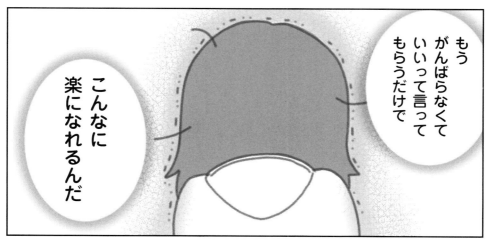

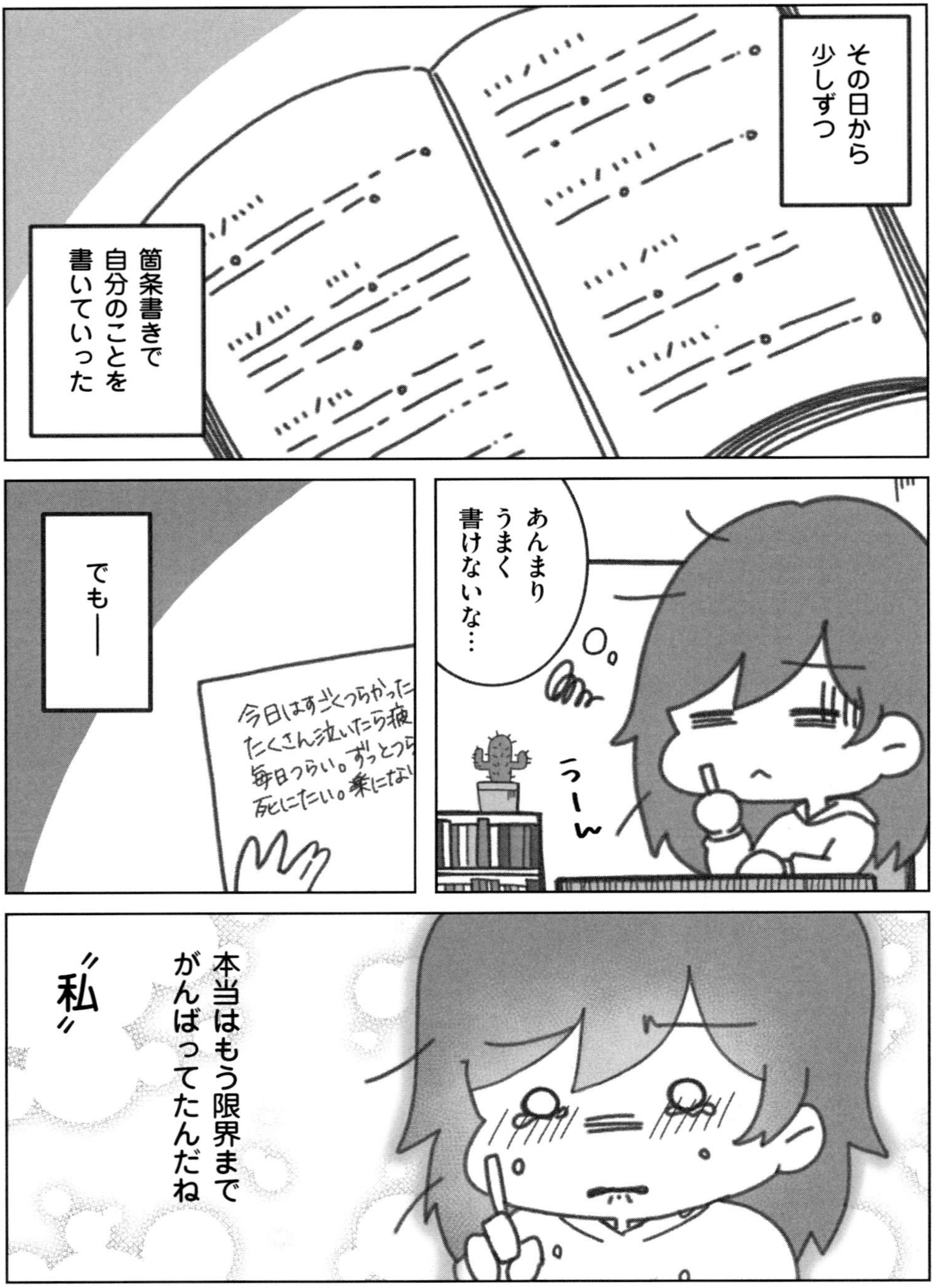
その日から少しずつ
箇条書きで自分のことを書いていった
あんまりうまく書けないな…
う〜ん
でも――
今日はすごくつらかった
たくさん泣いたら疲
毎日つらい。ずっとつら
死にたい。楽にな
本当はもう限界までがんばってたんだね
〝私〟

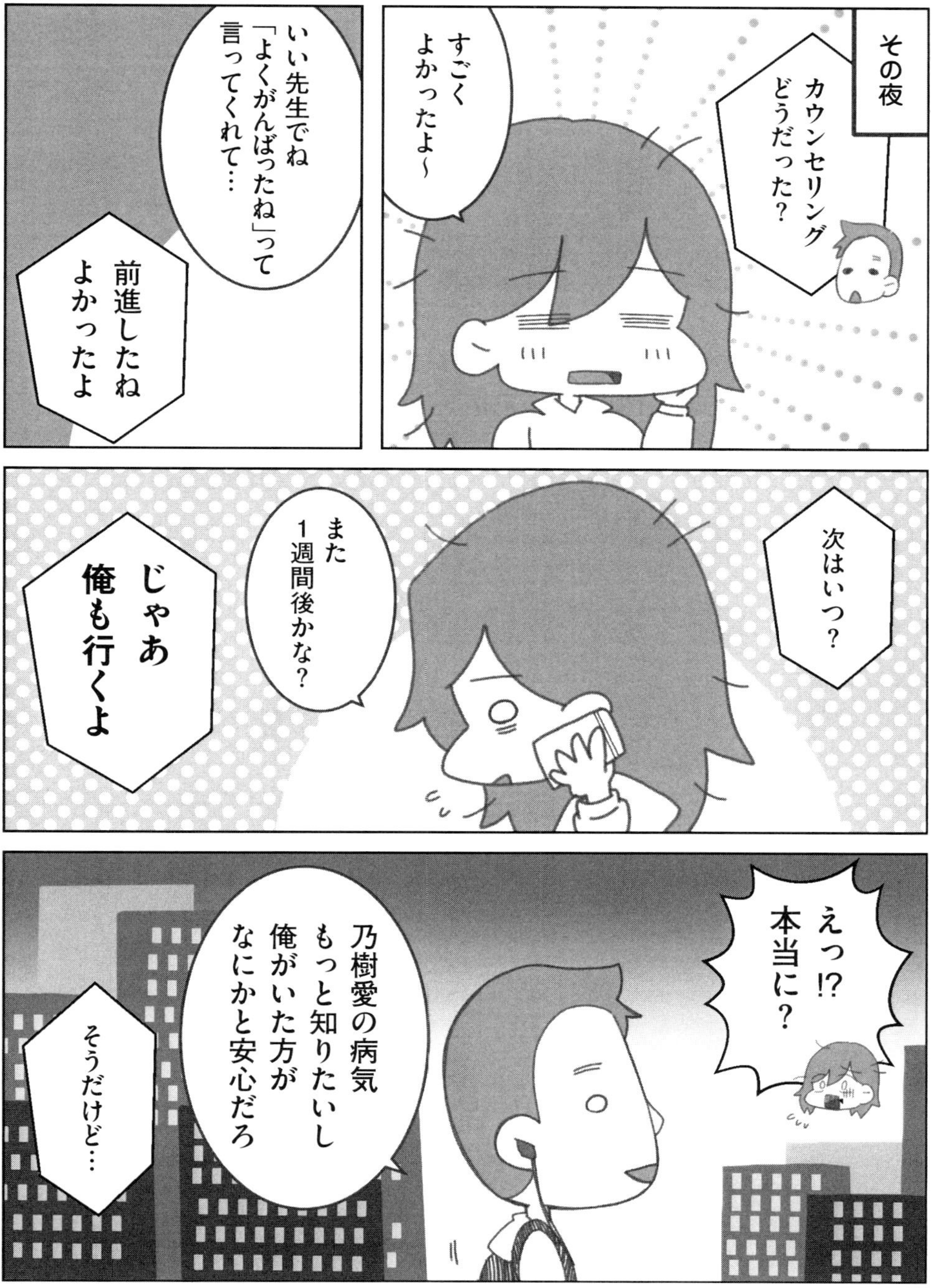
その夜
カウンセリング どうだった?
すごく よかったよ〜
いい先生でね「よくがんばったね」って言ってくれて…
前進したね よかったよ
次はいつ?
また 1週間後かな?
じゃあ 俺も行くよ
えっ!? 本当に?
乃樹愛の病気 もっと知りたいし 俺がいた方が なにかと安心だろ
そうだけど…

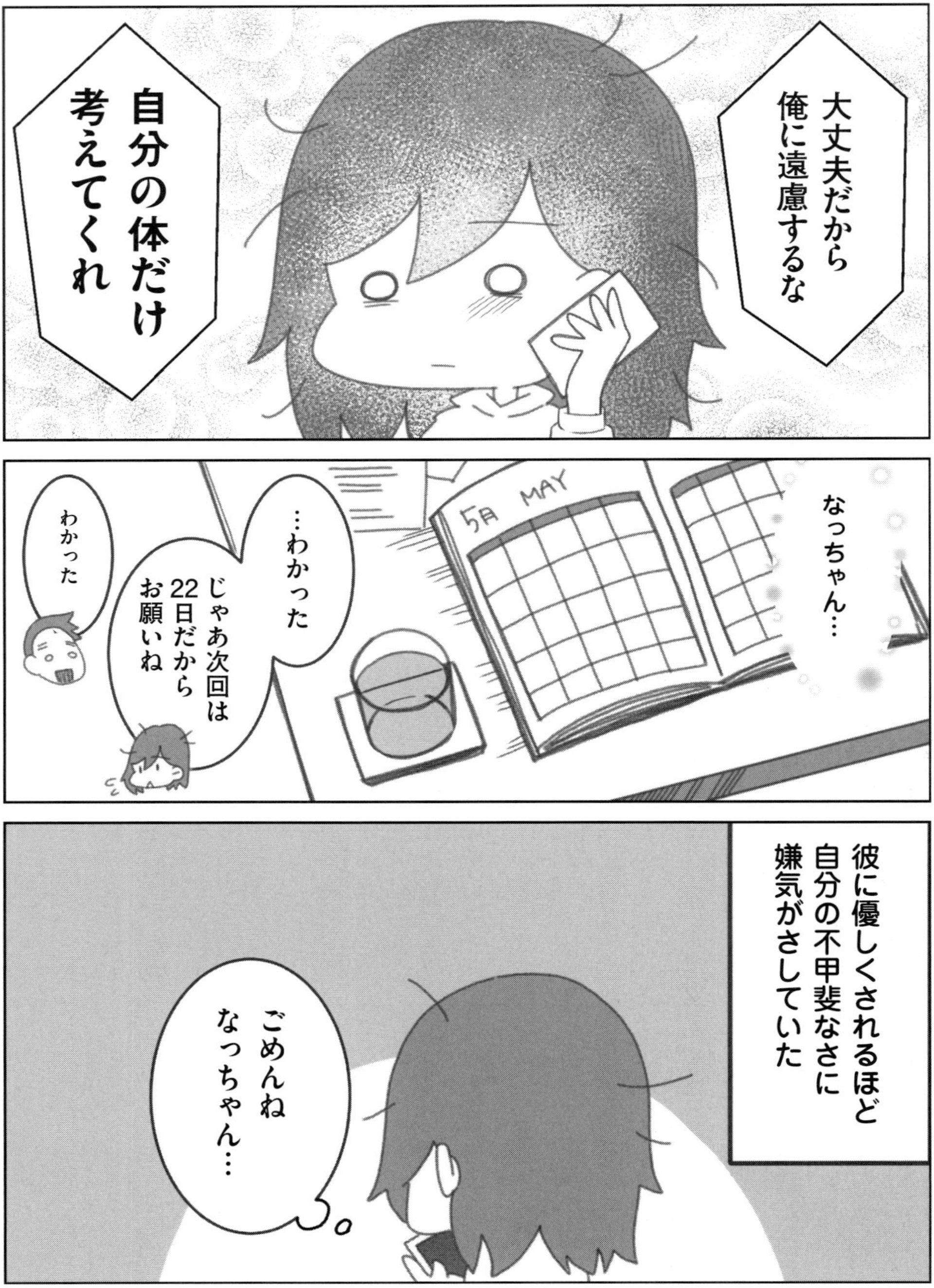
大丈夫だから俺に遠慮するな
自分の体だけ考えてくれ
なっちゃん…
5月 MAY
…わかった じゃあ次回は22日だから お願いね
わかった
彼に優しくされるほど 自分の不甲斐なさに 嫌気がさしていた
ごめんね なっちゃん…

自分と向き合う

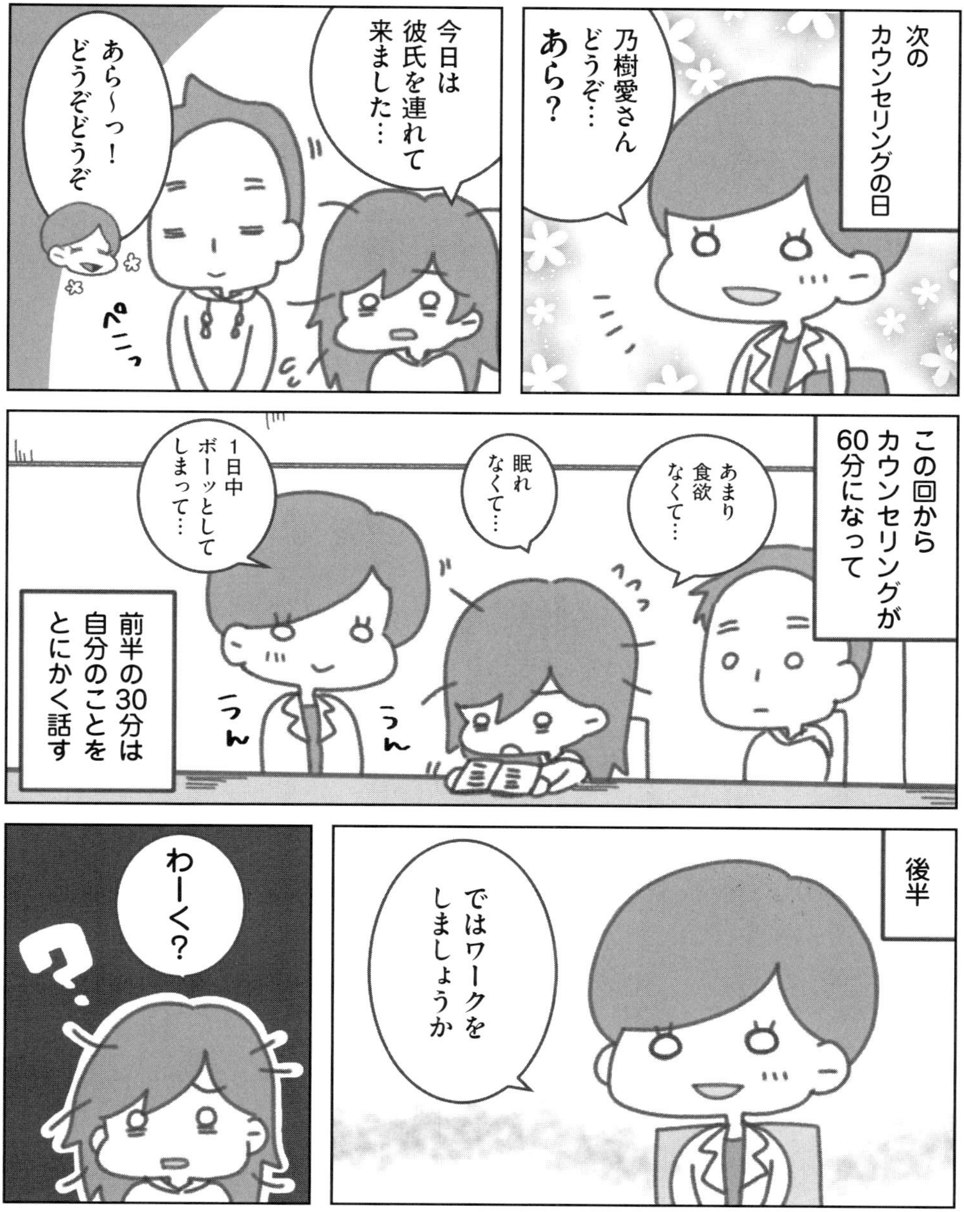
次のカウンセリングの日
乃樹愛さんどうぞ…
あら？
今日は彼氏を連れて来ました…
あら〜っ！どうぞどうぞ
ぺこっ
この回からカウンセリングが60分になって
あまり食欲なくて…
眠れなくて…
1日中ボーッとしてしまって…
うん
うん
前半の30分は自分のことをとにかく話す
後半
ではワークをしましょうか
わーく？

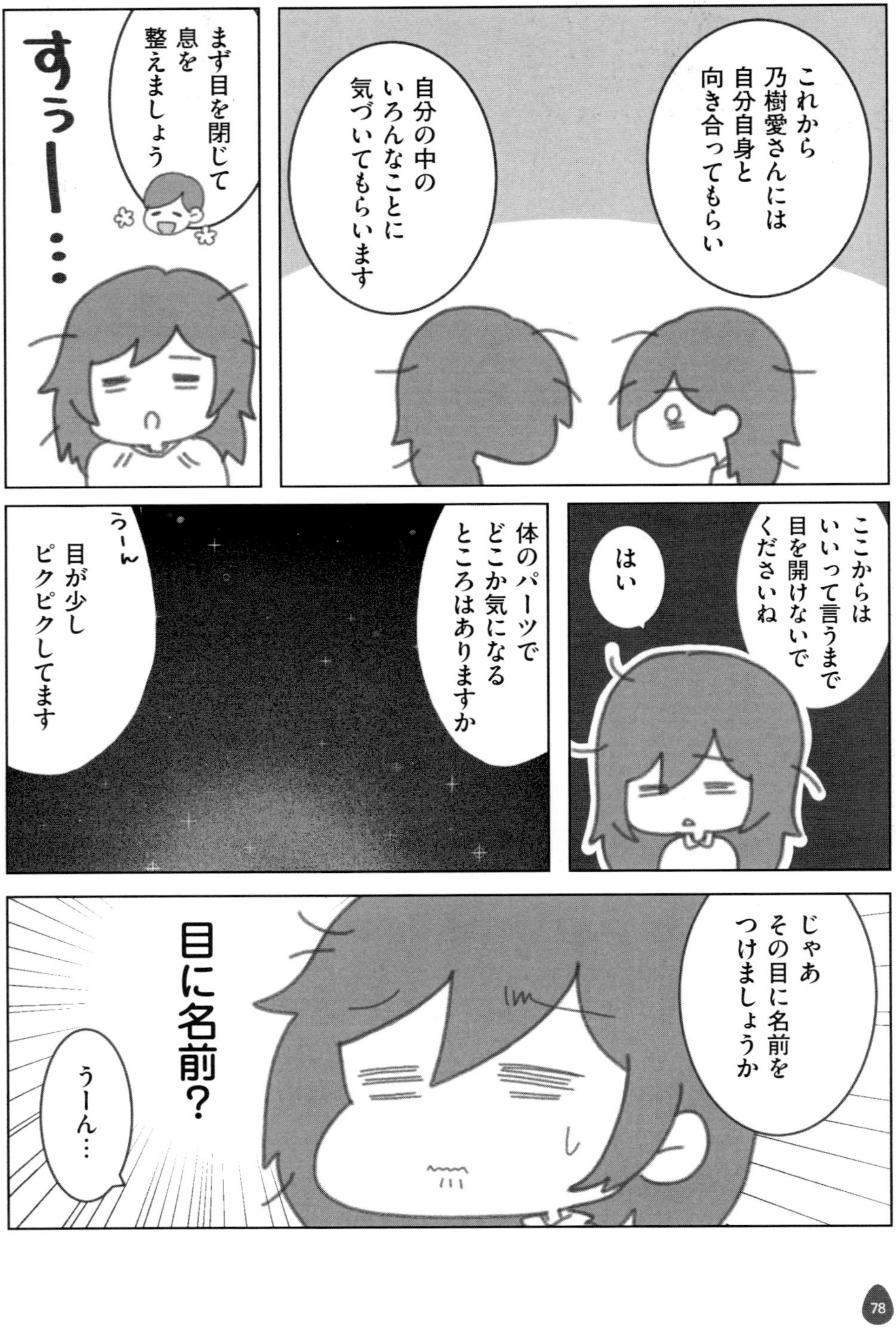
これから乃樹愛さんには自分自身と向き合ってもらい
自分の中のいろんなことに気づいてもらいます
まず目を閉じて息を整えましょう
すぅー…
ここからはいいって言うまで目を開けないでくださいね
はい
体のパーツでどこか気になるところはありますか
うーん
目が少しピクピクしてます
じゃあその目に名前をつけましょうか
目に名前?
うーん…

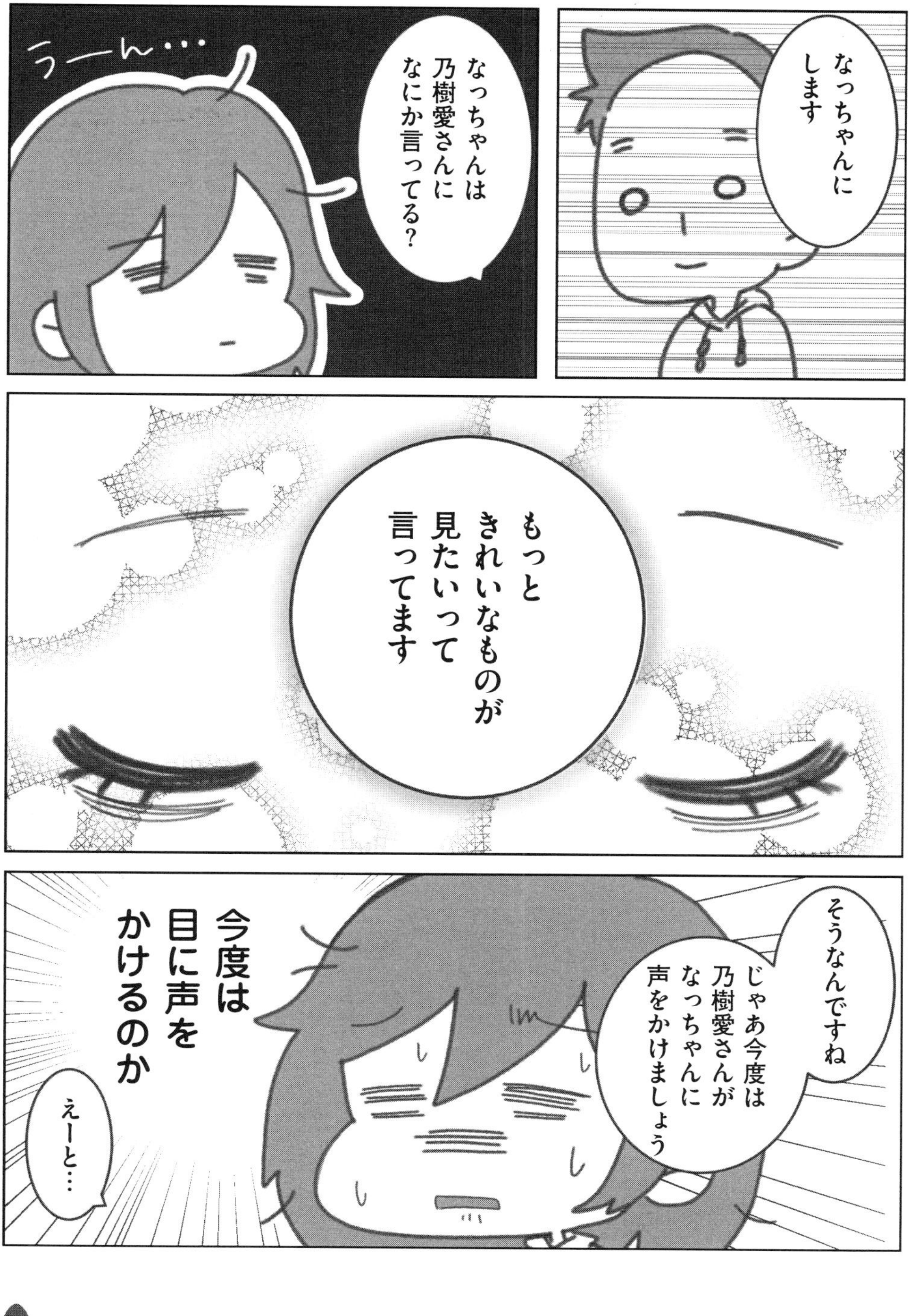
なっちゃんにします
うーん…
なっちゃんは乃樹愛さんになにか言ってる?
もっときれいなものが見たいって言ってます
そうなんですね
じゃあ今度は乃樹愛さんがなっちゃんに声をかけましょう
今度は目に声をかけるのか
えーと…

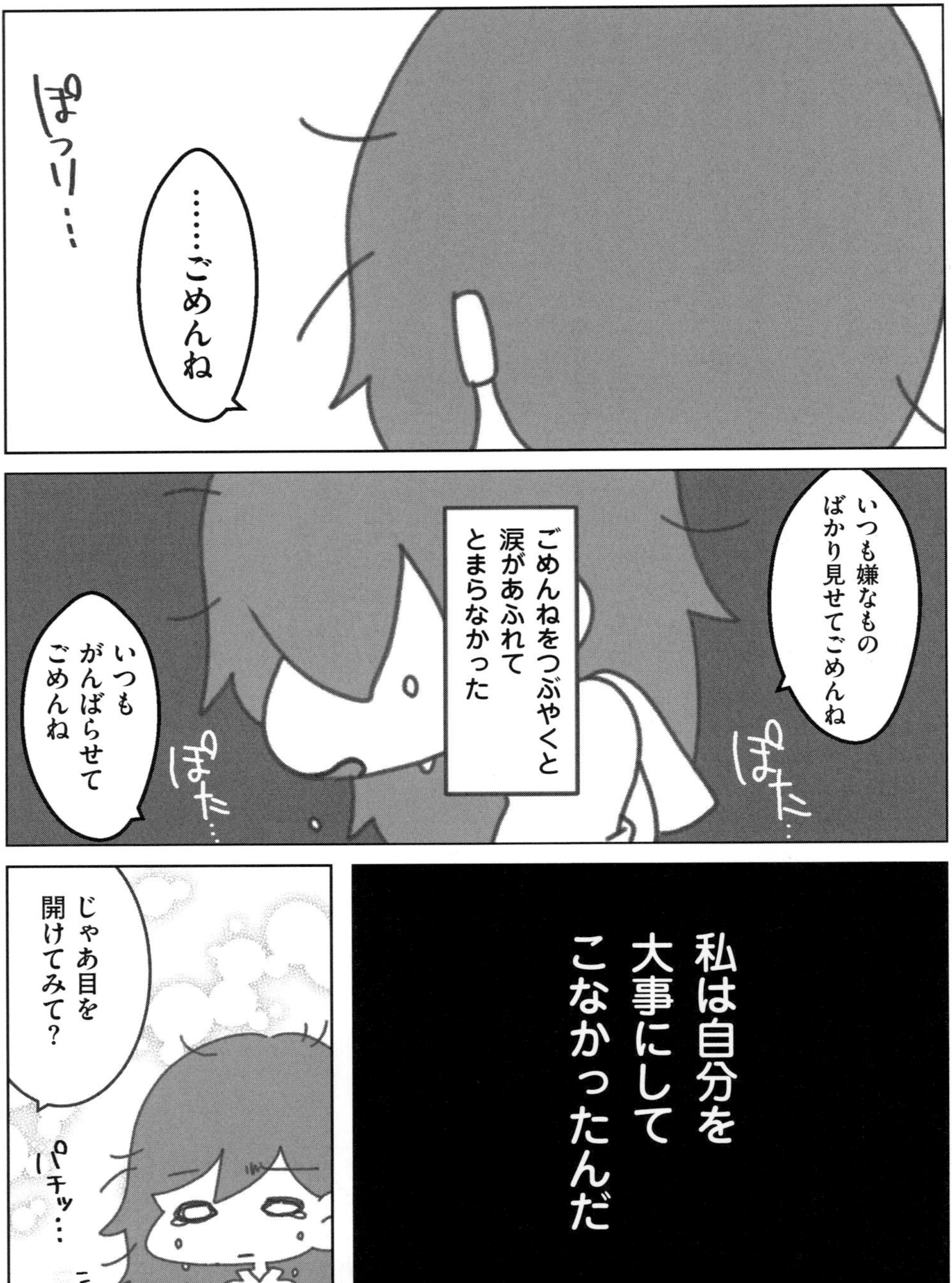
ぽつり…
……ごめんね
いつも嫌なものばかり見せてごめんね
ごめんねをつぶやくと涙があふれてとまらなかった
いつもがんばらせてごめんね
ぽた…
ぽた…
私は自分を大事にしてこなかったんだ
じゃあ目を開けてみて?
パチッ…

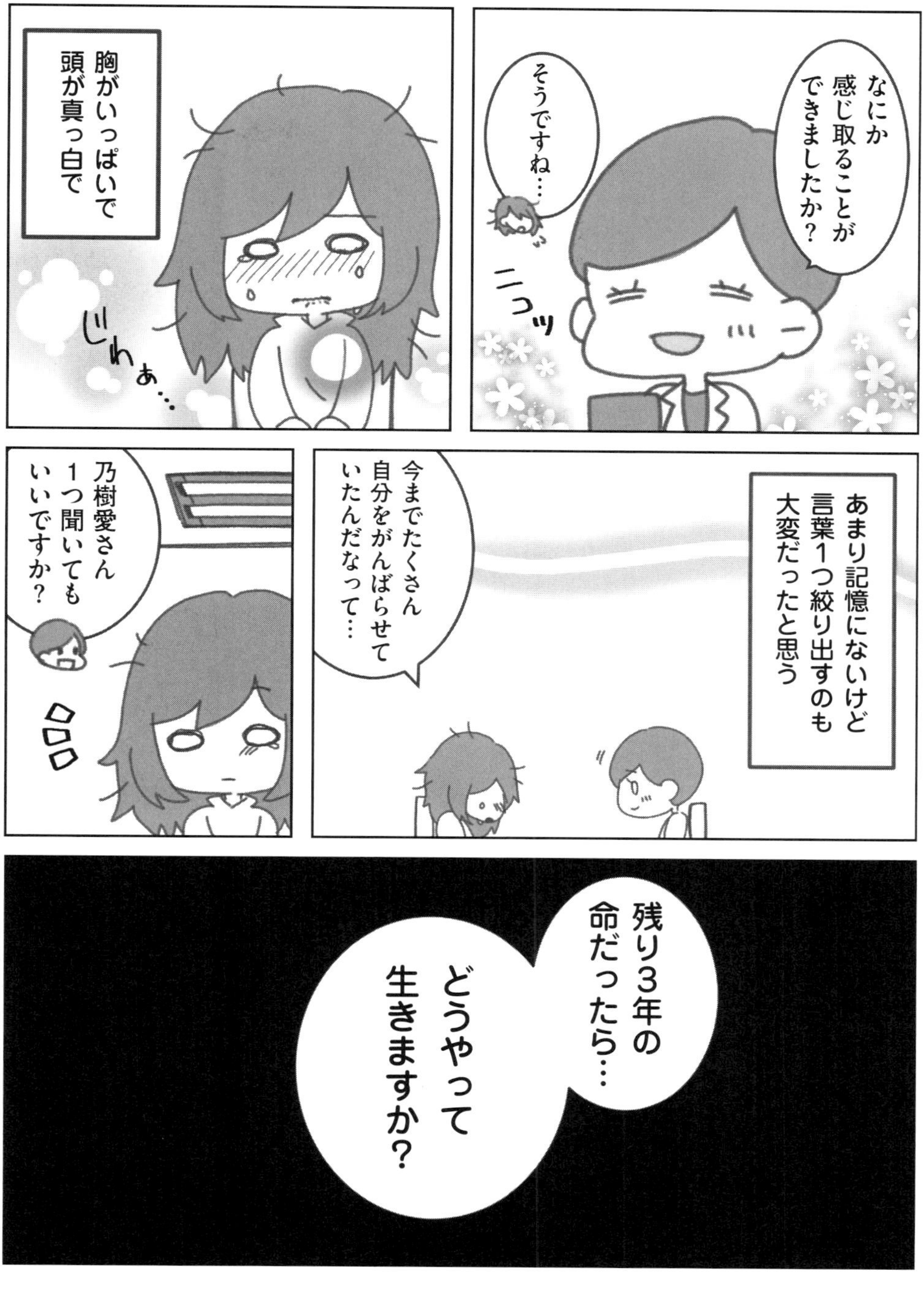
なにか感じ取ることができましたか？
そうですね…
ニコッ
胸がいっぱいで頭が真っ白で
じわぁ…
あまり記憶にないけど言葉1つ絞り出すのも大変だったと思う
今までたくさん自分をがんばらせていたんだなって…
乃樹愛さん1つ聞いてもいいですか？
残り3年の命だったら…
どうやって生きますか？

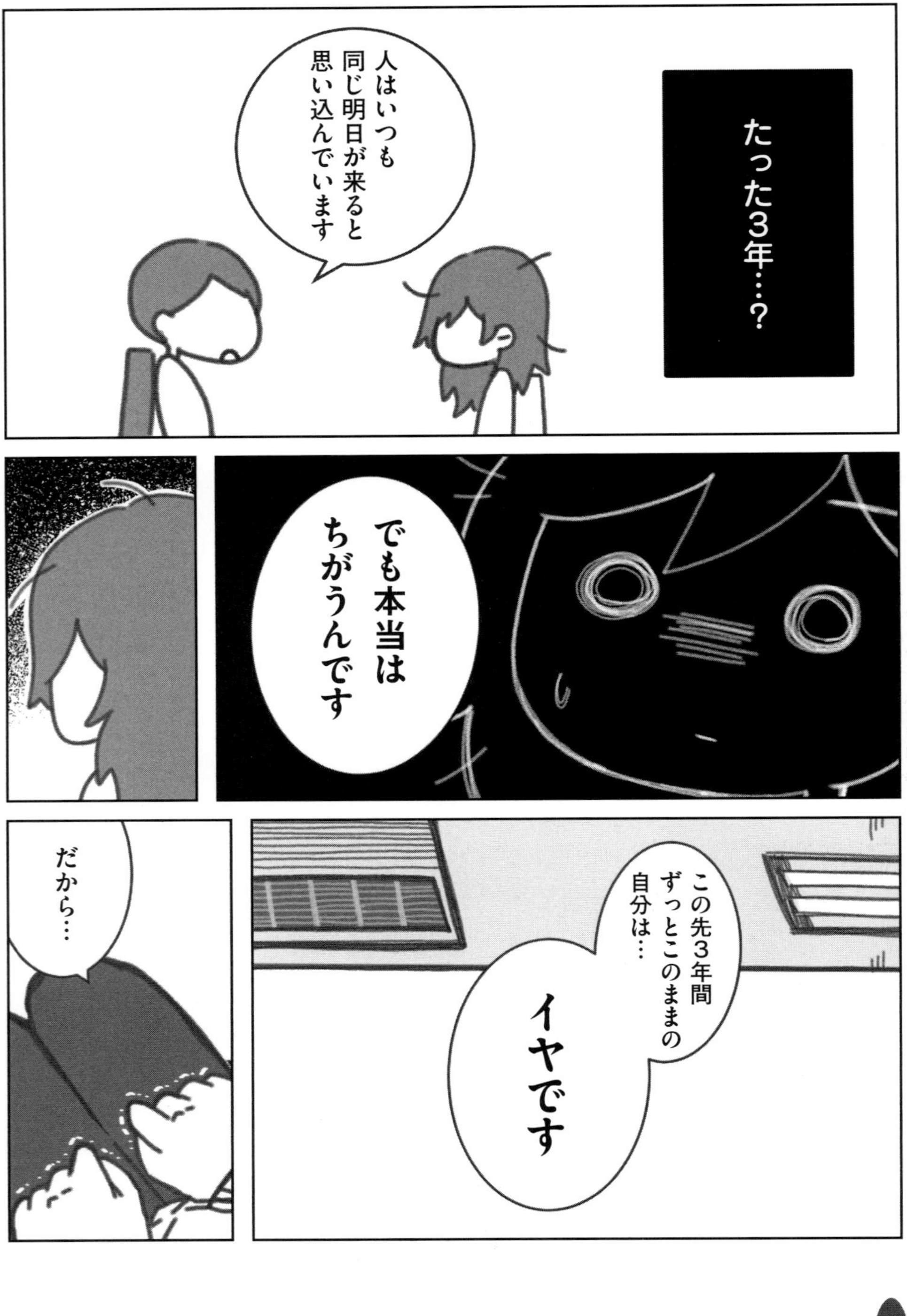
たった3年…？
人はいつも同じ明日が来ると思い込んでいます
でも本当はちがうんです
この先3年間ずっとこのままの自分は…
イヤです
だから…

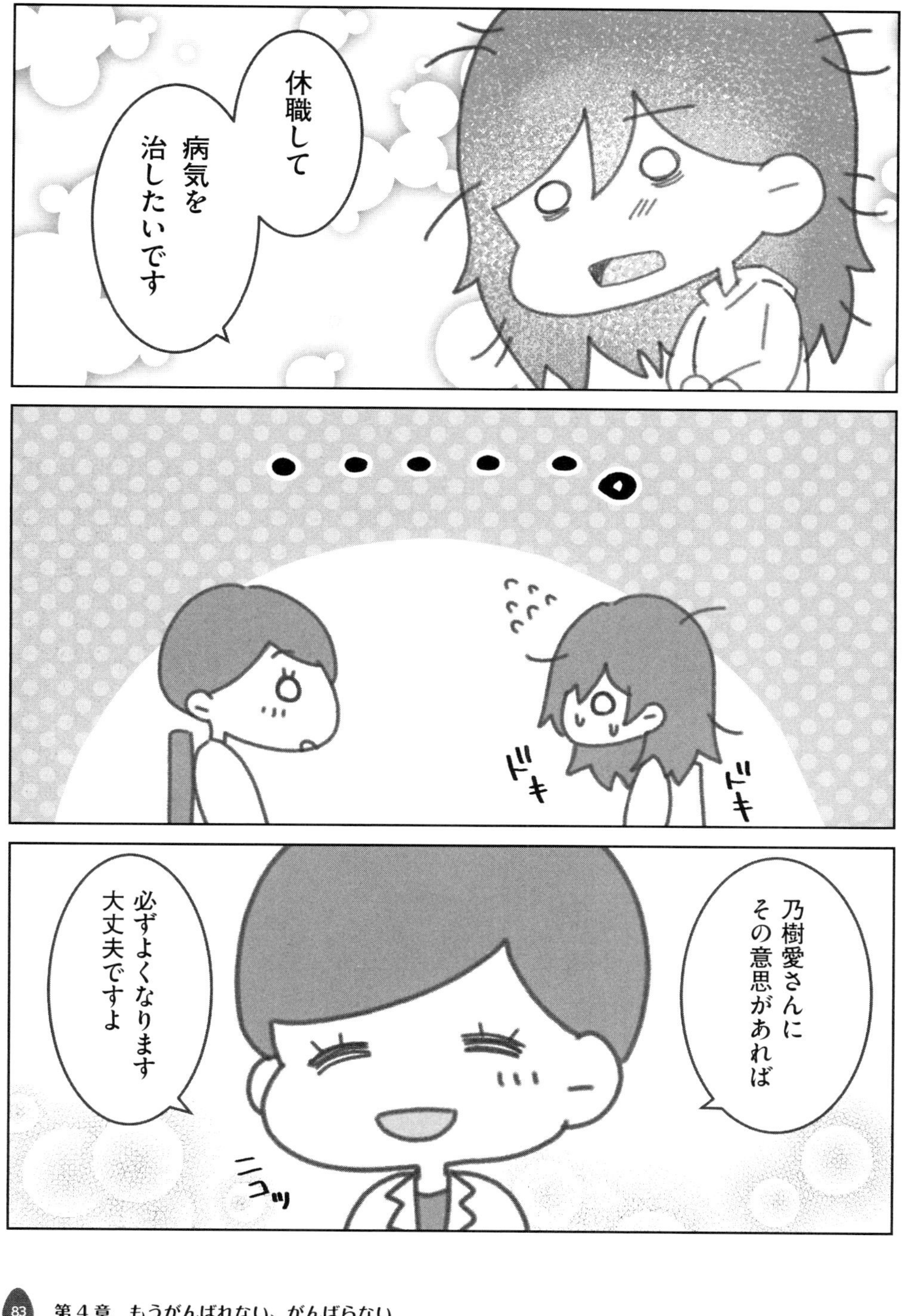
休職して病気を治したいです
・・・・・・
ドキ
ドキ
乃樹愛さんにその意思があれば
必ずよくなります大丈夫ですよ
ニコッ

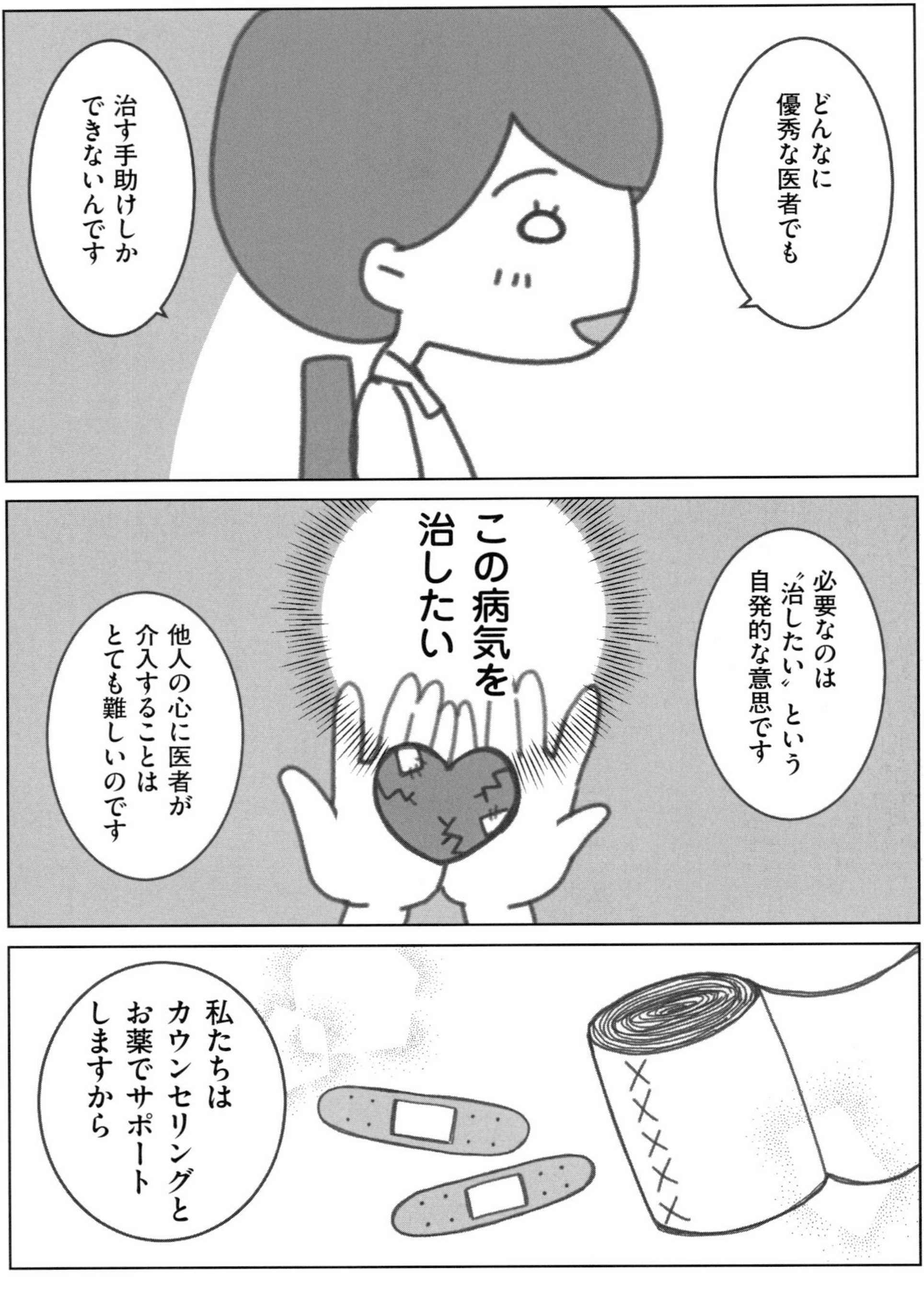
どんなに優秀な医者でも
治す手助けしかできないんです
必要なのは〝治したい〟という自発的な意思です
この病気を治したい
他人の心に医者が介入することはとても難しいのです
私たちはカウンセリングとお薬でサポートしますから

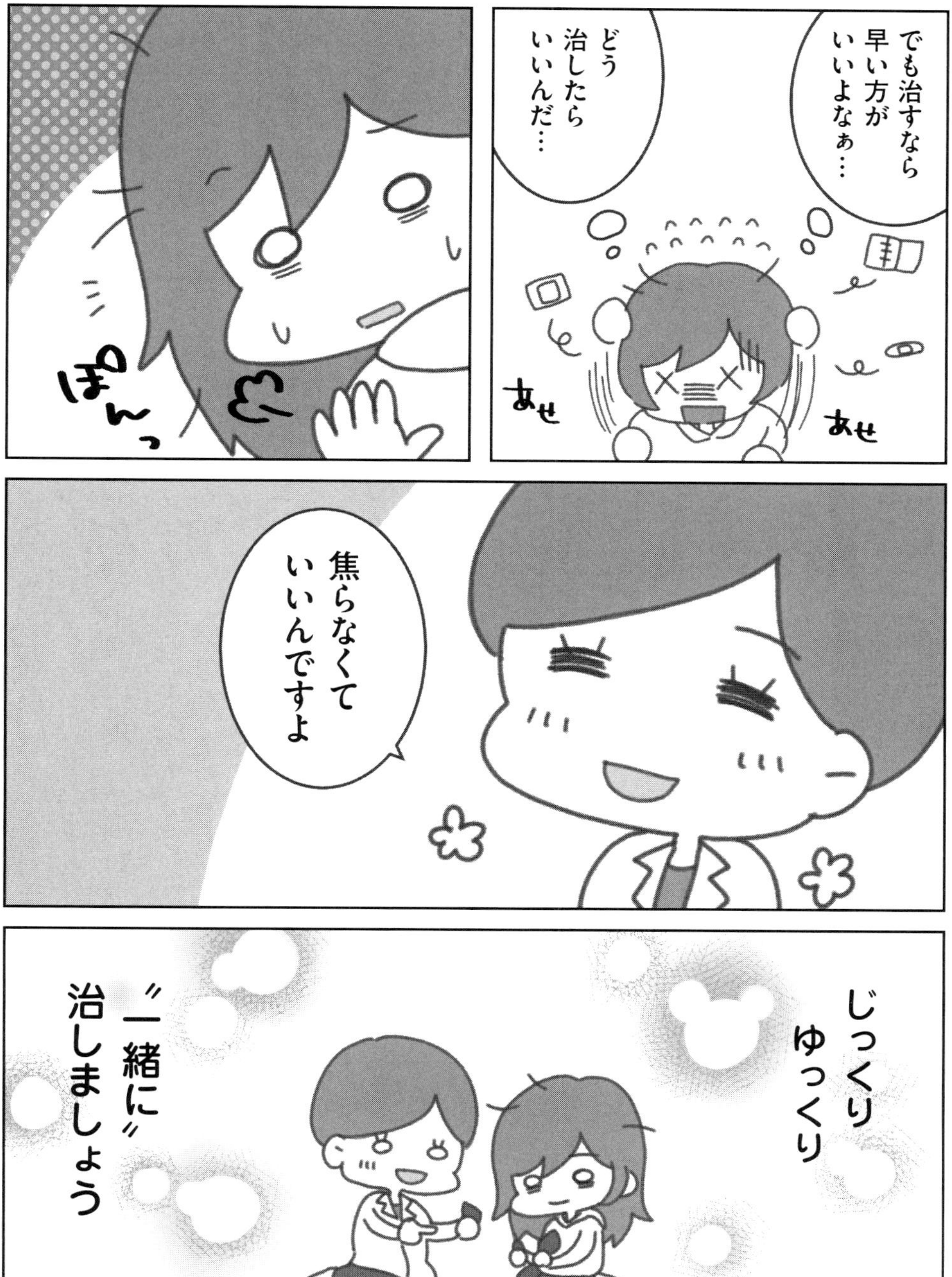
でも治すなら早い方がいいよなぁ…
どう治したらいいんだ…
あせ
あせ
ぽんっ
焦らなくていいんですよ
じっくりゆっくり
〝一緒に〟治しましょう

理解者とともに

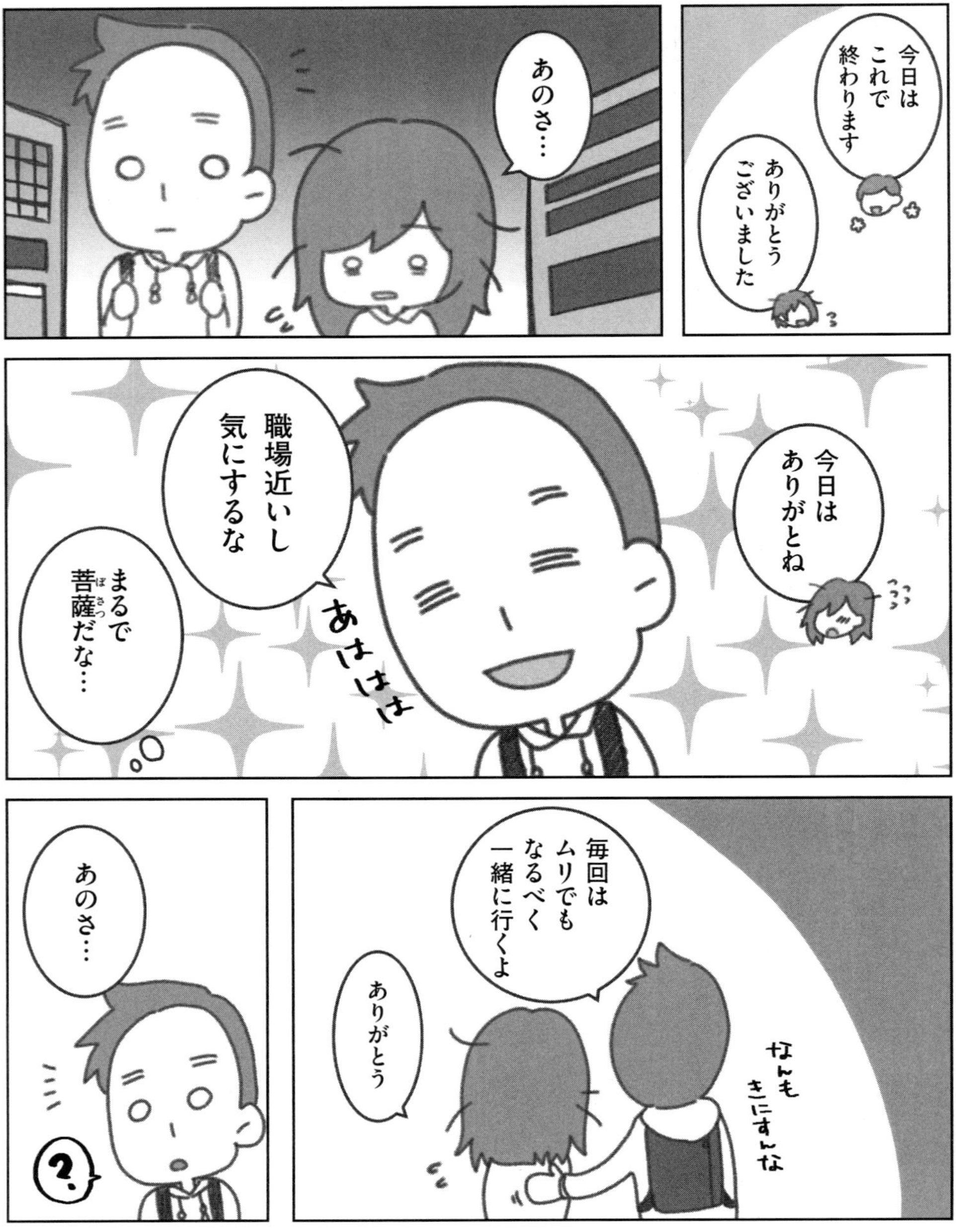
今日はこれで終わります
ありがとうございました
あのさ…
今日はありがとね
職場近いし気にするな
あははは
まるで菩薩《ぼさつ》だな…
毎回はムリでもなるべく一緒に行くよ
ありがとう
なんもきにすんな
あのさ…
?

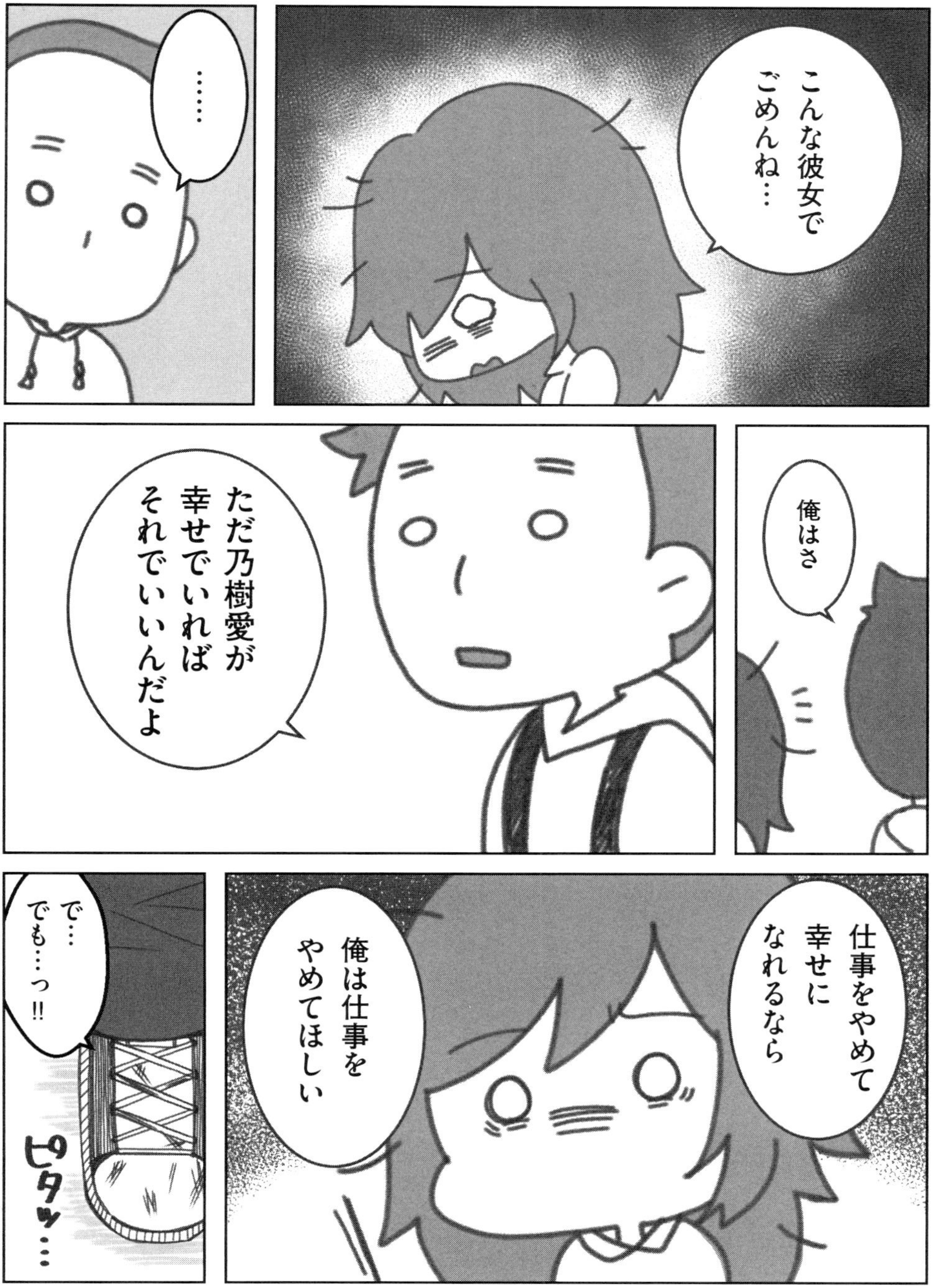
こんな彼女でごめんね…
……
俺はさ
ただ乃樹愛が幸せでいればそれでいいんだよ
仕事をやめて幸せになれるなら
俺は仕事をやめてほしい
で…でも…っ!!
ピタッ…

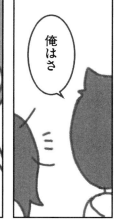

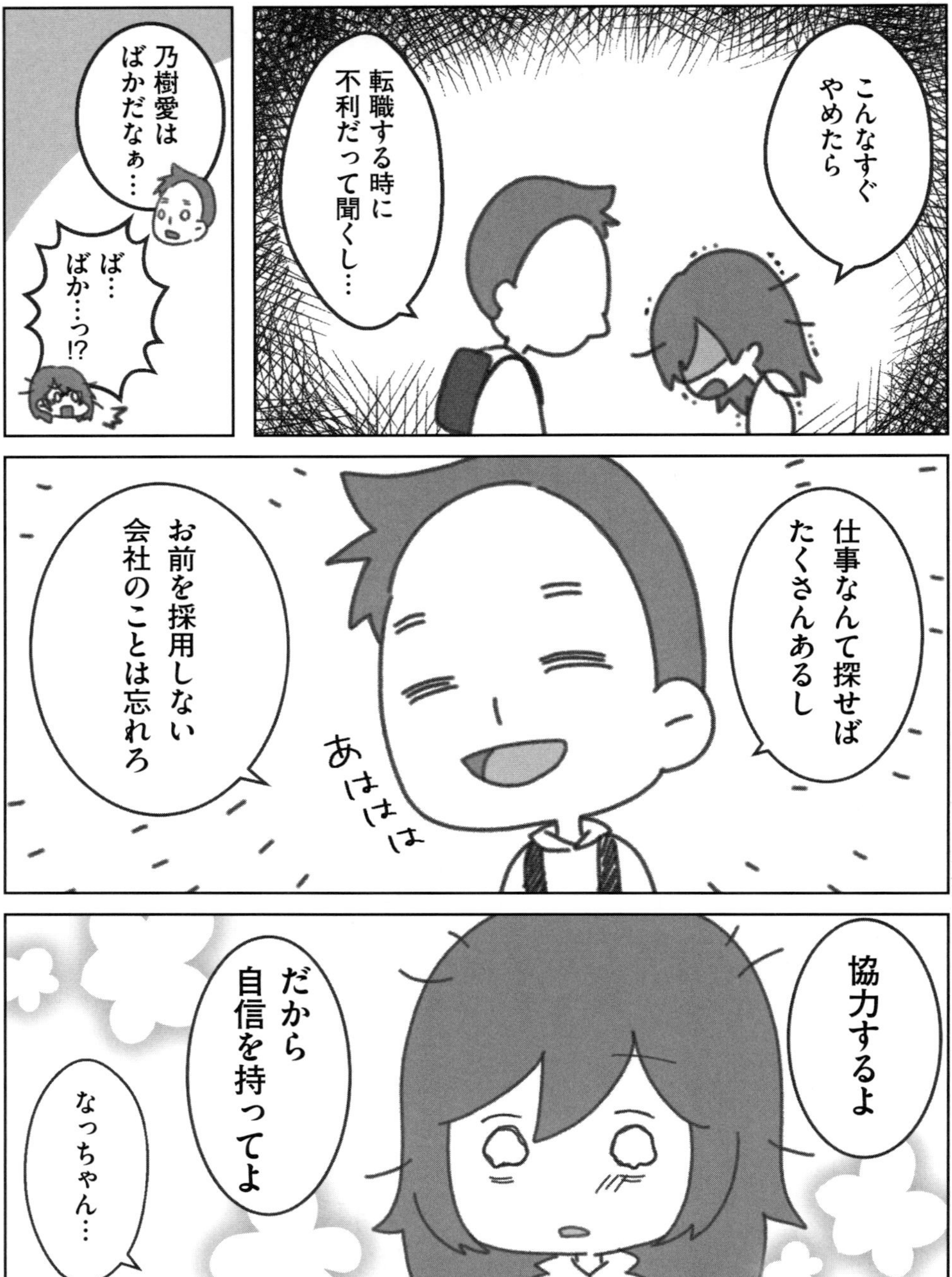
こんなすぐ
やめたら
転職する時に
不利だって聞くし…
乃樹愛は
ばかだなぁ…
ば…
ばか…っ!?
仕事なんて探せば
たくさんあるし
あははは
お前を採用しない
会社のことは忘れろ
協力するよ
だから
自信を持ってよ
なっちゃん…

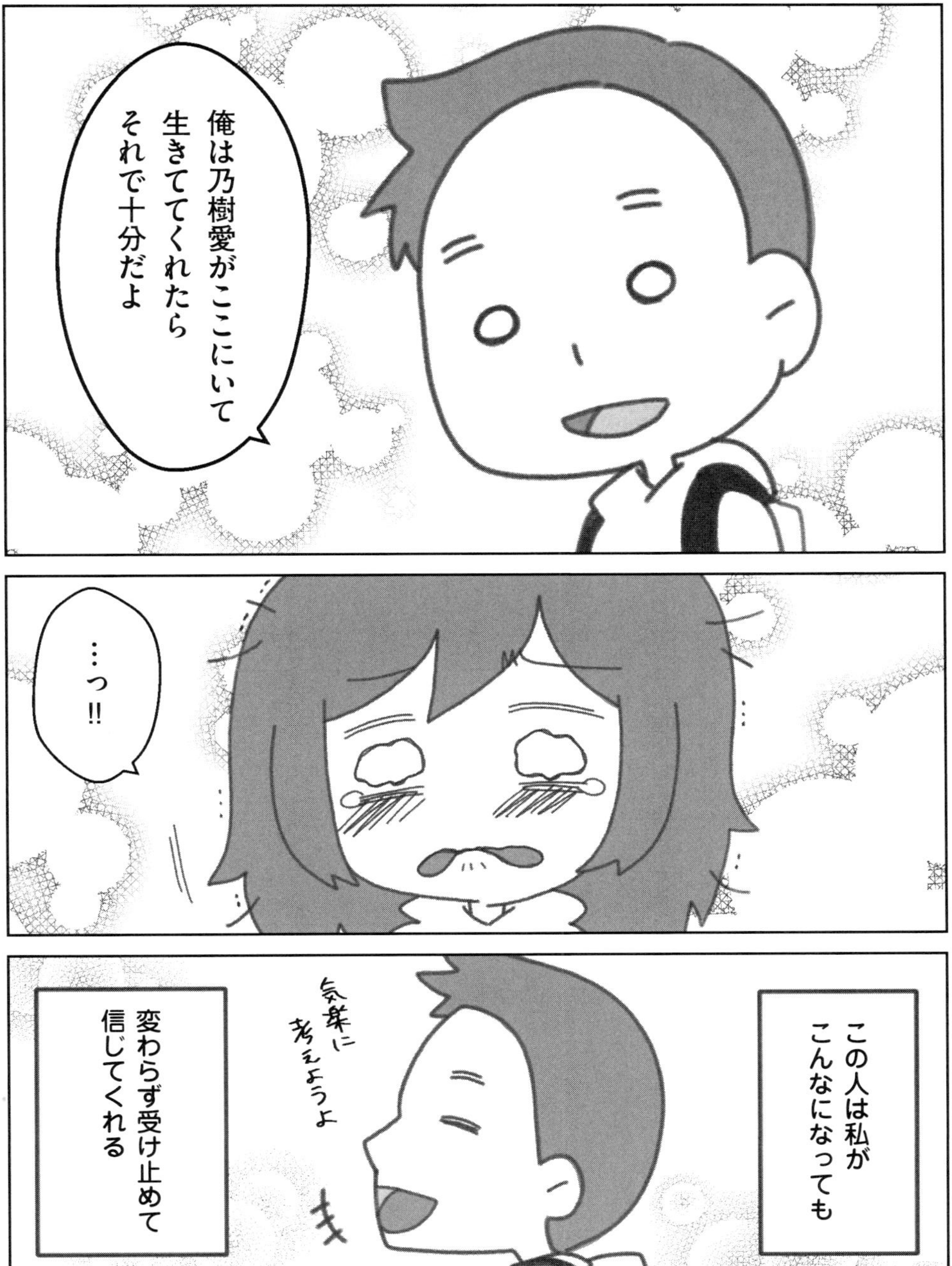
俺は乃樹愛がここにいて
生きててくれたら
それで十分だよ
…っ!!
この人は私が
こんなになっても
気楽に
考えようよ
変わらず受け止めて
信じてくれる

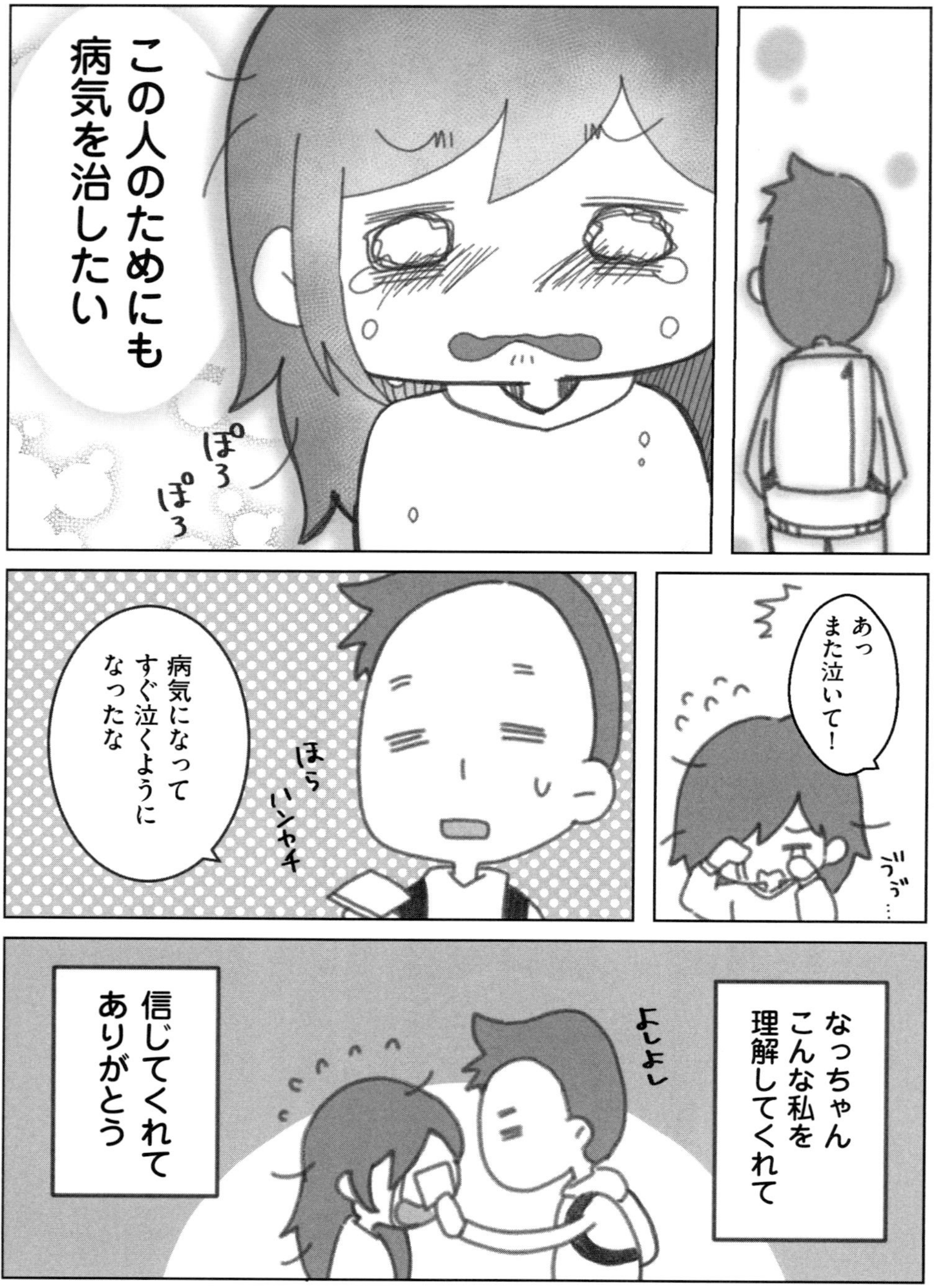
この人のためにも病気を治したい
ぽろ
ぽろ
あっ また泣いて!
うぅ…
ほら ハンカチ
病気になって すぐ泣くように なったな
なっちゃん こんな私を 理解してくれて
よしよし
信じてくれて ありがとう

解説
2

適応障害とは？

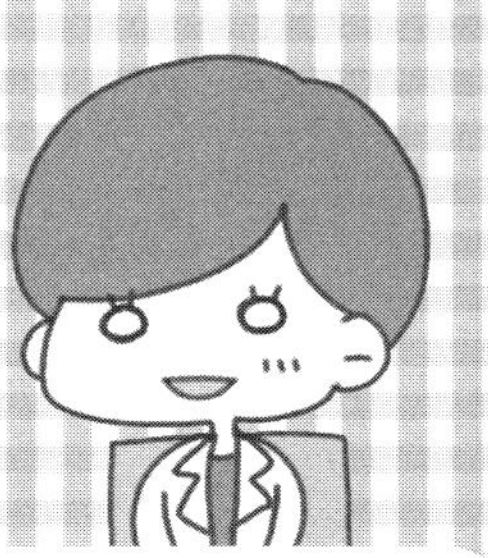

適応障害とは、「ストレスが原因で引き起こされる情緒面や行動面の症状で、社会的機能が著しく障害されている状態」とICD-10（世界保健機関の診断ガイドライン）で定義されています。つまり、会社や仕事、人間関係、家庭内の出来事など、日常生活において本人にとって耐えがたくつらいこと、また悲しくて仕方がない、どうしても許せないなど、ストレスを感じることによって起こる、気持ちや行動の変化です。

環境が大きく変化した時に起こり得る症状で、年齢や男女差はあまりありません。有病率は2～8％くらいと言われていて、以下のような特徴があります。

- ●明確なストレス要因があり、3カ月以内に症状があらわれている
- ●著しい苦痛で毎日の生活に支障がある
- ●他の精神疾患ではなく、また死別による反応でもないこと
- ●ストレスの原因がなくなると改善し、約6カ月以内によくなっている

気持ちの変化としては、憂鬱《ゆううつ》な気分になる、不安感が高まる、無気力、集中力の低下、悲しくなるなどがあります。行動面では暴力的になる、たばこやアルコールの量が増える、喧嘩や自傷行為のように衝動性が強くなる、また身体症状では、動悸や頭痛、冷や汗をかく、息苦しくなる、手先や唇が震えてしまうなど、人によってさまざまな症状が出ます。

解説 2

適応障害とは？

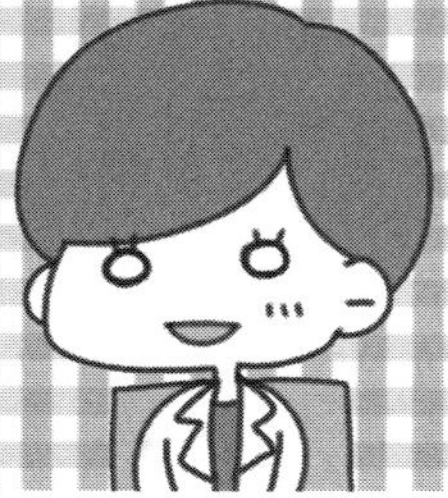

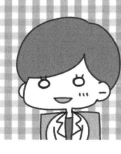

どんな環境でも適応していければ問題はないのですが、自分の持っている価値観や常識から大きくかけ離れ、「ギャップを感じる」「そこに合わせられそうもない」「無理だ」と強く感じて苦痛が生じる場合に起こります。

適応障害を診断するのは医師ですが、心や気持ちは検査などではっきり診断がつけられるわけではないので、国際的な診断基準を元に、それぞれの医師の臨床経験に基づいて診断されるようです。心理士は医師の診断の元に、カウンセリングをおこないます。

適応障害は誰でもなり得る心の病気です。「甘え」と捉えられることも多かったり、こんなことにストレスを感じるのか……と自分を責めたりするケースも見られますが、まずは無理をせずメンタルクリニックや精神科医、抵抗があるなら会社の産業医やかかりつけの内科医でも構いませんので、早めに相談してみましょう。

「これくらいのことで……」と思いがちですが、放置してしまうと、病気をどんどん悪化させてしまうことがあります。必要な対処や治療、カウンセリングをスタートすることで、心身ともに改善が早くなります。また、まわりの環境調整など、具体的なアクションにもつなげられます。気軽にメンタルクリニックの門を叩いてみてください。

ゆうメンタルクリニック　心理士　鈴木由香

第5章 理解されない苦しみ

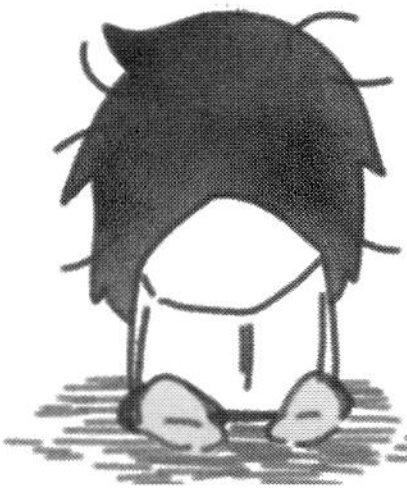

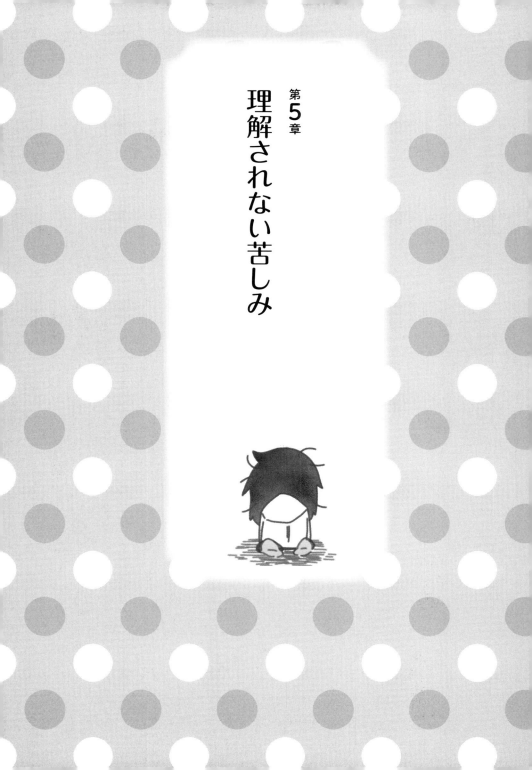

休職への決意

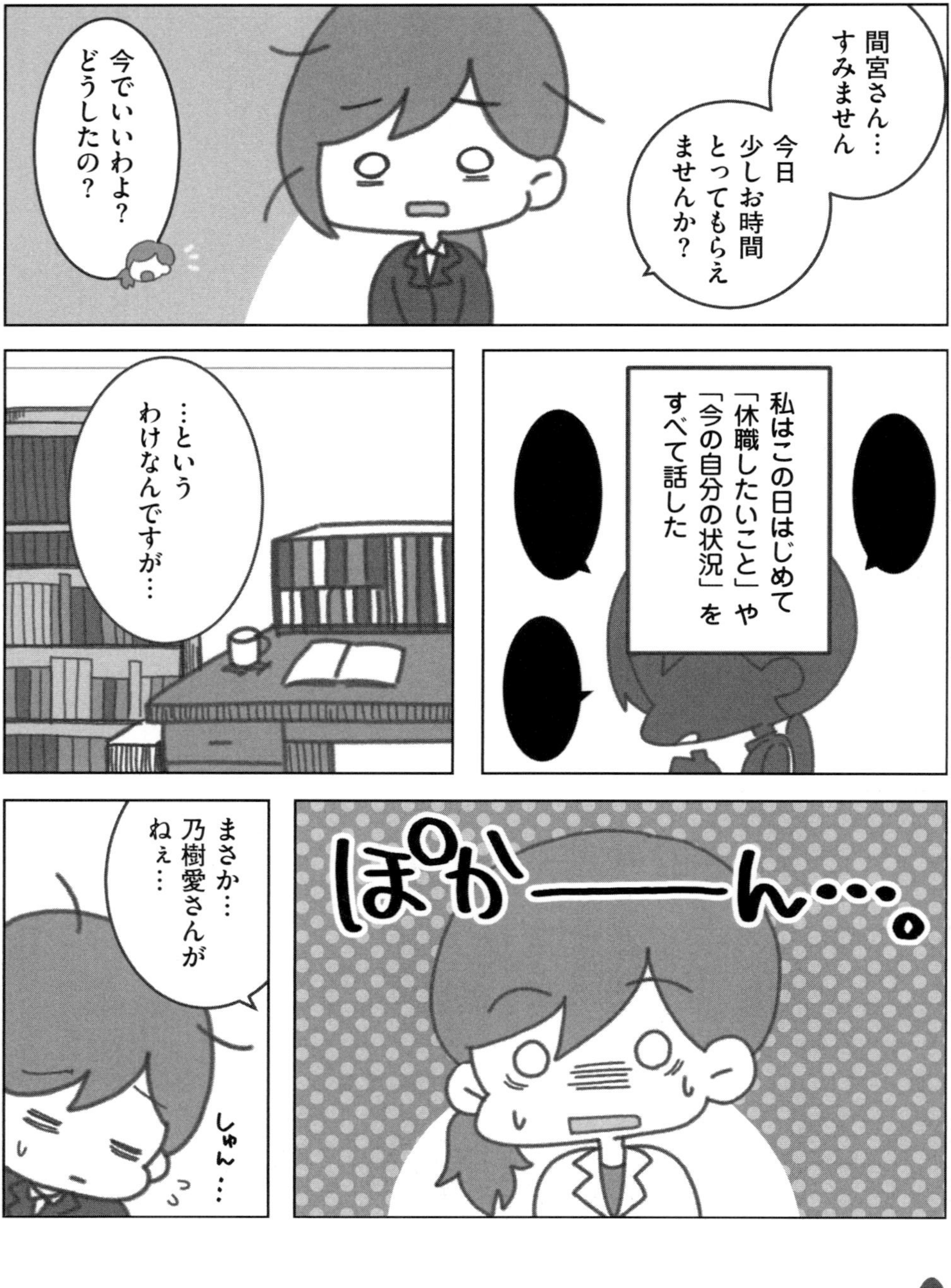
間宮さん…
すみません
今日
少しお時間
とってもらえ
ませんか？
今でいいわよ？
どうしたの？
私はこの日はじめて
「休職したいこと」や
「今の自分の状況」を
すべて話した
…という
わけなんですが…
ぽか――ん…。
まさか…
乃樹愛さんが
ねぇ…
しゅん…

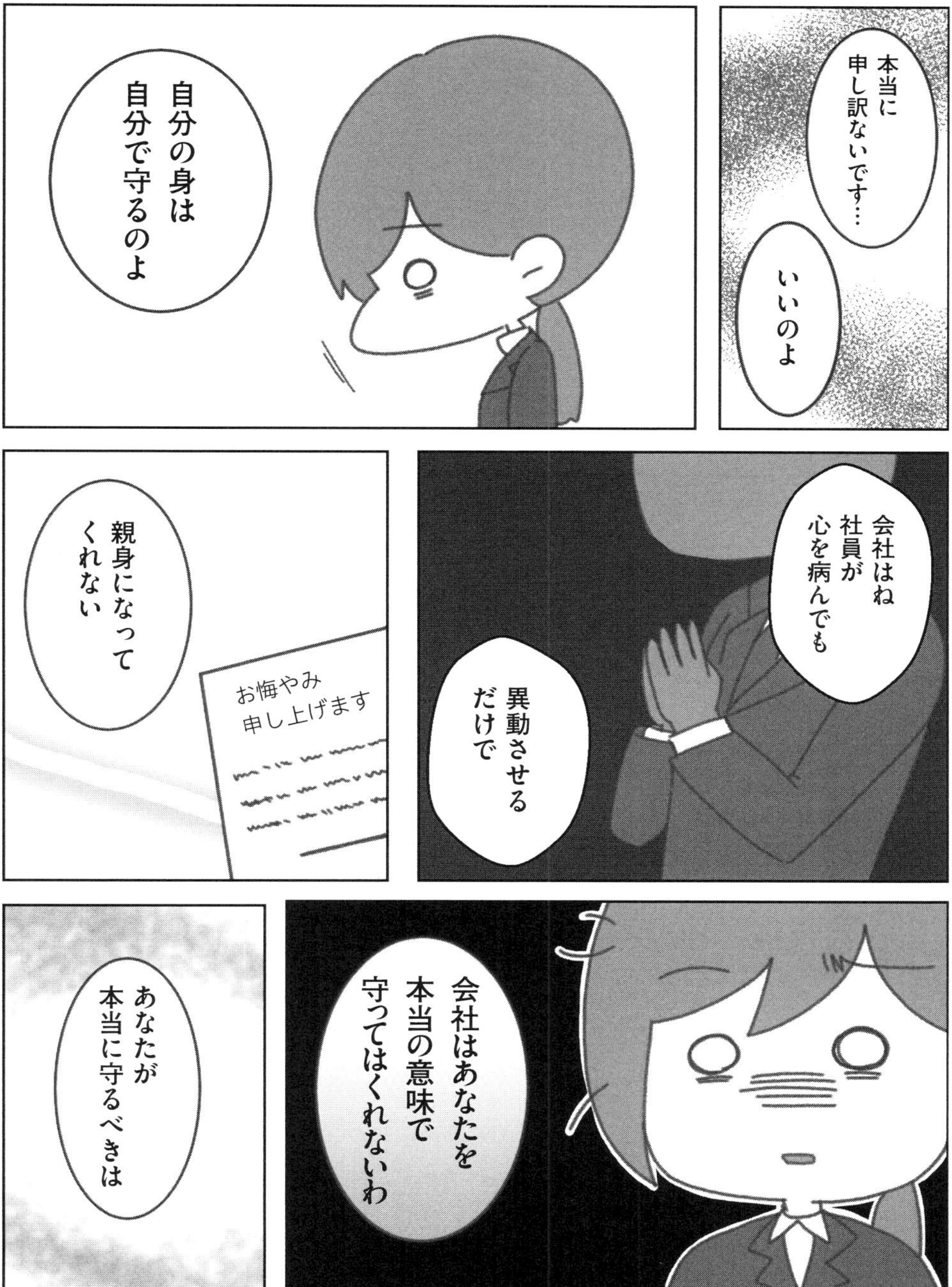
本当に申し訳ないです…
いいのよ
自分の身は自分で守るのよ
会社はね社員が心を病んでも
異動させるだけで
親身になってくれない
お悔やみ申し上げます
会社はあなたを本当の意味で守ってはくれないわ
あなたが本当に守るべきは

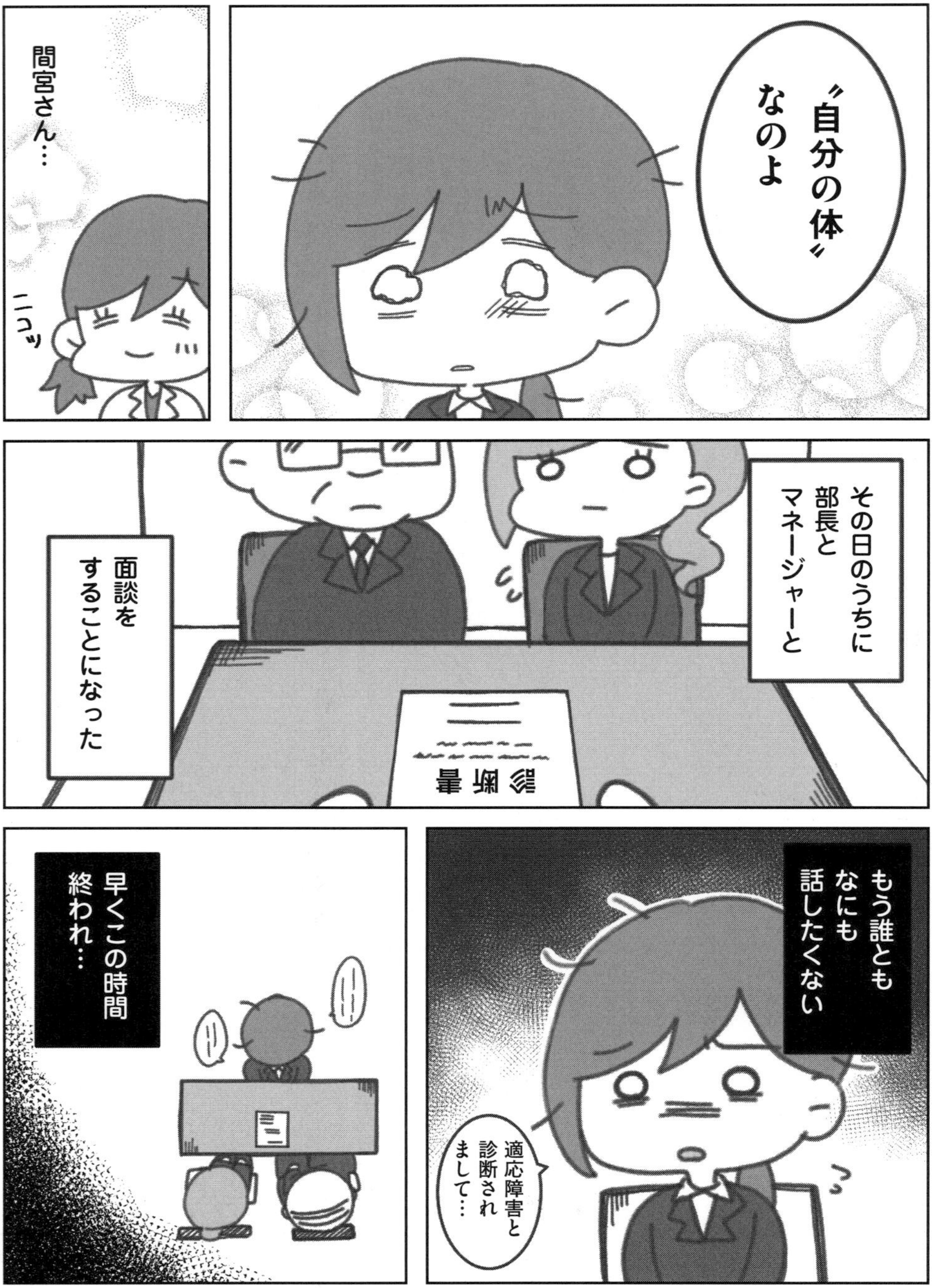
〝自分の体〟
なのよ
間宮さん…
ニコッ
その日のうちに
部長と
マネージャーと
面談を
することになった
診断書
もう誰とも
なにも
話したくない
適応障害と
診断され
まして…
早くこの時間
終われ…

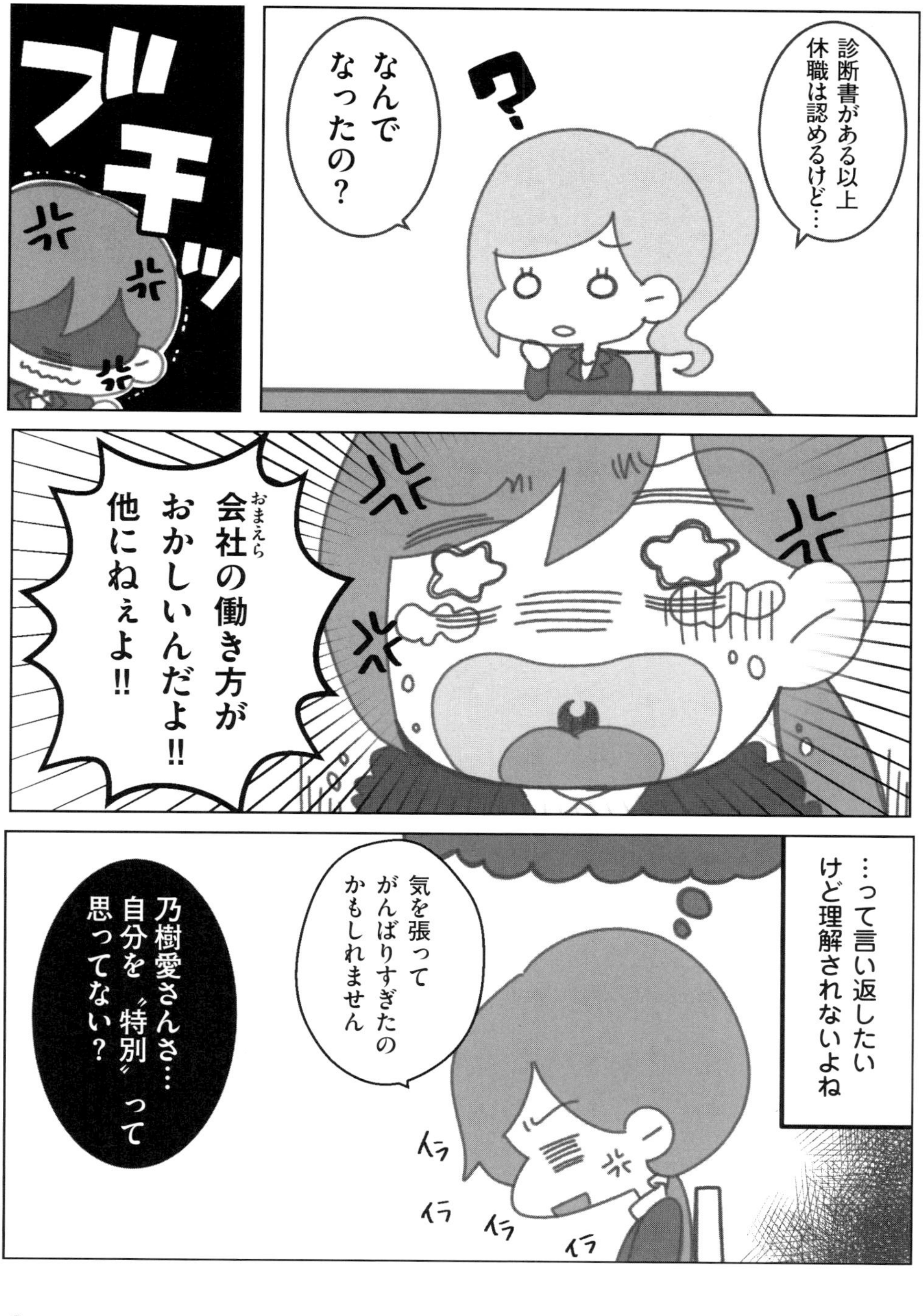
診断書がある以上
休職は認めるけど…
なんでなったの？
ブチッ
会社《おまえら》の働き方が
おかしいんだよ!!
他にねぇよ!!
…って言い返したい
けど理解されないよね
気を張って
がんばりすぎたの
かもしれません
乃樹愛さんさ…
自分を〝特別〟って
思ってない？
イラ
イラ
イラ
イラ

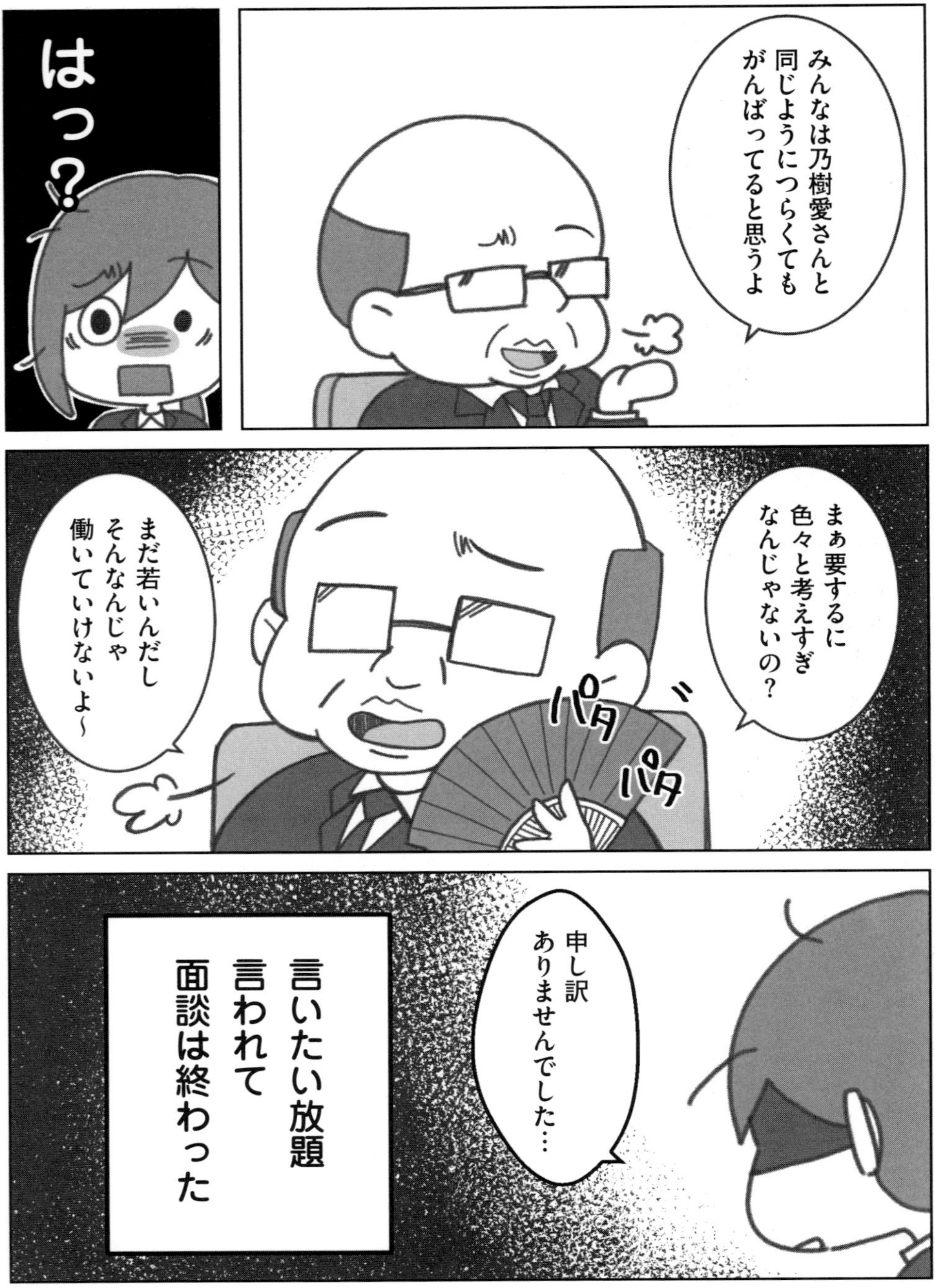
みんなは乃樹愛さんと
同じようにつらくても
がんばってると思うよ
はっ？
まぁ要するに
色々と考えすぎ
なんじゃないの？
パタ
パタ
まだ若いんだし
そんなんじゃ
働いていけないよ～
申し訳
ありませんでした…
言いたい放題
言われて
面談は終わった

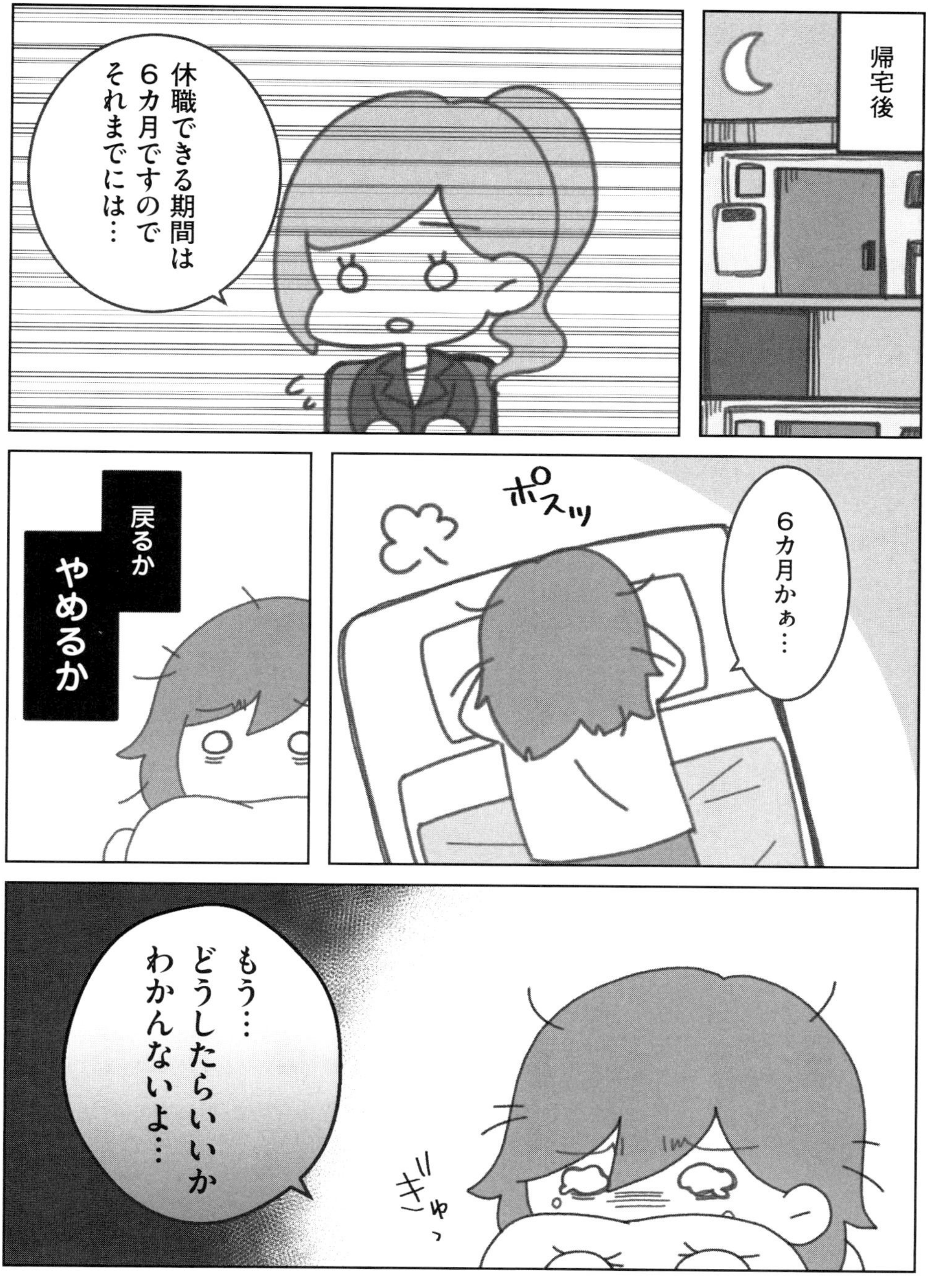
帰宅後
休職できる期間は
6カ月ですので
それまでには…
ポスッ
6カ月かぁ…
戻るか
やめるか
もう…
どうしたらいいか
わかんないよ…
ギュッ

理解できない母

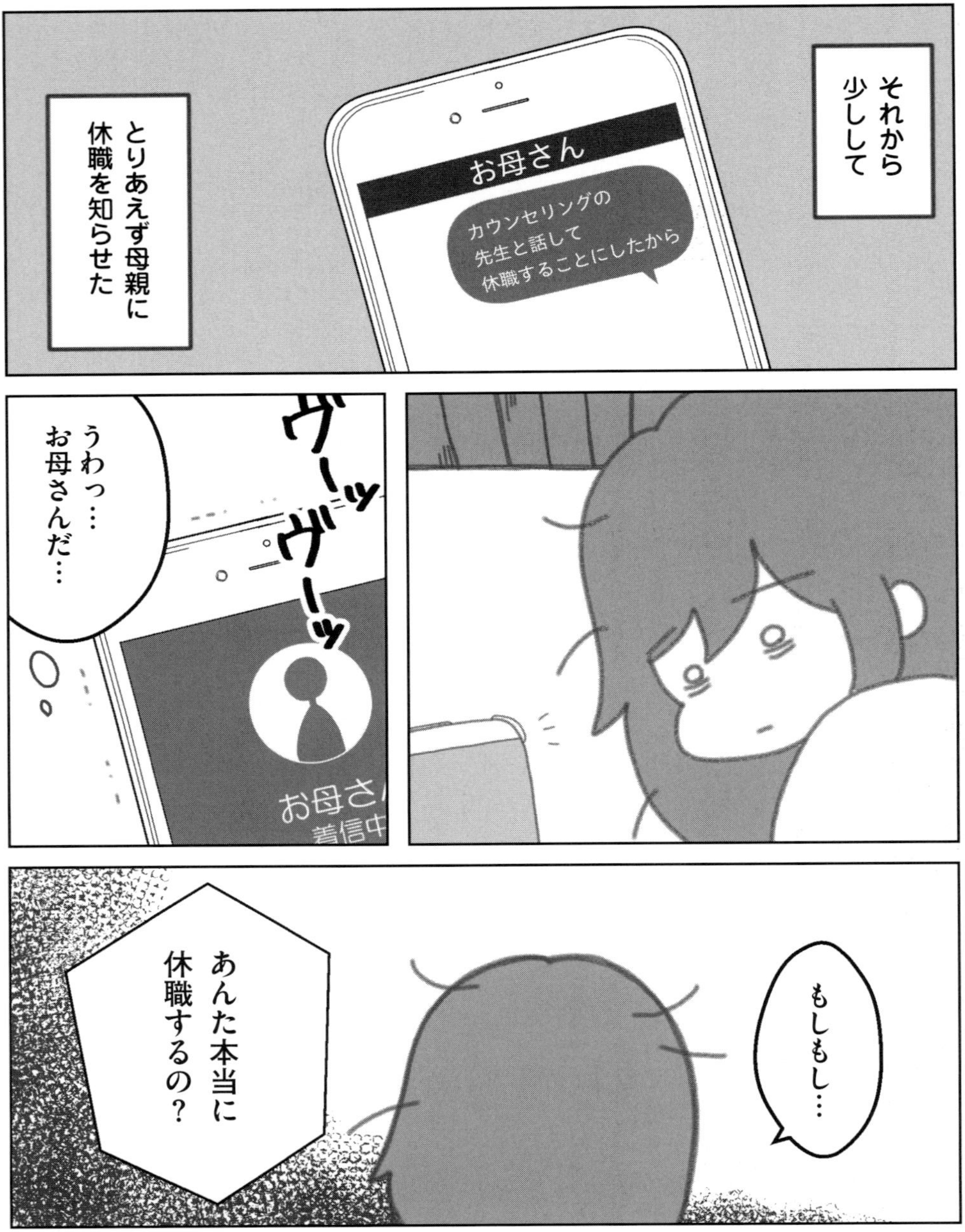
それから
少しして
とりあえず母親に
休職を知らせた
お母さん
カウンセリングの
先生と話して
休職することにしたから
ヴーッ
ヴーッ
うわっ…
お母さんだ…
お母さん
着信中
もしもし…
あんた本当に
休職するの？

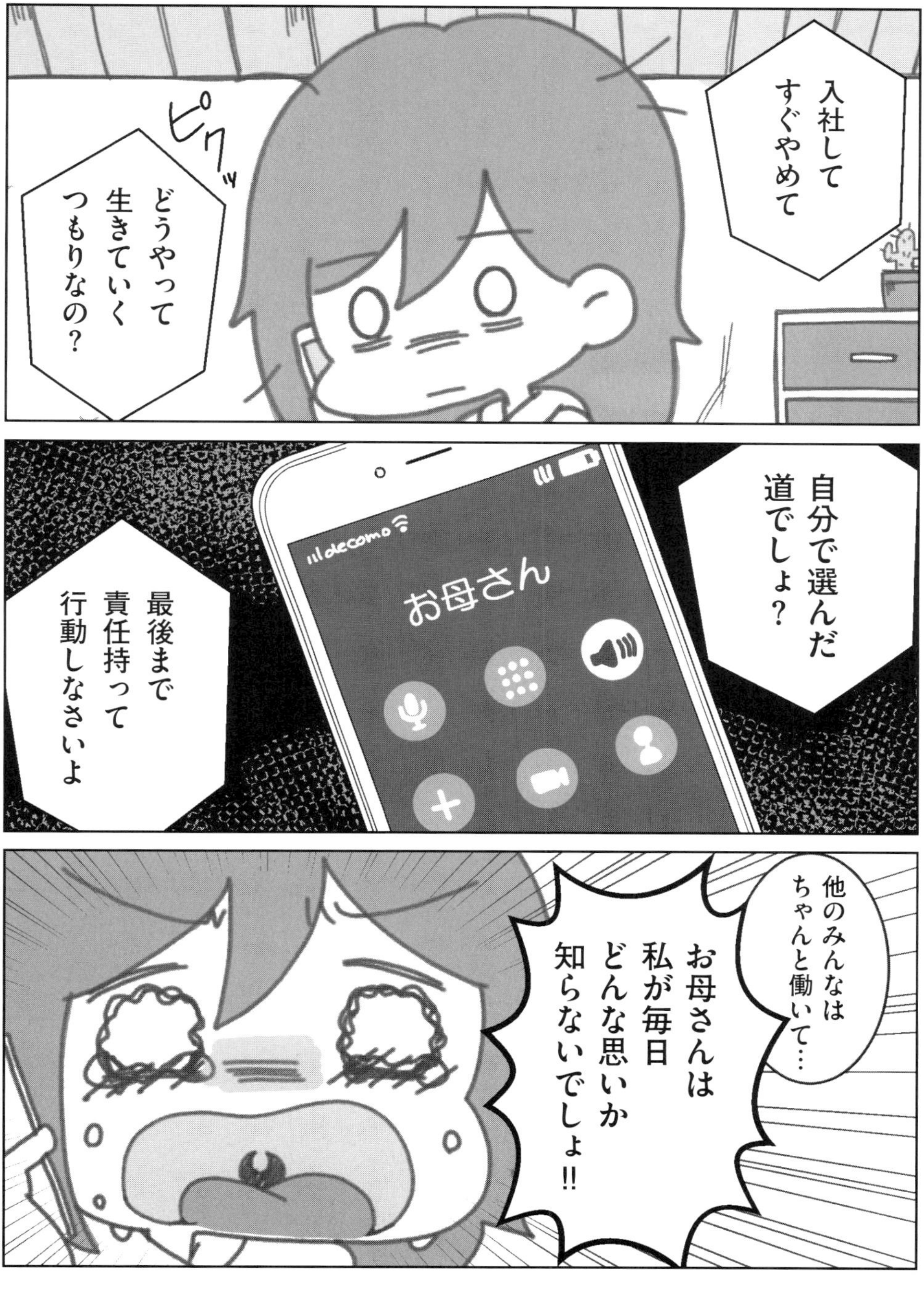
入社してすぐやめて
どうやって生きていくつもりなの？
ピクッ
自分で選んだ道でしょ？
最後まで責任持って行動しなさいよ
お母さん
他のみんなはちゃんと働いて…
お母さんは私が毎日どんな思いか知らないでしょ!!

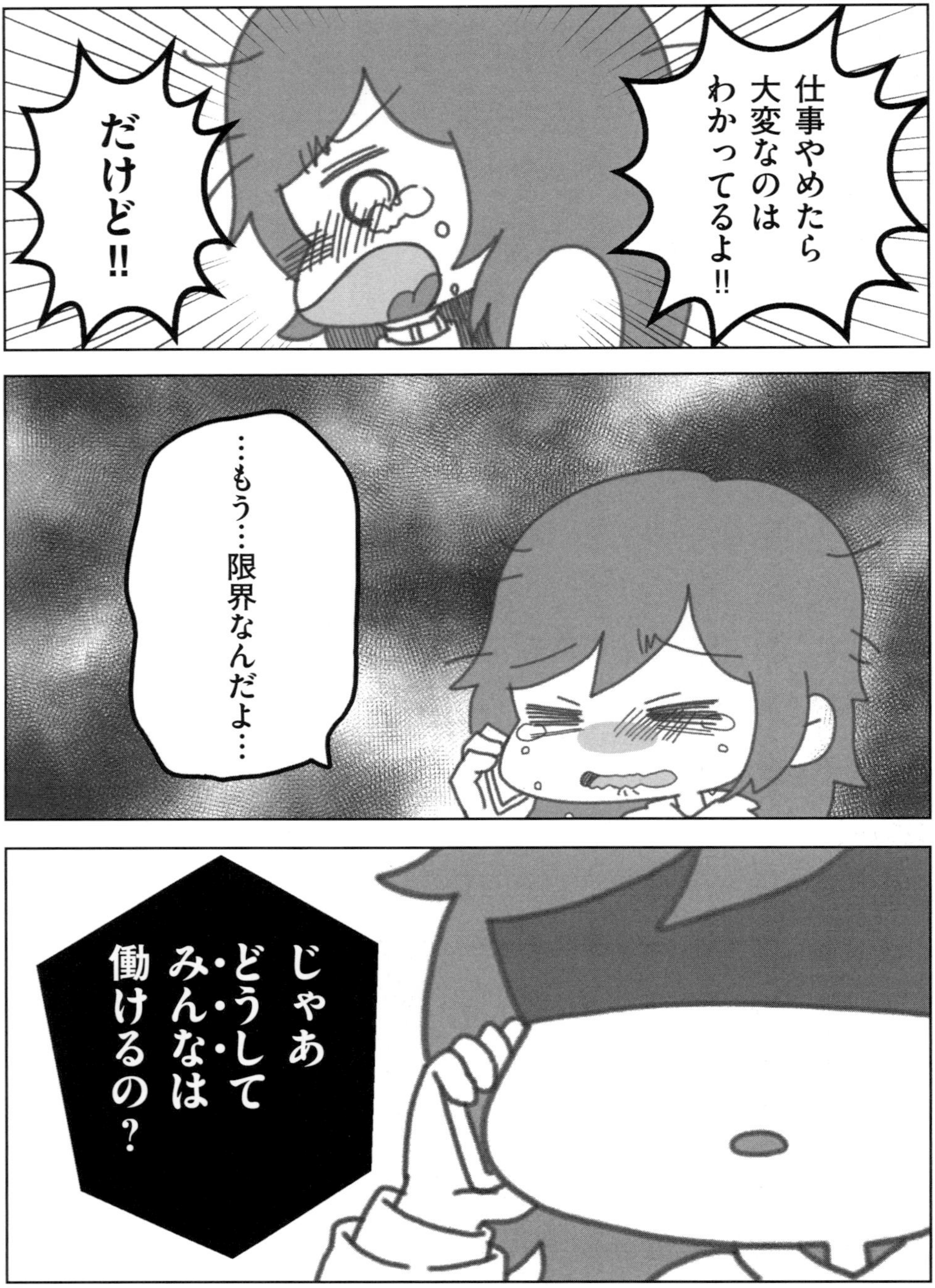
仕事やめたら大変なのはわかってるよ!!
だけど!!
…もう…限界なんだよ…
じゃあどうしてみんなは働けるの?

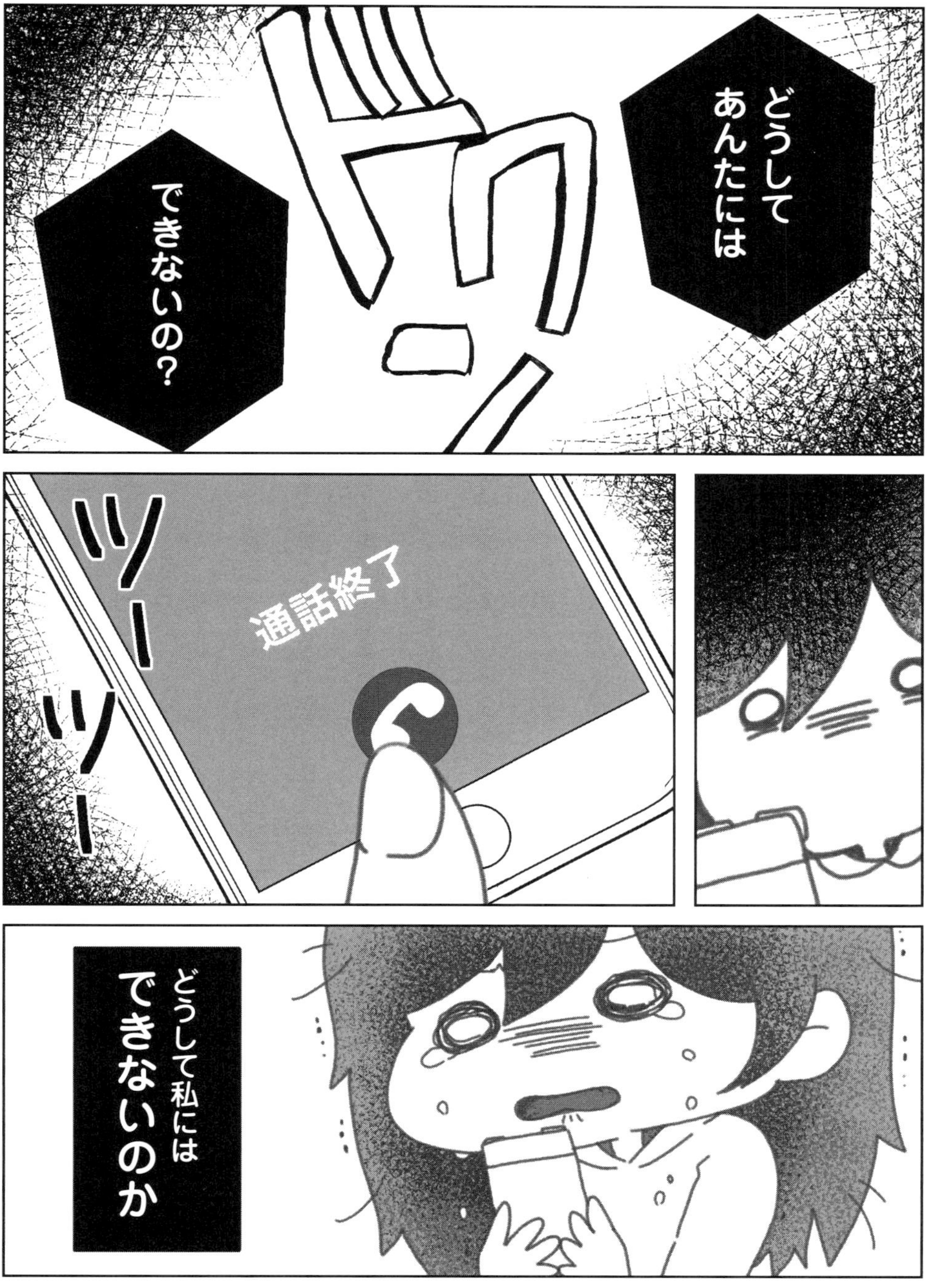
どうして
あんたには
ドクン
できないの？
通話終了
ツー
ツー
どうして私には
できないのか

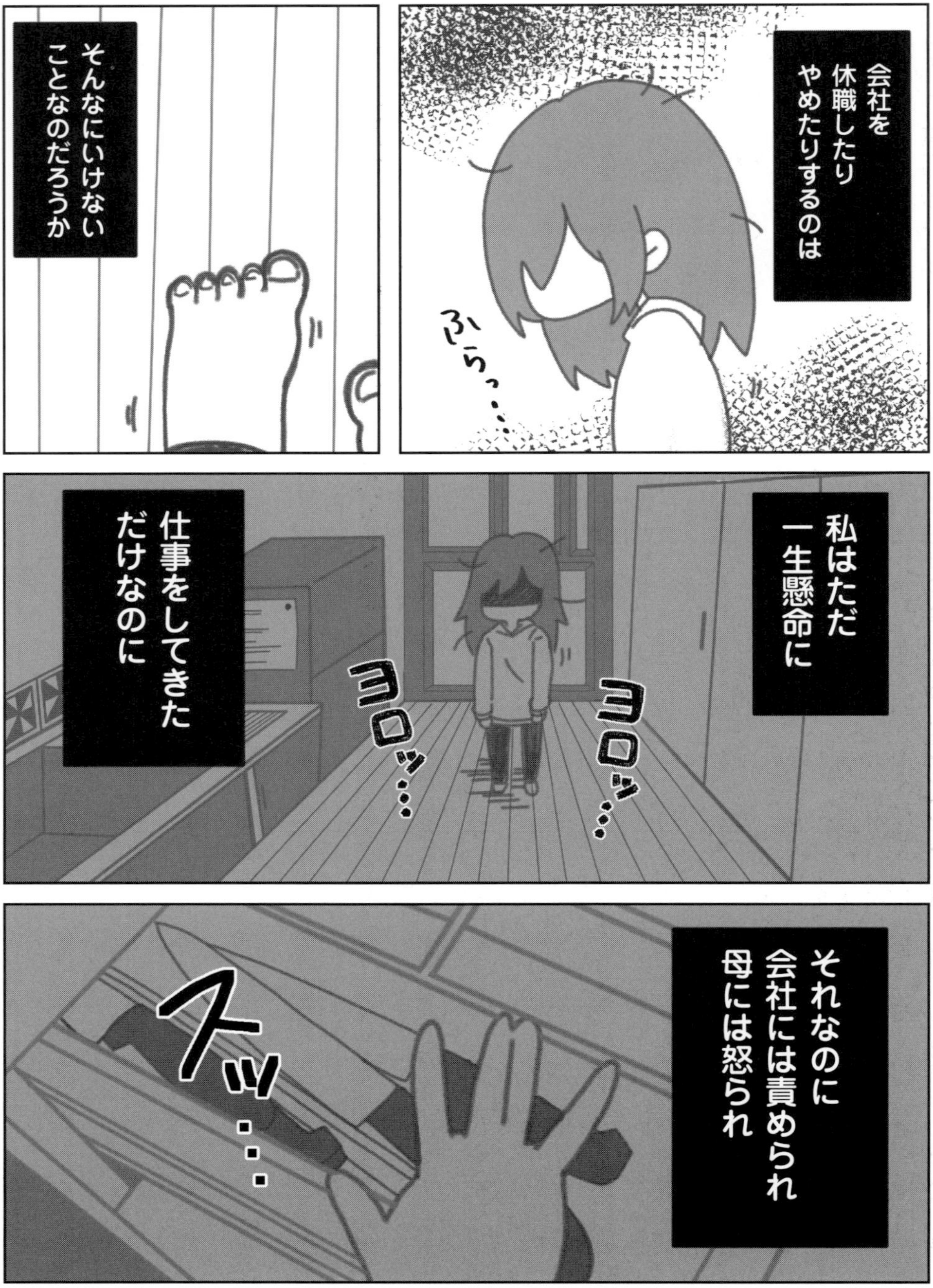
会社を休職したりやめたりするのは
ふらっ…
そんなにいけないことなのだろうか
私はただ一生懸命に
ヨロッ…
ヨロッ…
仕事をしてきただけなのに
それなのに会社には責められ母には怒られ
スッ…

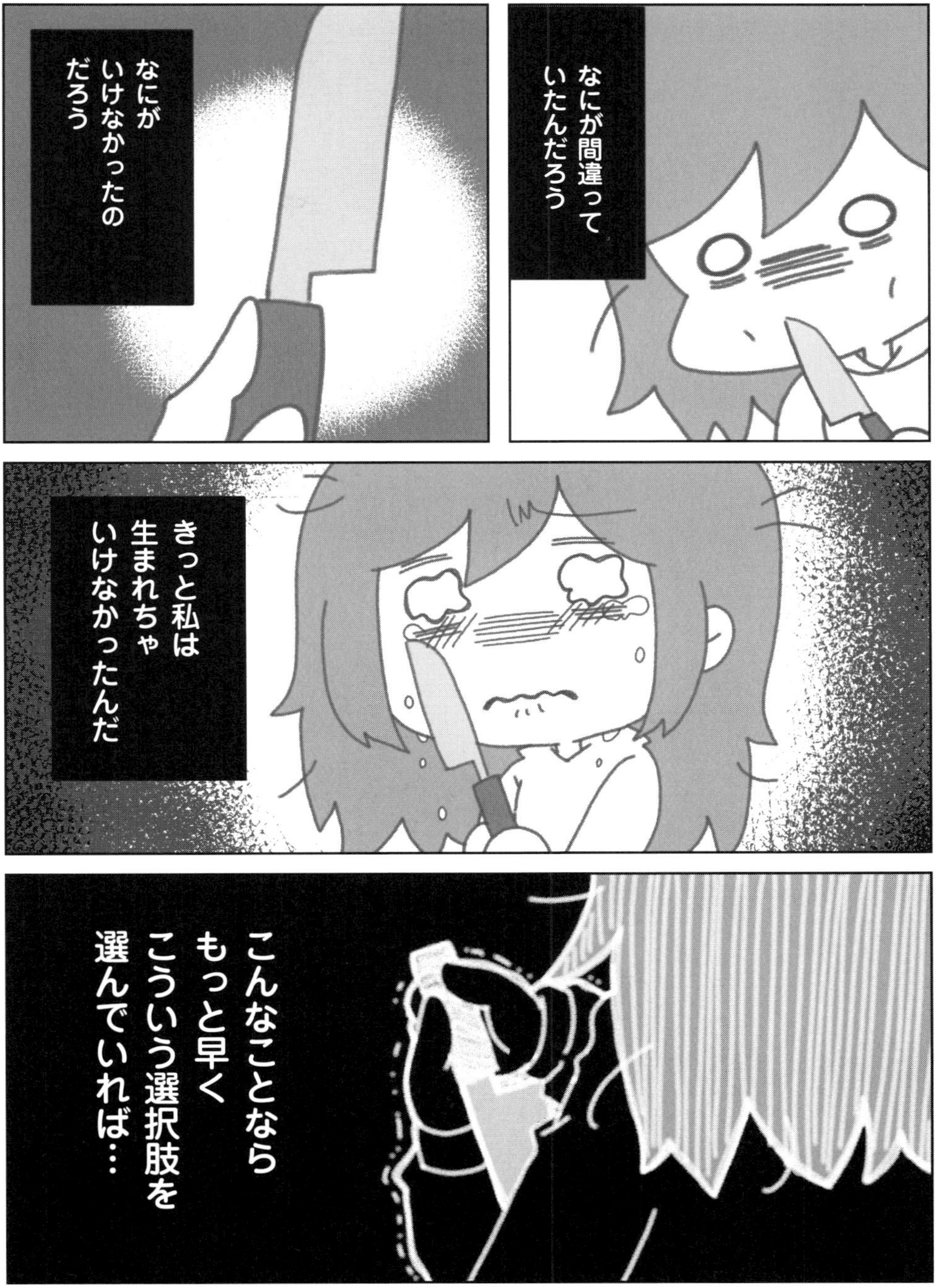
なにが間違って
いたんだろう
なにが
いけなかったの
だろう
きっと私は
生まれちゃ
いけなかったんだ
こんなことなら
もっと早く
こういう選択肢を
選んでいれば…

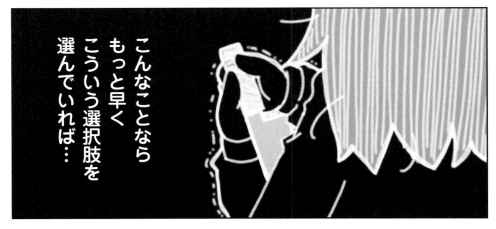

みんなが
幸せになれたのに

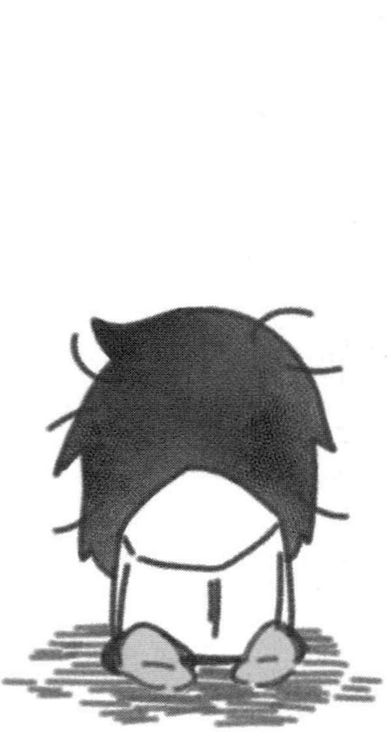

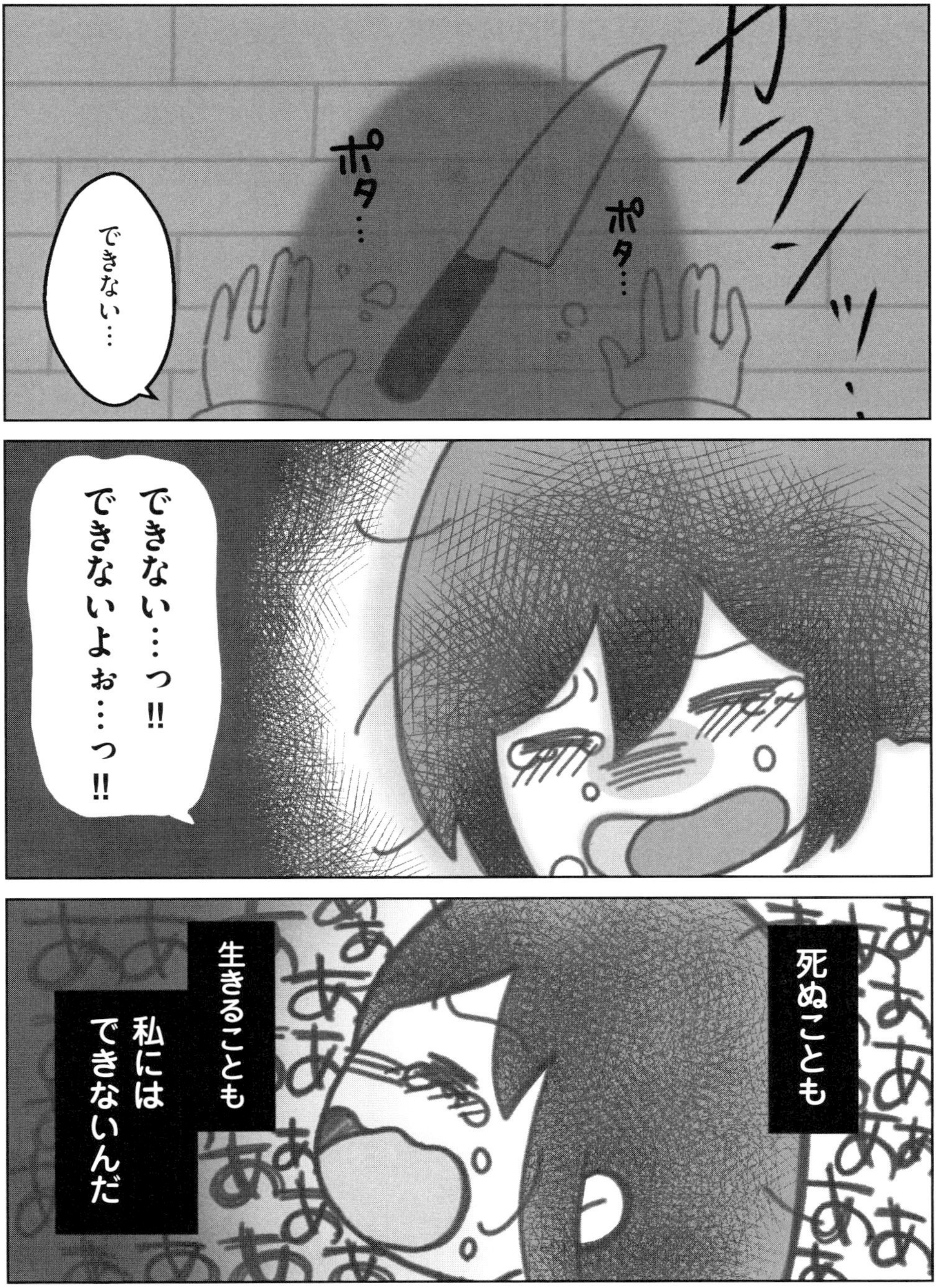
カランッ!!
ポタ…
ポタ…
できない…
できない…っ!!
できないよぉ…っ!!
死ぬことも
生きることも
私には
できないんだ

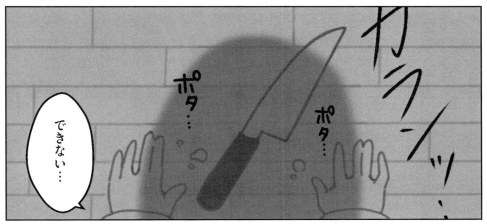

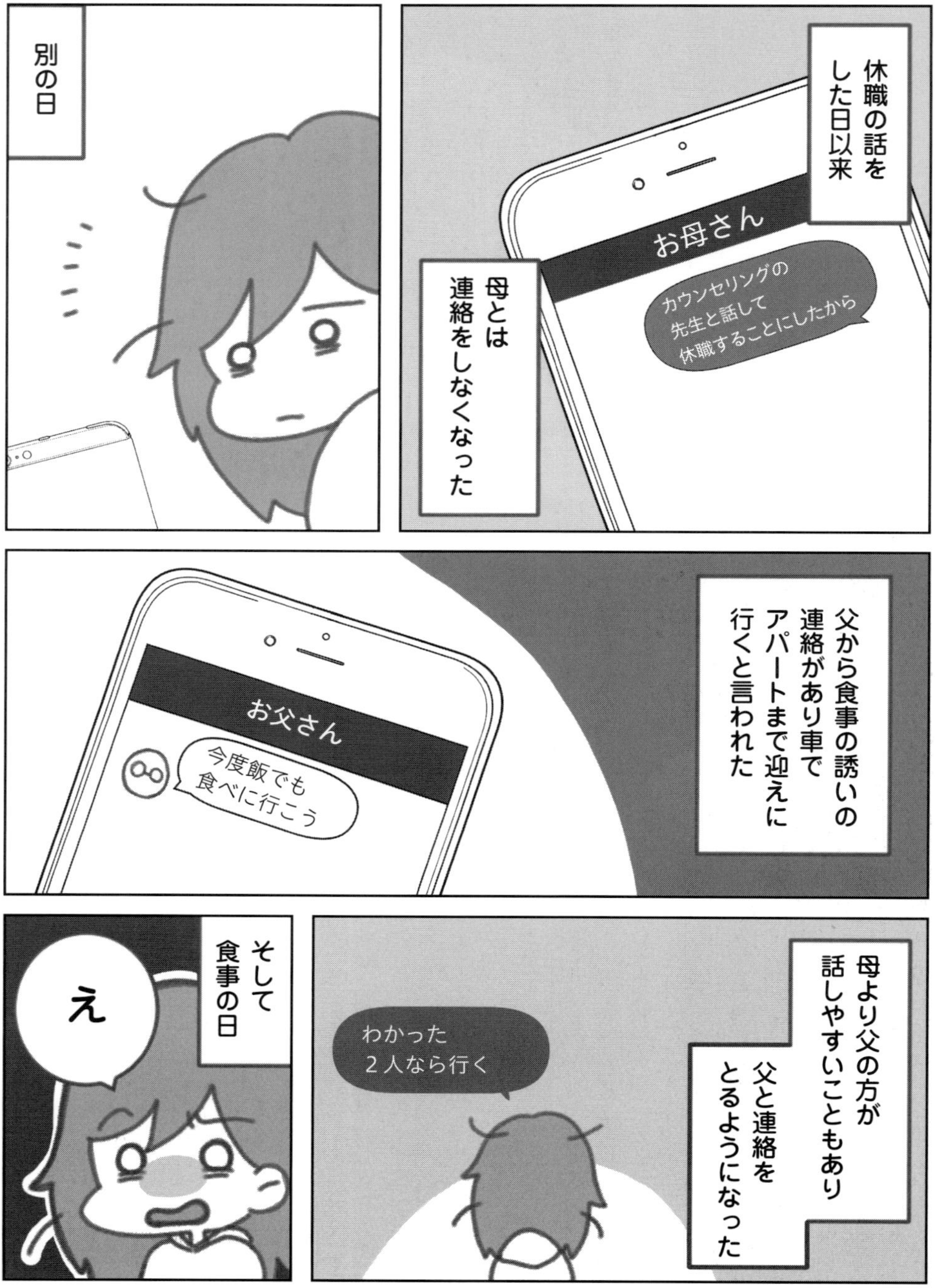
休職の話をした日以来
お母さん
カウンセリングの先生と話して休職することにしたから
母とは連絡をしなくなった
別の日
父から食事の誘いの連絡がありアパートまで迎えに行くと言われた
お父さん
今度飯でも食べに行こう
母より父の方が話しやすいこともあり
父と連絡をとるようになった
わかった
2人なら行く
そして食事の日
え

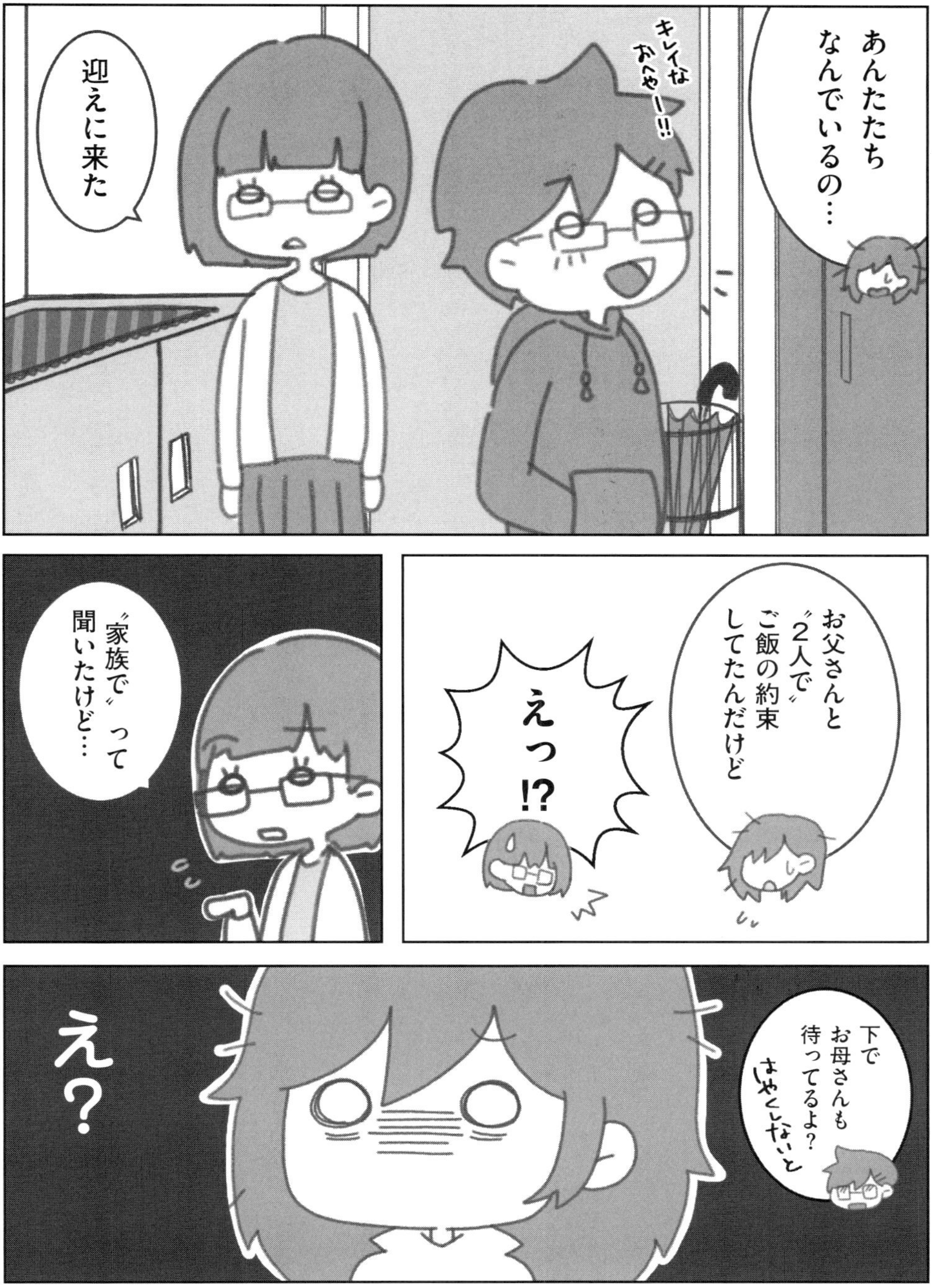

あんたたちなんでいるの…
キレイなおへやー!!
迎えに来た
お父さんと〝2人で〟ご飯の約束してたんだけど
えっ!?
〝家族で〟って聞いたけど…
下でお母さんも待ってるよ?
はやくしないと
え?

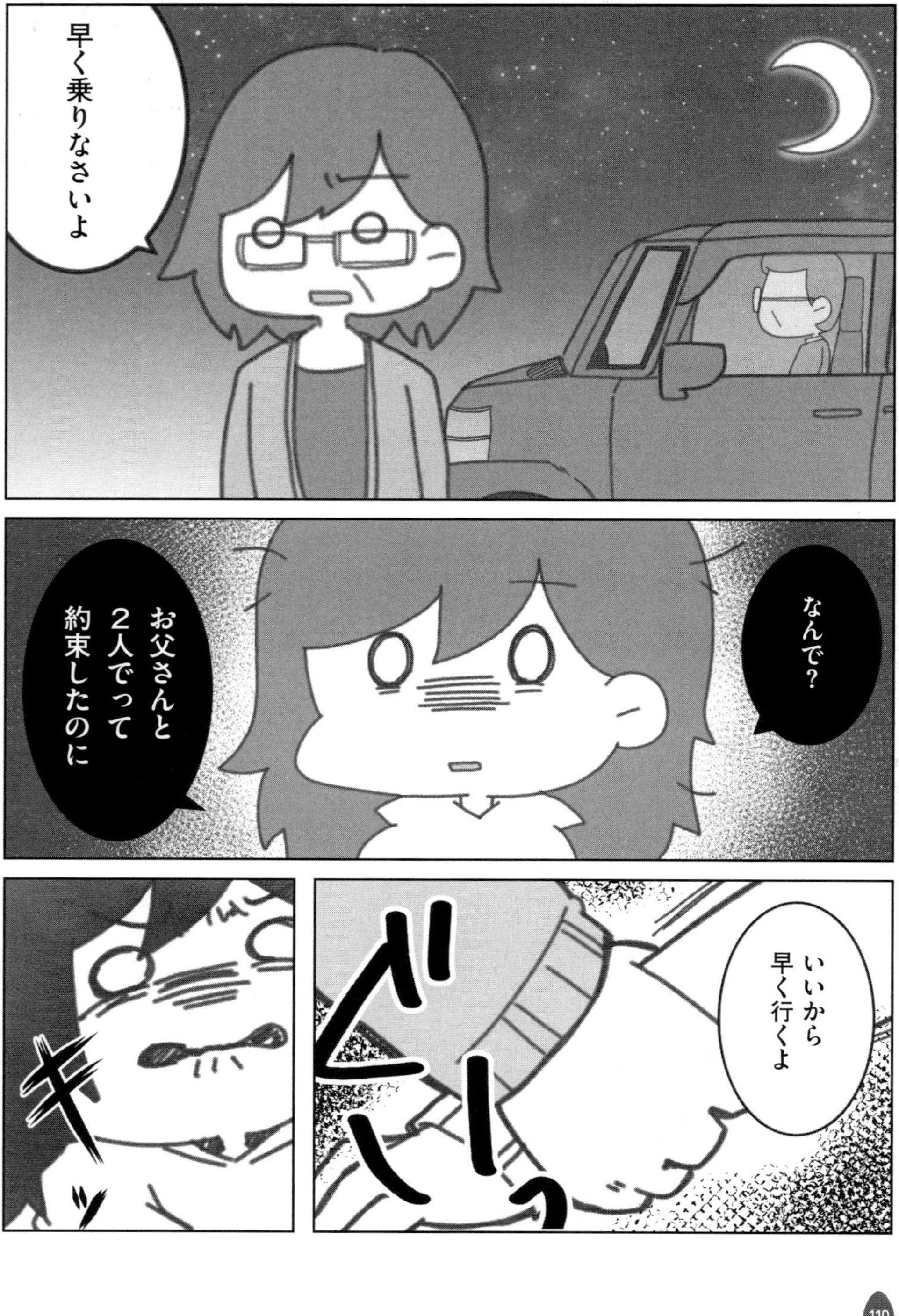
早く乗りなさいよ
なんで?
お父さんと2人でって約束したのに
いいから早く行くよ
ぐいっ
ギッ

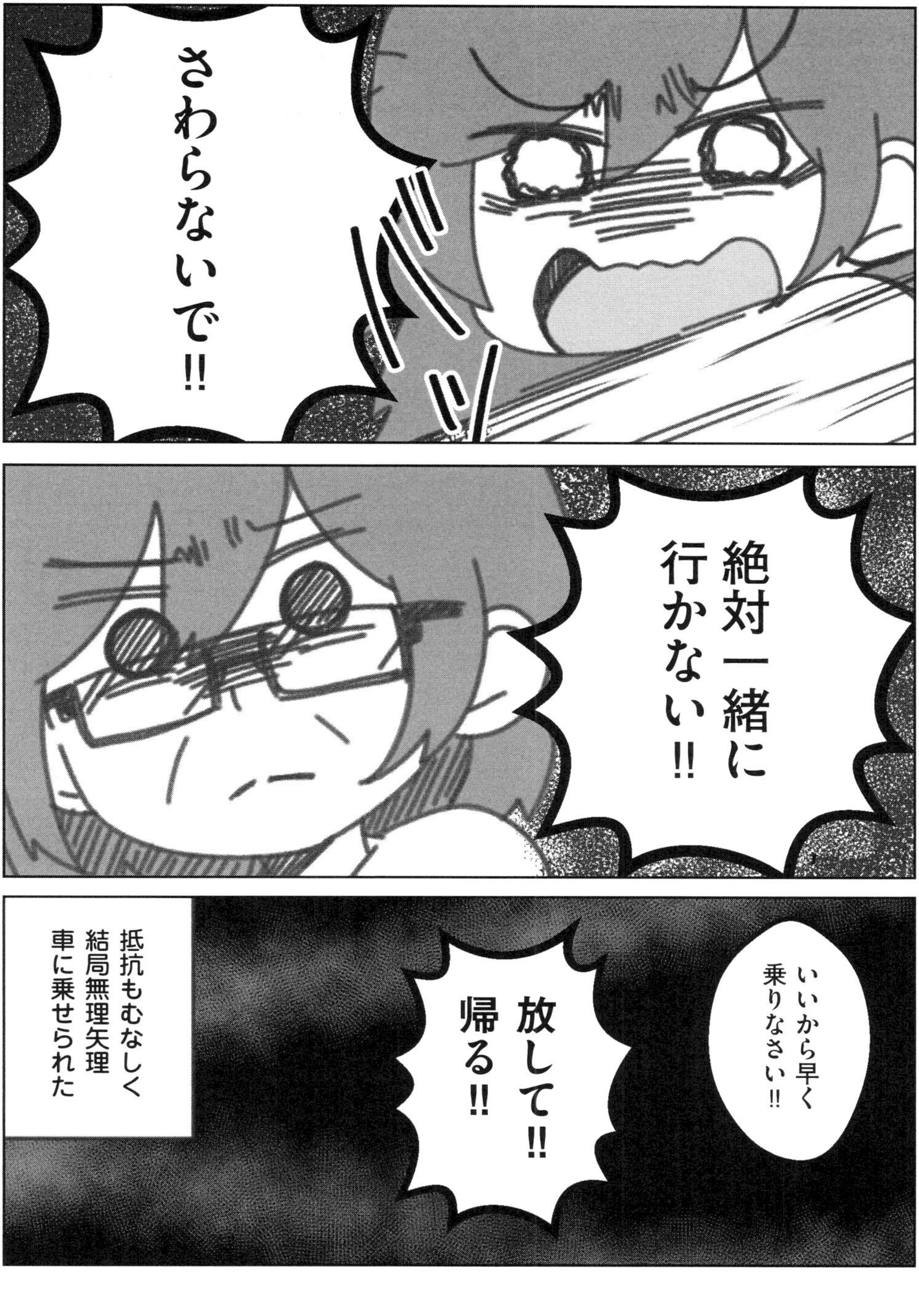
さわらないで!!
絶対一緒に行かない!!
いいから早く乗りなさい!!
放して!!帰る!!
抵抗もむなしく結局無理矢理車に乗せられた

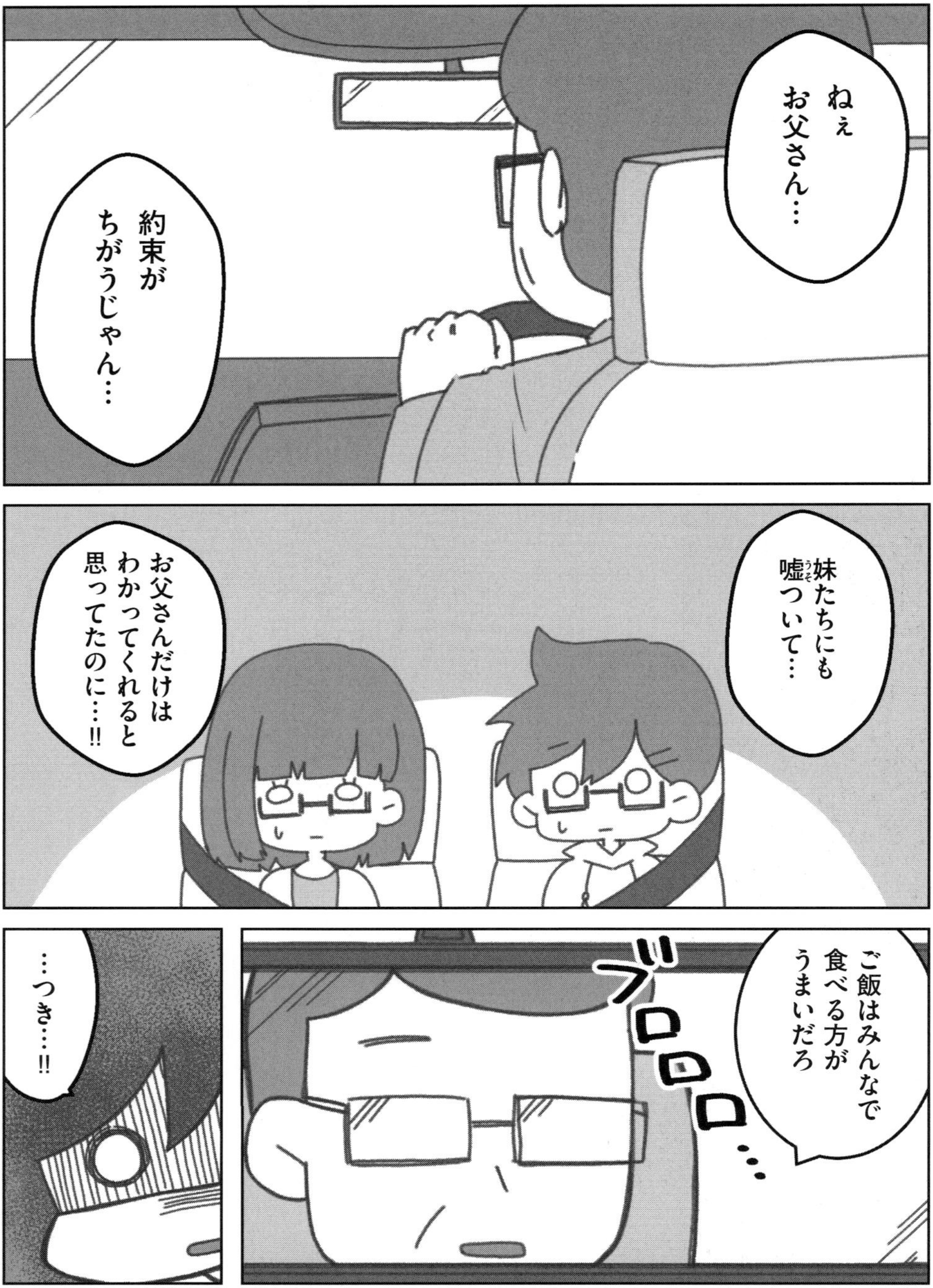
ねぇ
お父さん…
約束が
ちがうじゃん…
妹たちにも
嘘《うそ》ついて…
お父さんだけは
わかってくれると
思ってたのに…!!
ご飯はみんなで
食べる方が
うまいだろ
ブロロロ…
…つき…!!

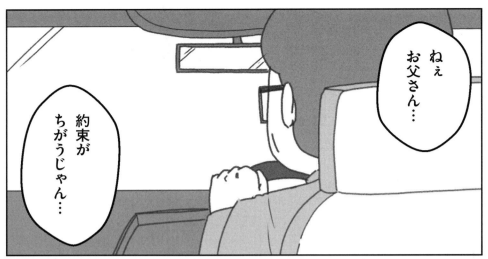

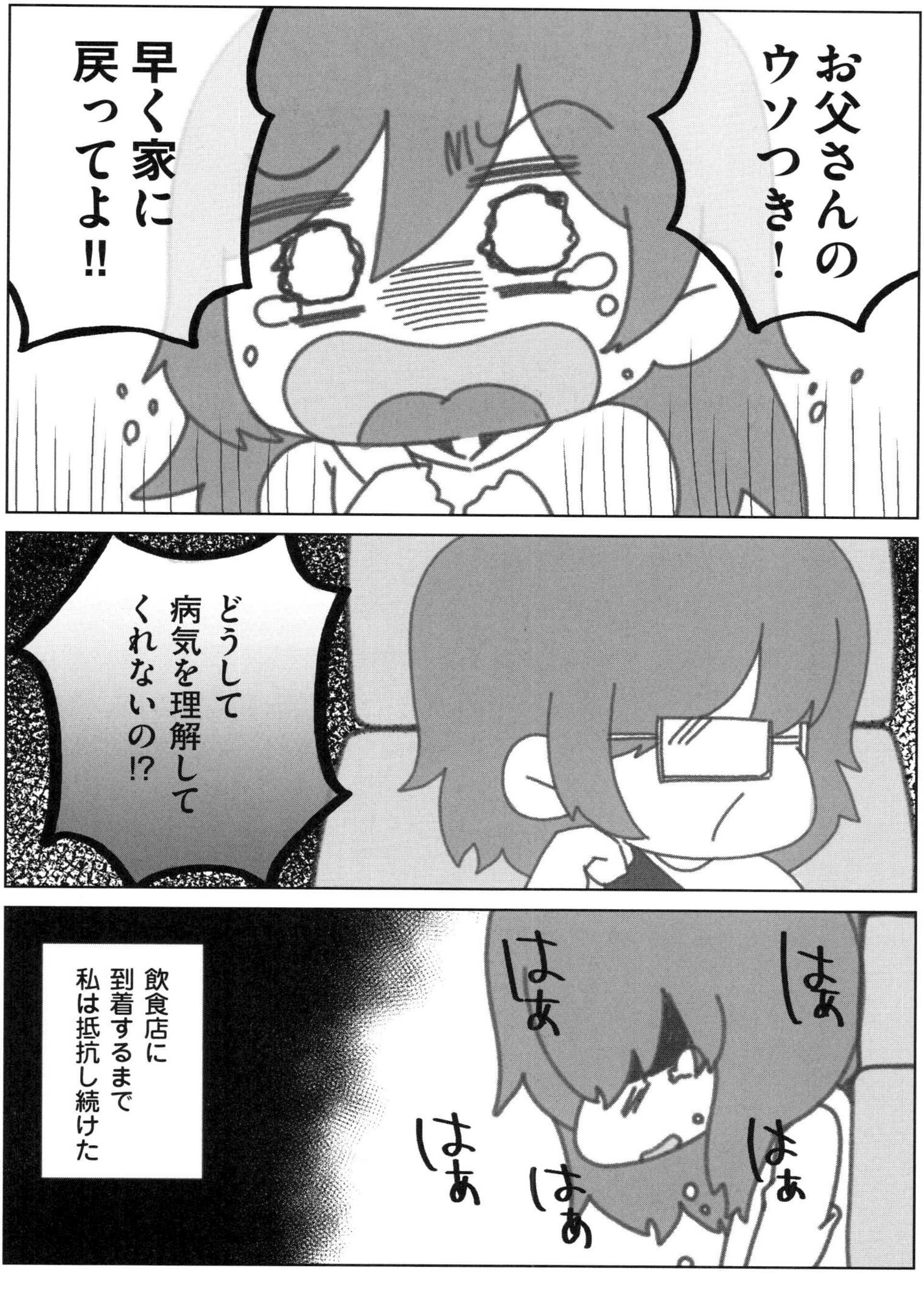
お父さんのウソつき！
早く家に戻ってよ!!
どうして病気を理解してくれないの!?
飲食店に到着するまで私は抵抗し続けた
はぁ
はぁ
はぁ
はぁ
はぁ

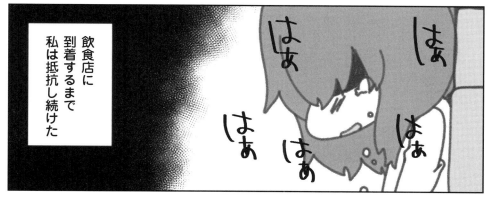

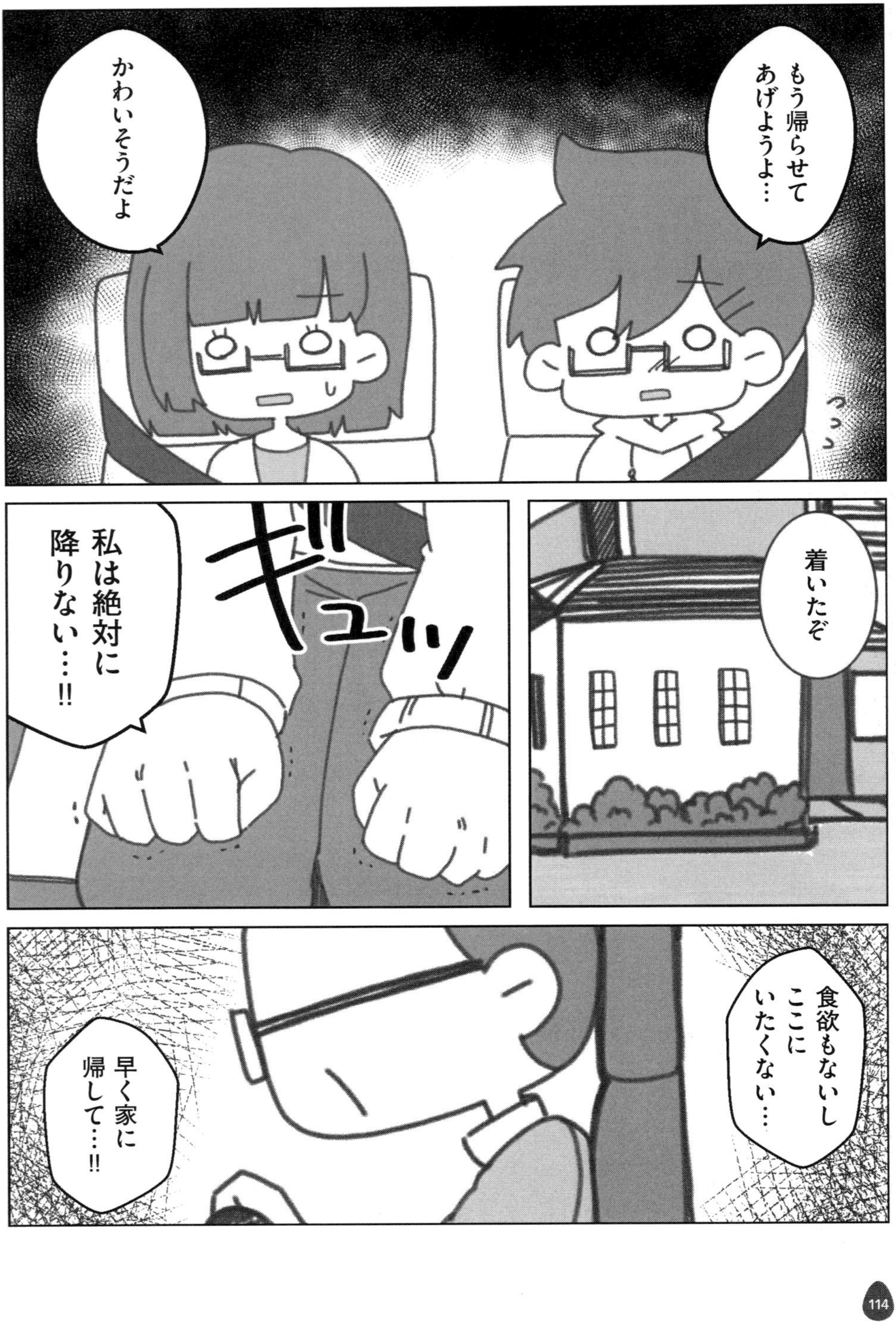
もう帰らせてあげようよ…
かわいそうだよ
着いたぞ
ギュッ
私は絶対に降りない…!!
食欲もないしここにいたくない…
早く家に帰して…!!

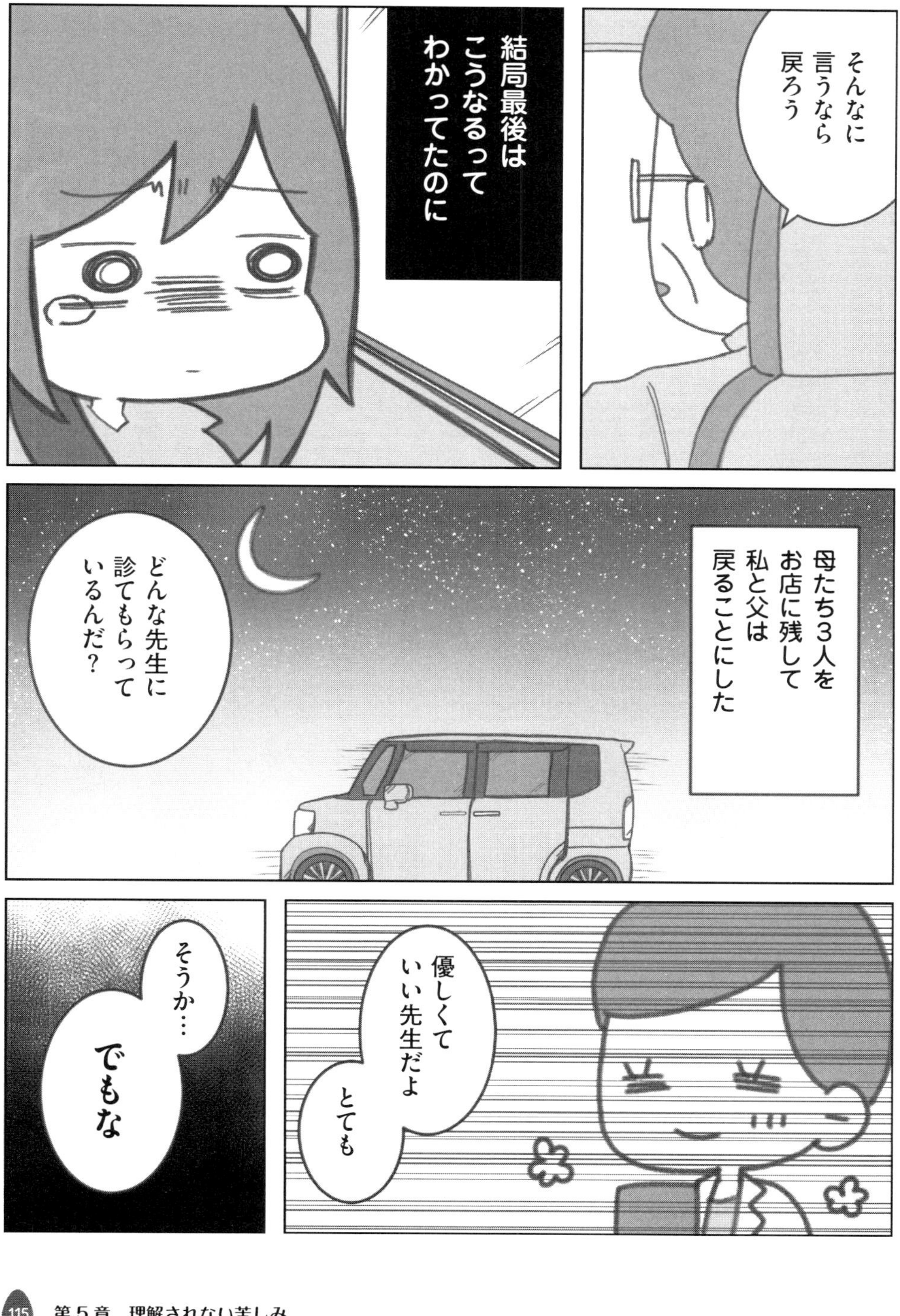
そんなに言うなら戻ろう
結局最後はこうなるってわかってたのに
母たち3人をお店に残して私と父は戻ることにした
どんな先生に診てもらっているんだ?
優しくていい先生だよ
とても
そうか…
でもな

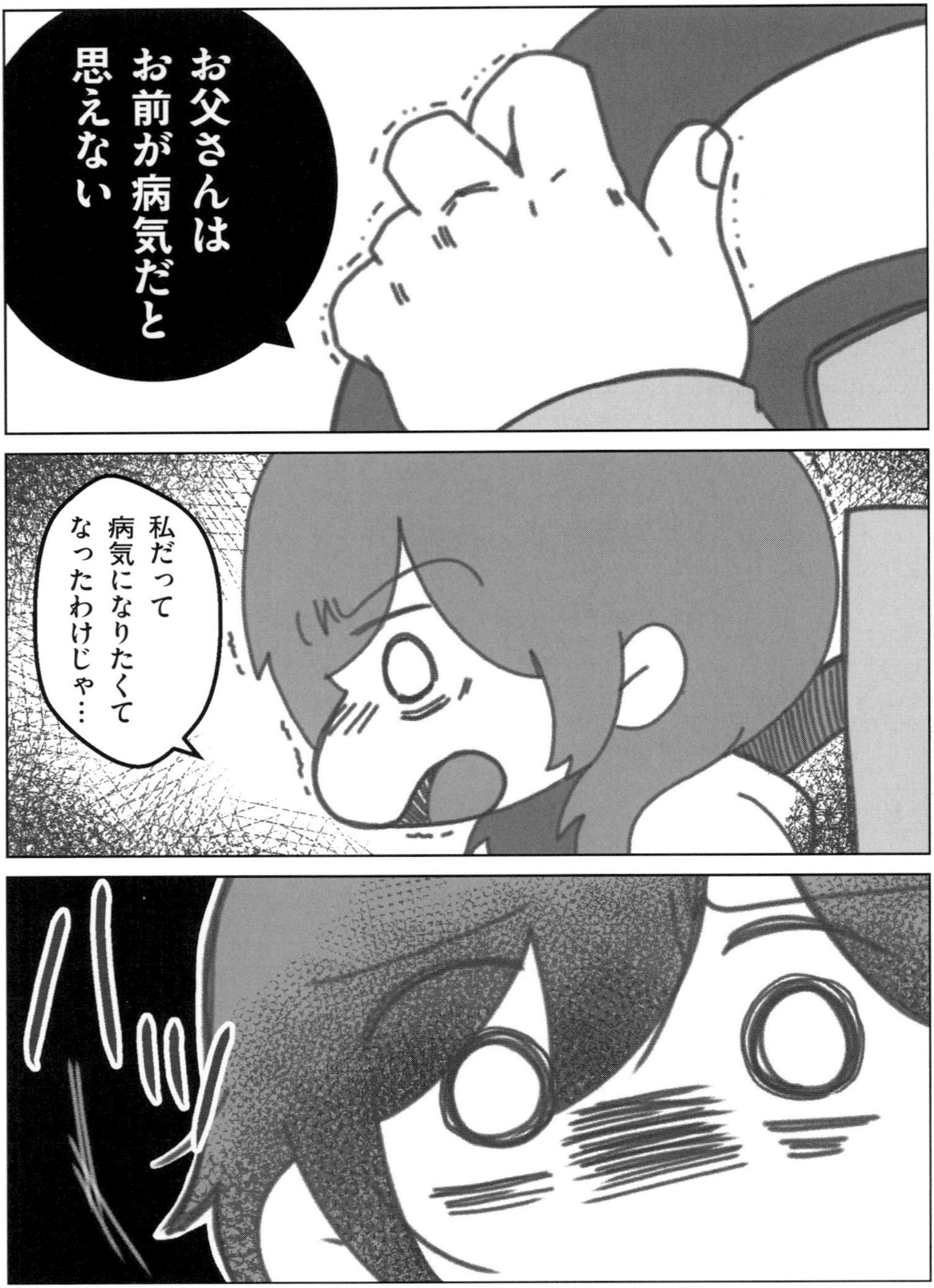
お父さんは
お前が病気だと
思えない
私だって
病気になりたくて
なったわけじゃ…

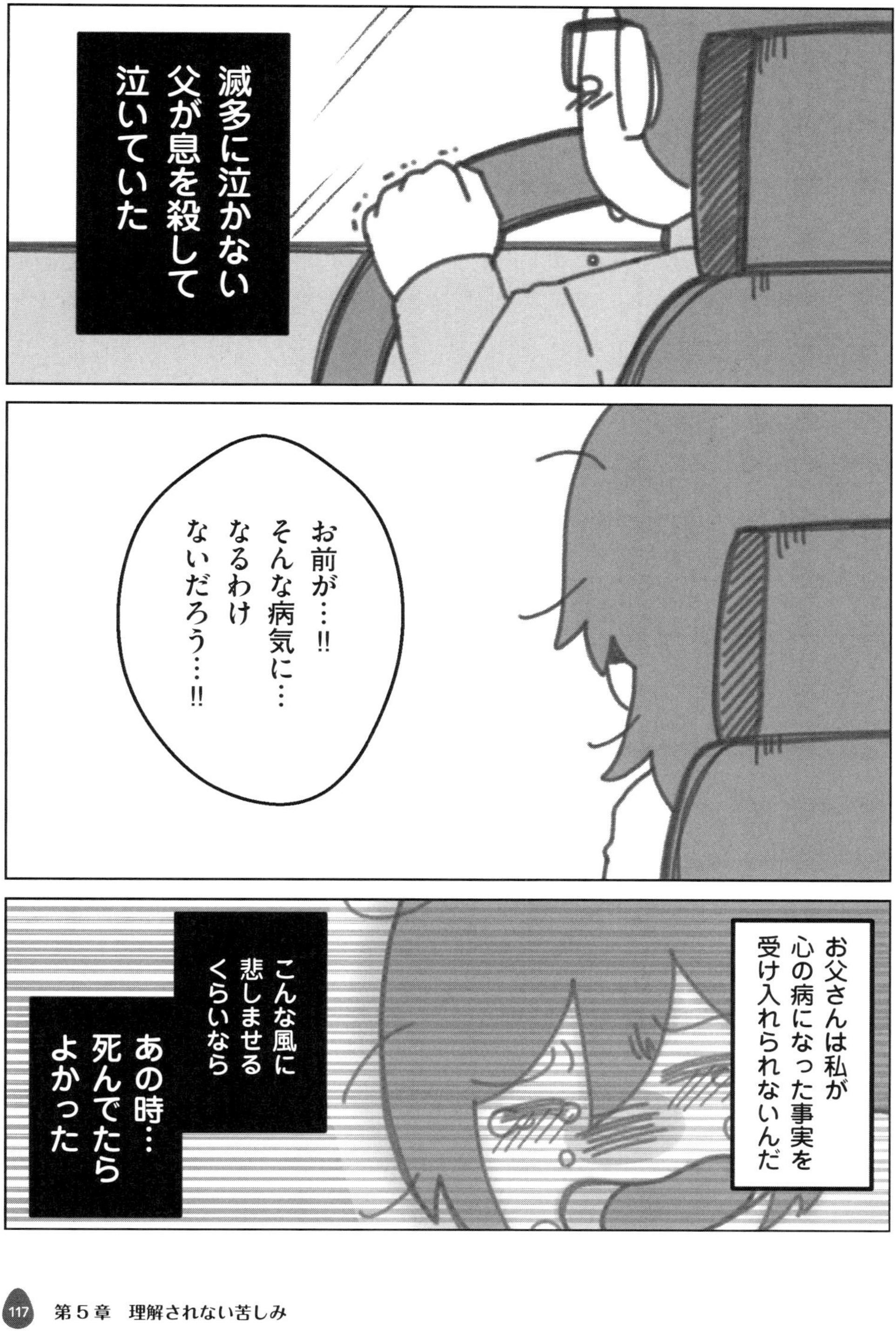
滅多に泣かない父が息を殺して泣いていた
お前が…!! そんな病気に…なるわけないだろう…!!
お父さんは私が心の病になった事実を受け入れられないんだ
こんな風に悲しませるくらいなら
あの時…死んでたらよかった

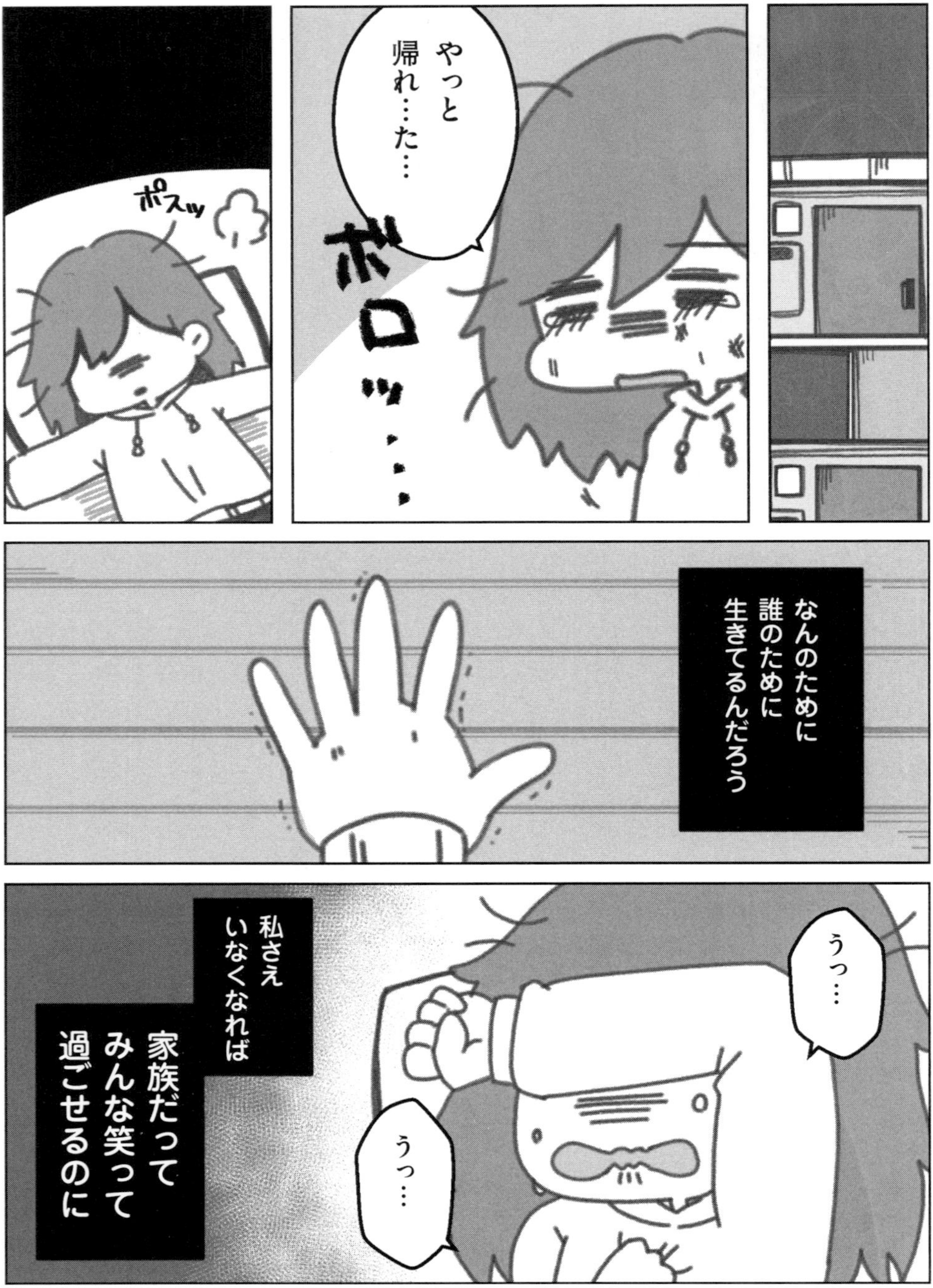
やっと
帰れ…た…
ボロッ…
ポスッ
なんのために
誰のために
生きてるんだろう
うっ…
うっ…
私さえ
いなくなれば
家族だって
みんな笑って
過ごせるのに

解説 3

適応障害の治療法

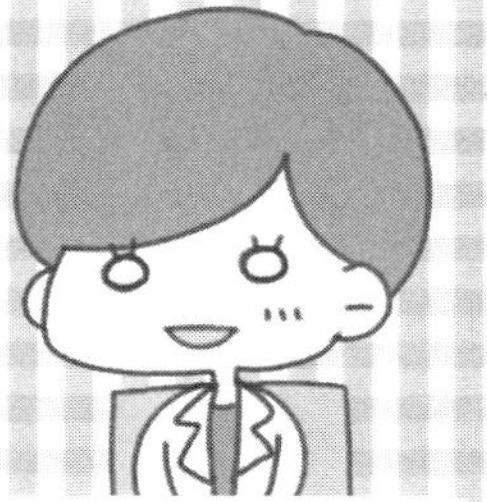

治療としては、①ストレスの原因となる根本の環境を調整する、②ストレスの原因となっているものに適応できるようにすること、この2つが考えられます。

①ストレスの原因となる根本の環境を調整する

ストレスの元を除去することが基本です。原因はそれぞれですが、例えば、上司からのパワハラ・営業職への不適応なら、部署や人・仕事を変えてもらう、暴力をふるう恋人との間柄・仲たがいしている親との関係性なら、物理的・心理的に距離を置くなど、原因を取り除くことで大きな変化が見られます。

②ストレスの原因となっているものに適応できるようにする

カウンセリングなどの精神療法、自分自身でおこなうストレス対処法があります。また情緒や行動にあらわれる症状には薬物療法でアプローチすることもあります。

●カウンセリング……クライアントに耳を傾け、対話を通じて困っていることや悩んでいることを解決していくプロセスです。また、ストレスに対してどのような認知（思考）を持っているか、どう受け止めているかのパターンに気がついて行動や認知を変えていく認知行動療法や、頭で考えるばかりではなく体や感情の揺れ、「今ここ」で気づきを得るフォーカシング、マインドフルネス、ほかにもNLPなどその人に合った方法でアプローチすること

解説 3

適応障害の治療法

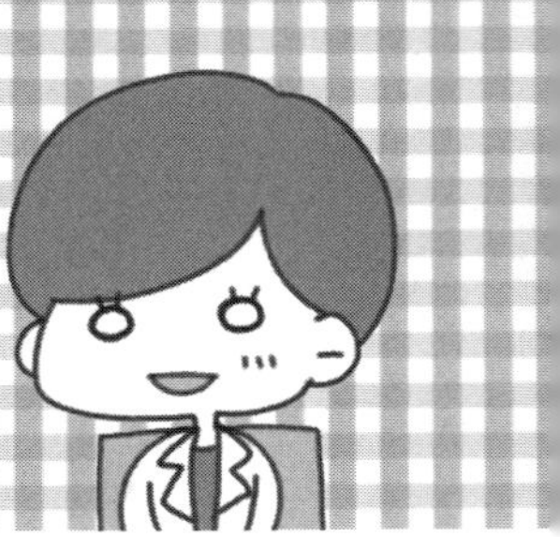

もあります。

●ストレス対処法……つらい毎日が続き、日常生活がおろそかになることで、さらにストレスが高まるという悪循環に陥らないために、つぎの3つを習慣にすることが重要です。

【規則正しい生活】はとても有効です。3食バランスよく規則正しく食べて、夜はしっかり睡眠をとります。自分を立て直すためにまず最優先ですべきことです。

【適度な運動】もストレス解消に有効です。1日中部屋に閉じこもっているよりも、軽い散歩やラジオ体操、ストレッチなどをおこなってください。これだけでも、新しい空気が体を駆け巡りリフレッシュできます。

【副交感神経を優位に】しましょう。副交感神経は心身をリラックスした状態にする神経です。マインドフルネスや深呼吸、ヨガやアロマ、音楽、入浴など人間の五感にアプローチする方法で、ゆったりした気分を取り戻すことができます。また、嗜好品（たばこ・お酒など）など依存性の高いものは、自分を冷静にコントロールする力を奪う可能性がありますので避けます。

●薬……つらい気持ちや行動面の症状に対しては、薬物療法を取り入れることもあります。しかし、適応障害の薬物療法は症状を緩和するための対症療法と考えてください。

ゆうメンタルクリニック　心理士　鈴木由香

第6章

自分の未来は自分で決める

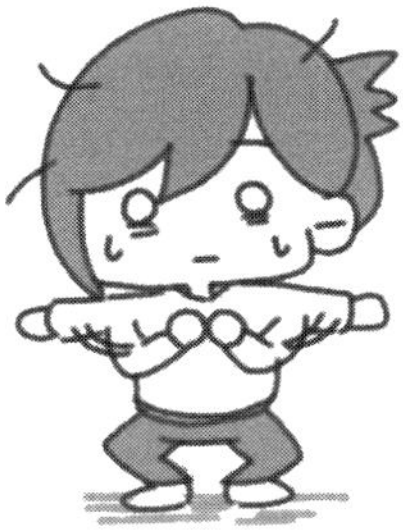

生きていてごめんなさい

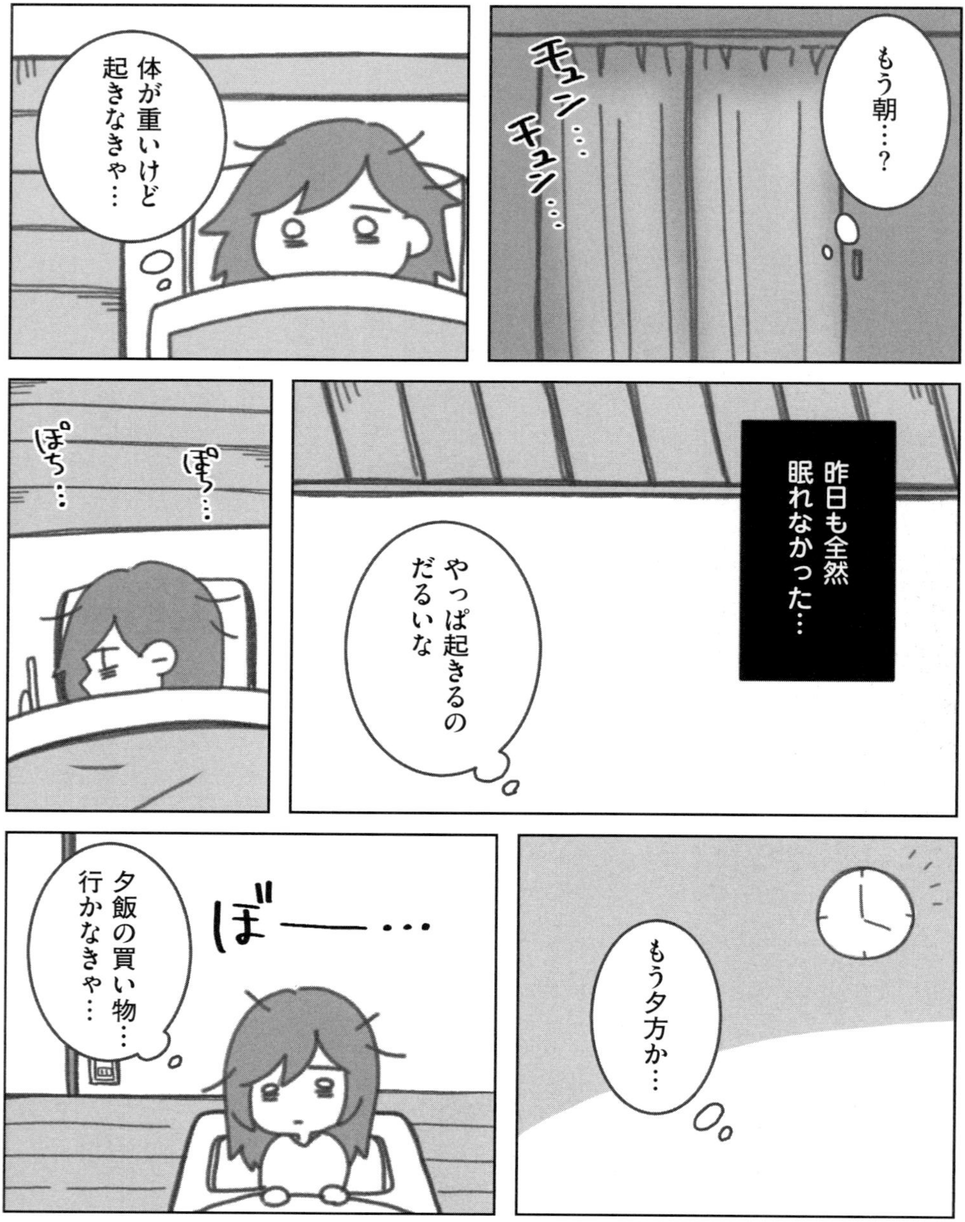

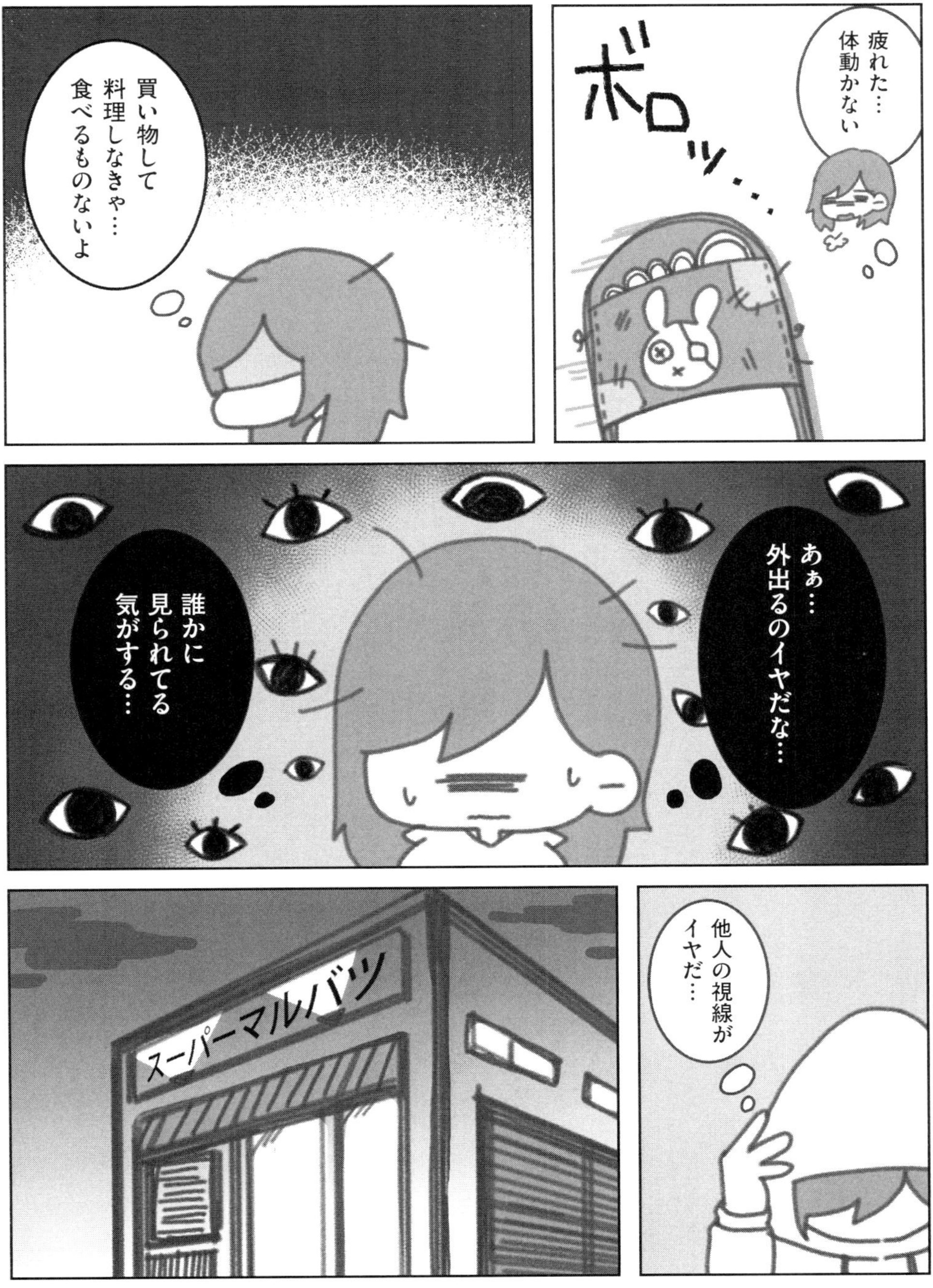
ボロッ・・・
疲れた…体動かない
買い物して料理しなきゃ…食べるものないよ
あぁ…外出るのイヤだな…
誰かに見られてる気がする…
他人の視線がイヤだ…
スーパーマルバツ

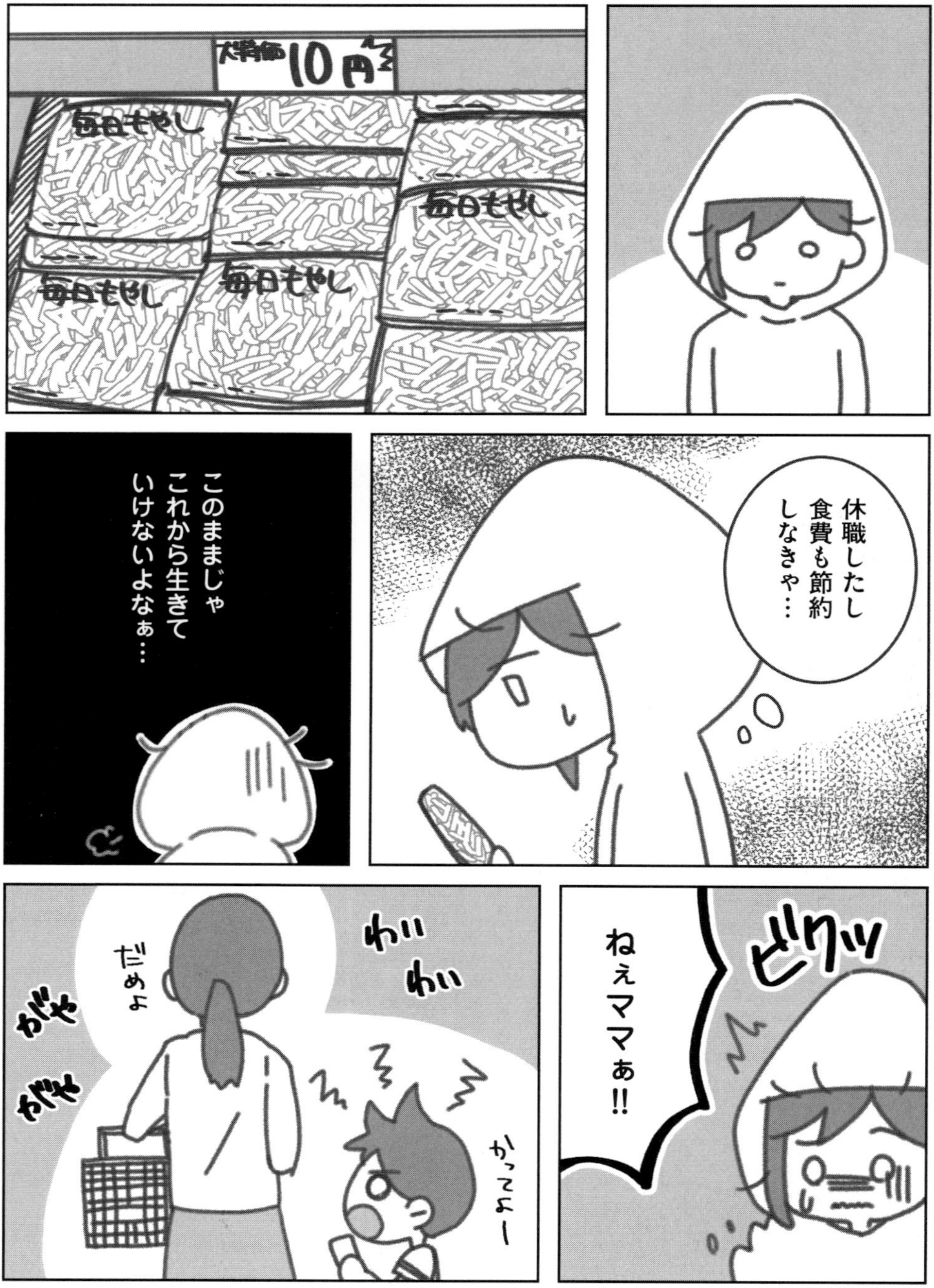
大特価 10円
毎日もやし
毎日もやし
毎日もやし
毎日もやし
休職したし食費も節約しなきゃ…
このままじゃこれから生きていけないよなぁ…
ビクッ
ねぇママぁ!!
わいわい
だめよ
がやがや
かってよー

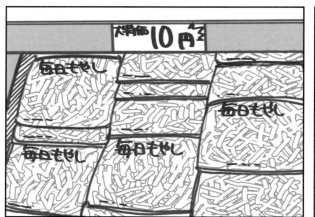

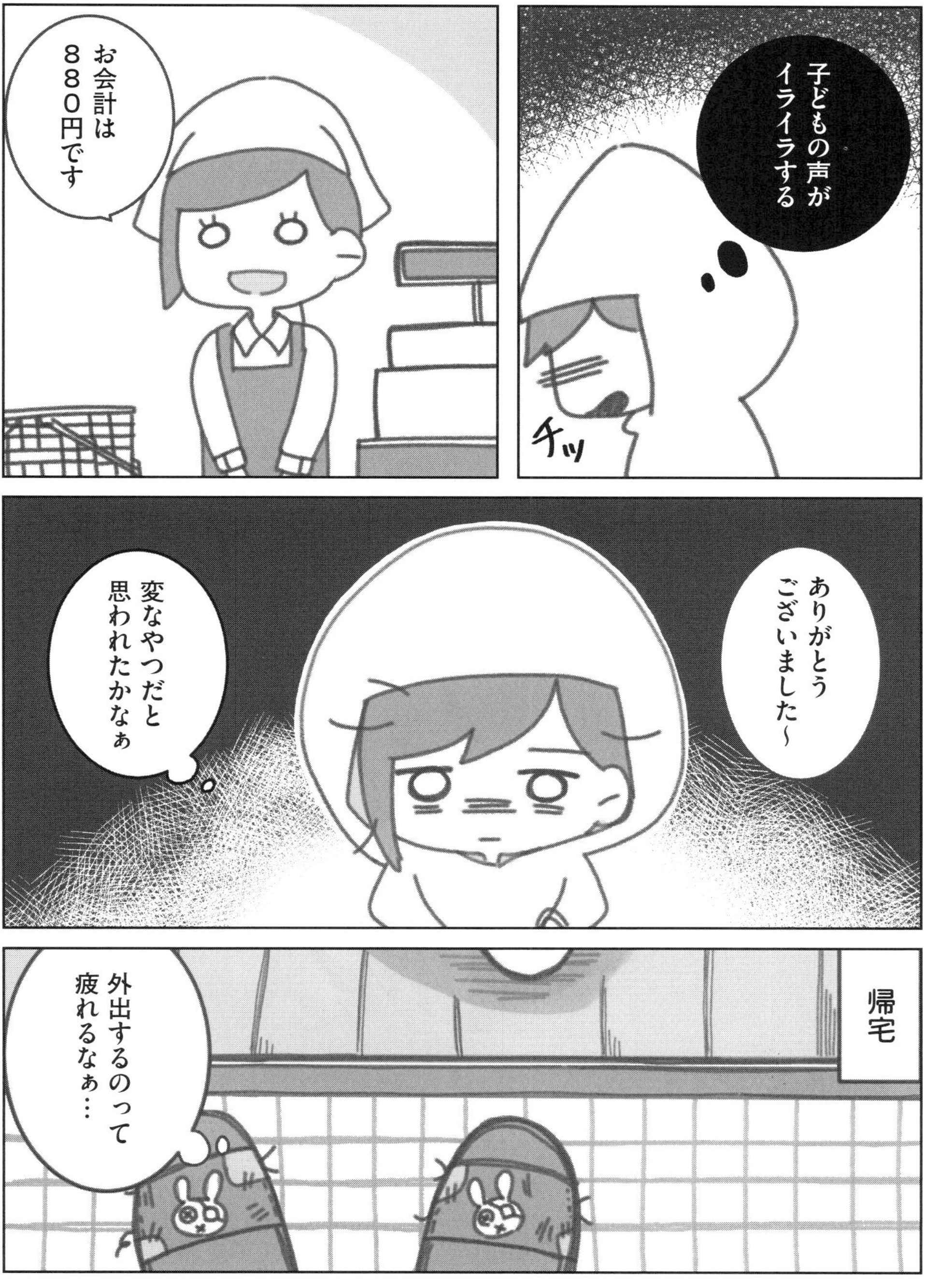
子どもの声がイライラする
チッ
お会計は880円です
ありがとうございました～
変なやつだと思われたかなぁ
帰宅
外出するのって疲れるなぁ…

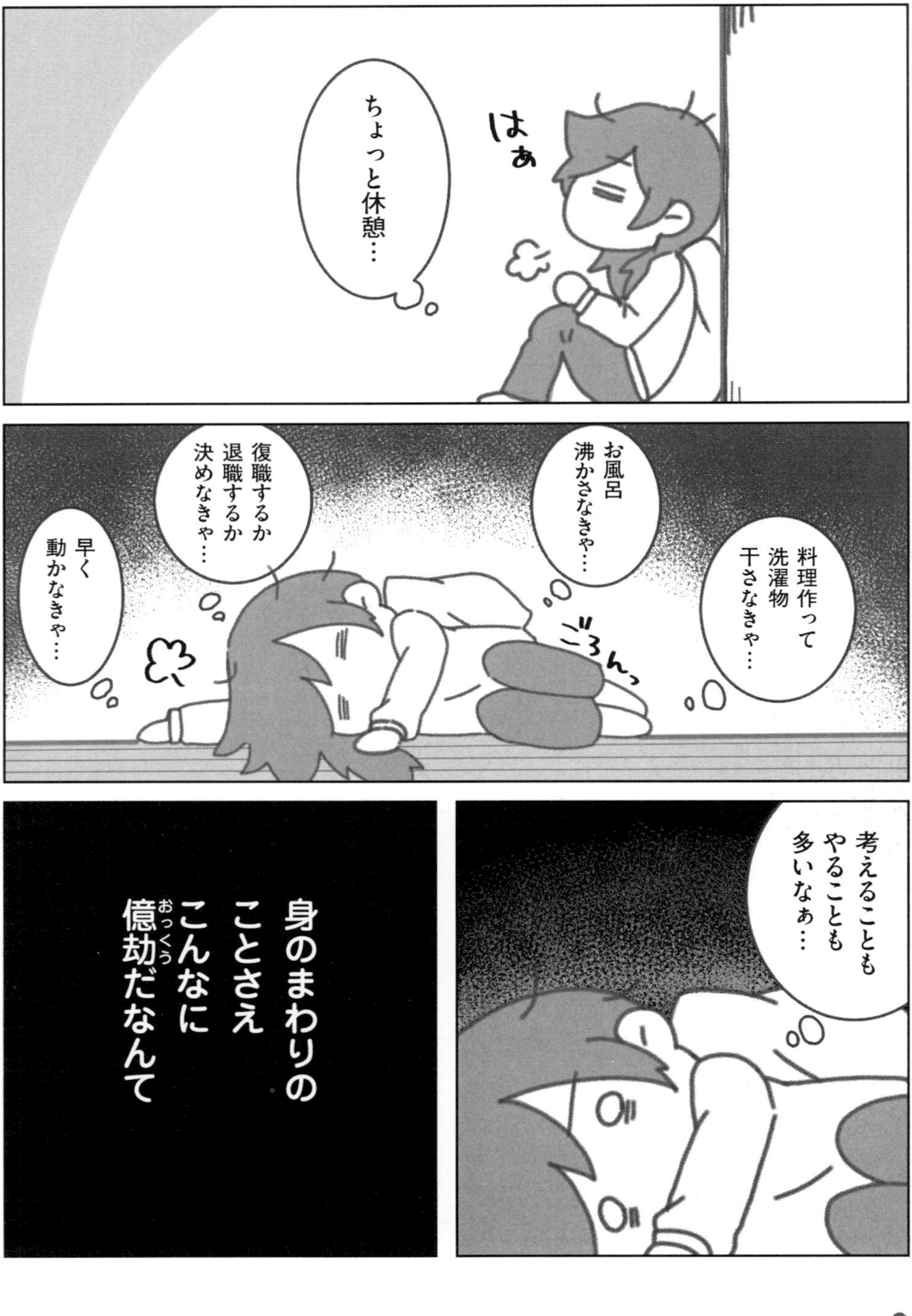
はぁ
ちょっと休憩…
料理作って洗濯物干さなきゃ…
ごろんっ
お風呂沸かさなきゃ…
復職するか退職するか決めなきゃ…
早く動かなきゃ…
考えることもやることも多いなぁ…
身のまわりのことさえこんなに億劫《おっくう》だなんて

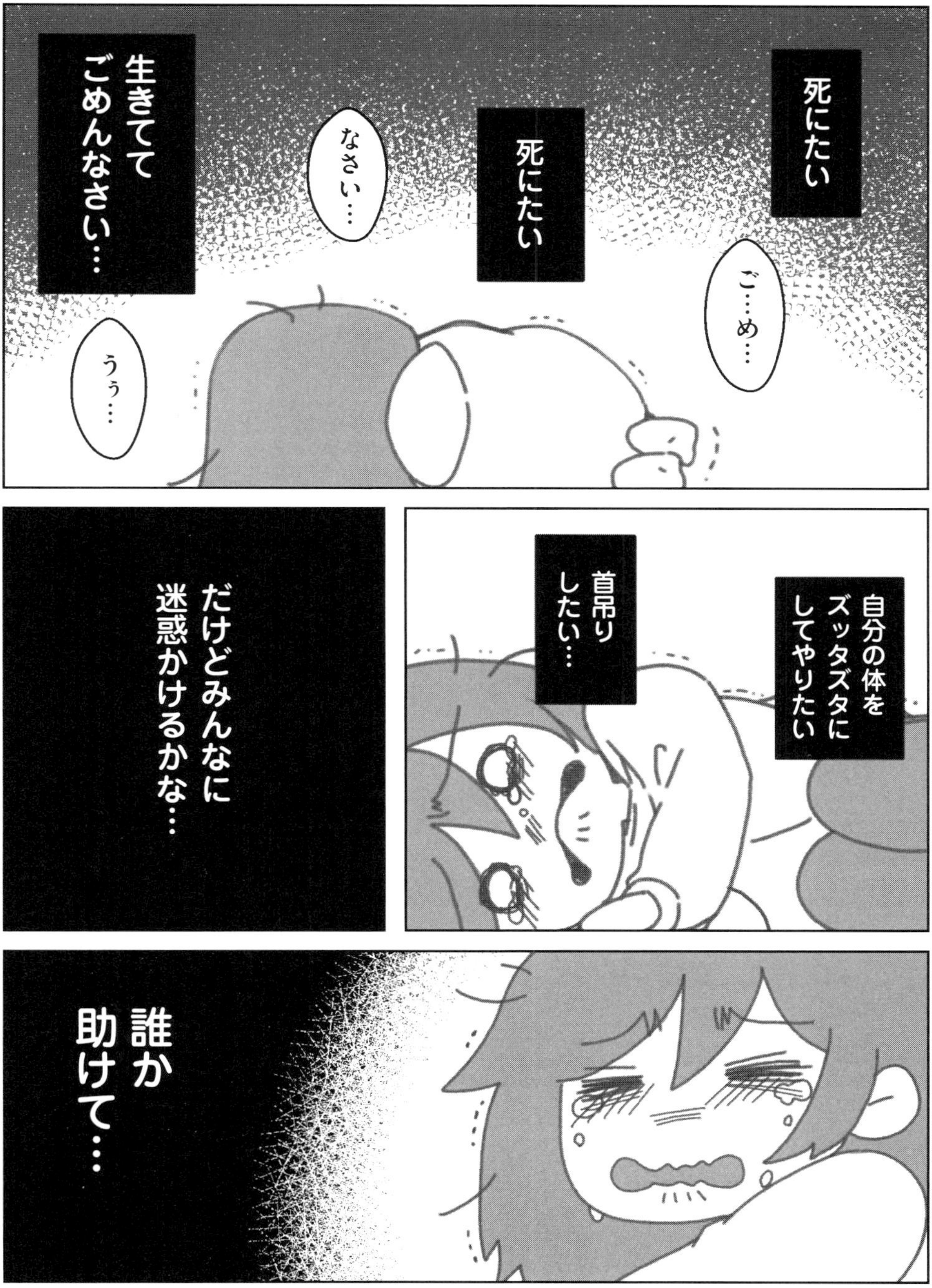
死にたい
ご…め…
死にたい
なさい…
生きててごめんなさい…
うぅ…
自分の体をズッタズタにしてやりたい
首吊りしたい…
だけどみんなに迷惑かけるかな…
誰か助けて…

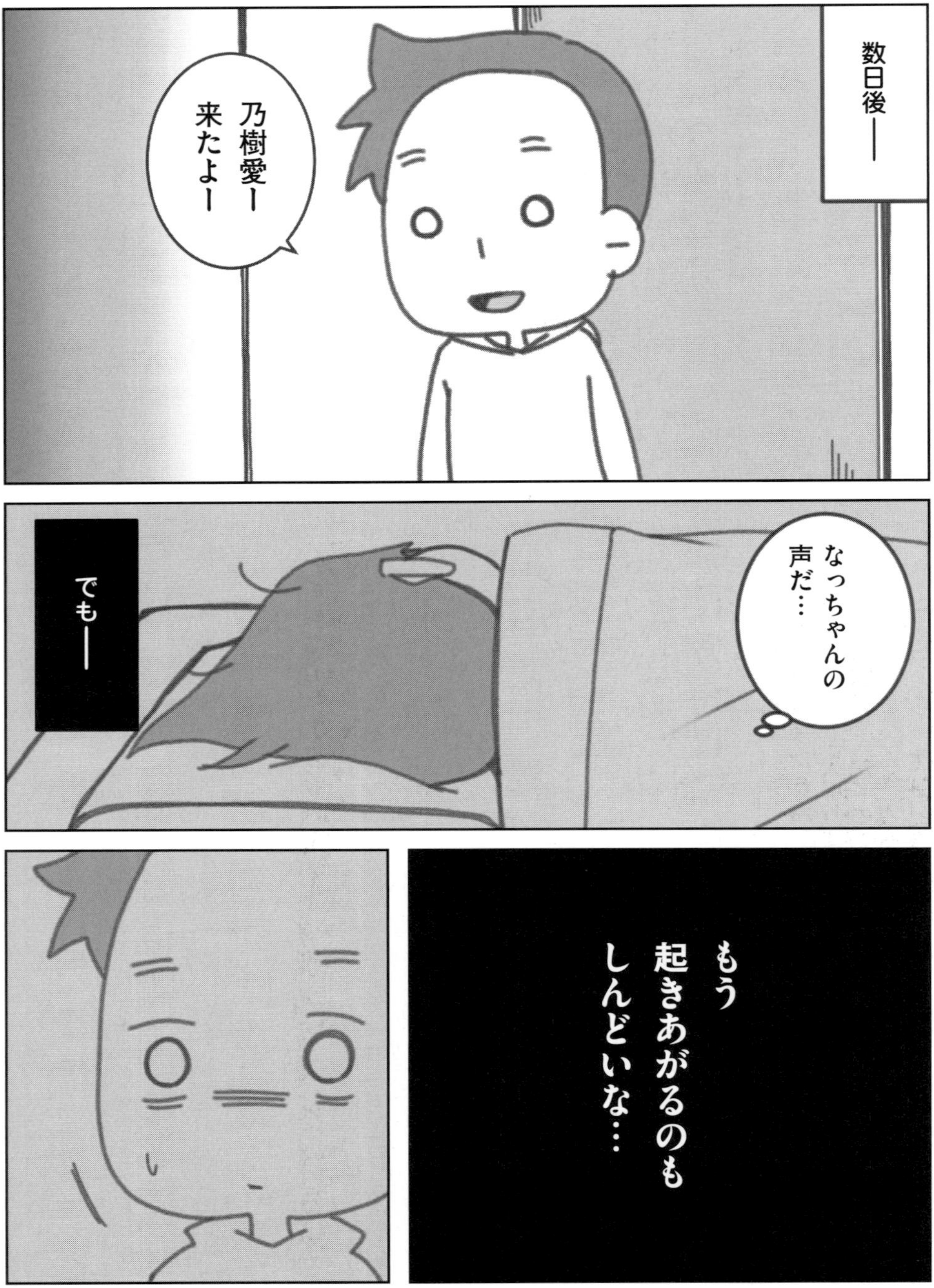

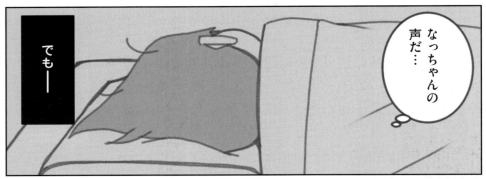

数日後――
乃樹愛ー
来たよー
なっちゃんの
声だ…
でも――
もう
起きあがるのも
しんどいな…

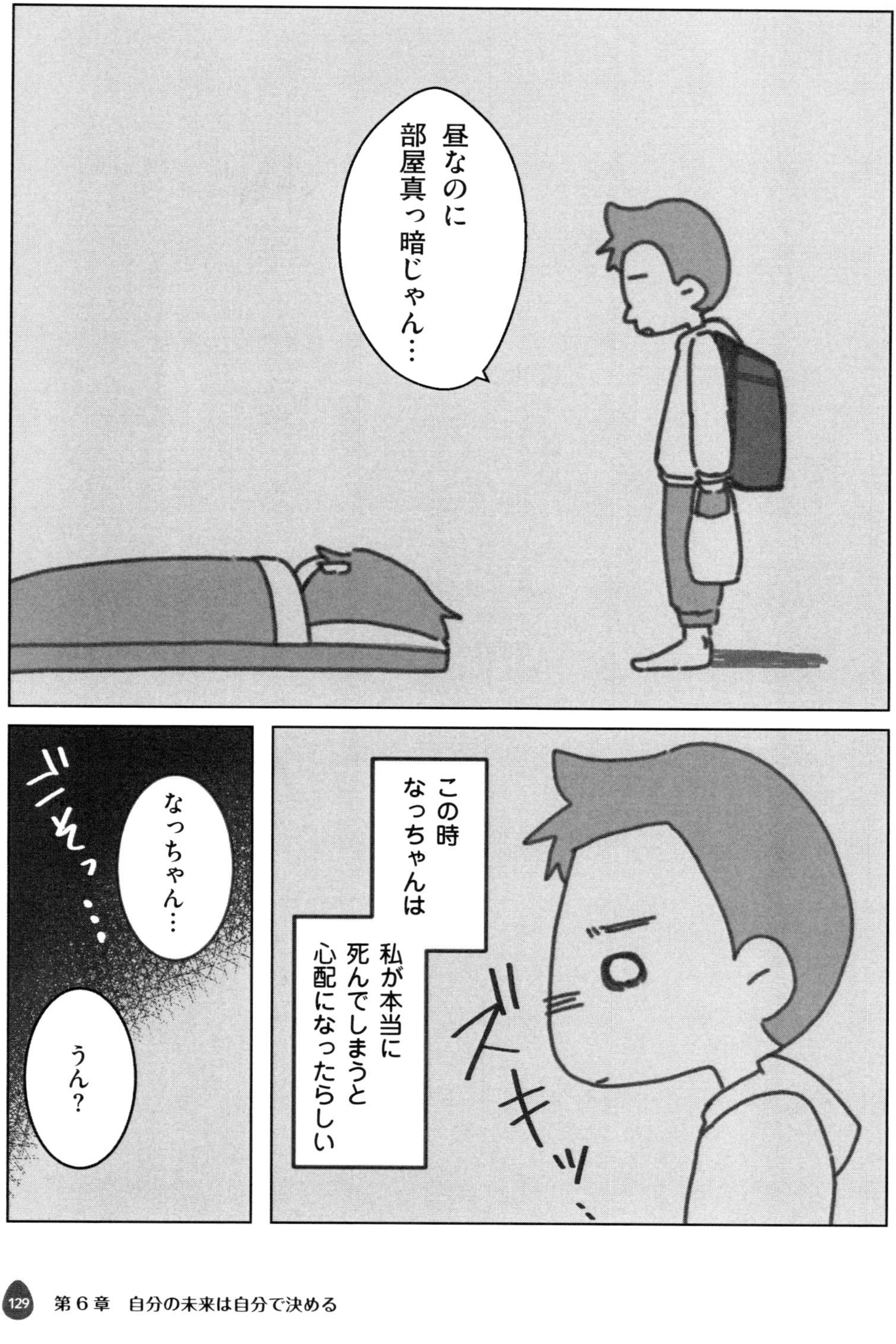
昼なのに
部屋真っ暗じゃん…
この時
なっちゃんは
私が本当に
死んでしまうと
心配になったらしい
ドキッ
ゴそっ…
なっちゃん…
うん？

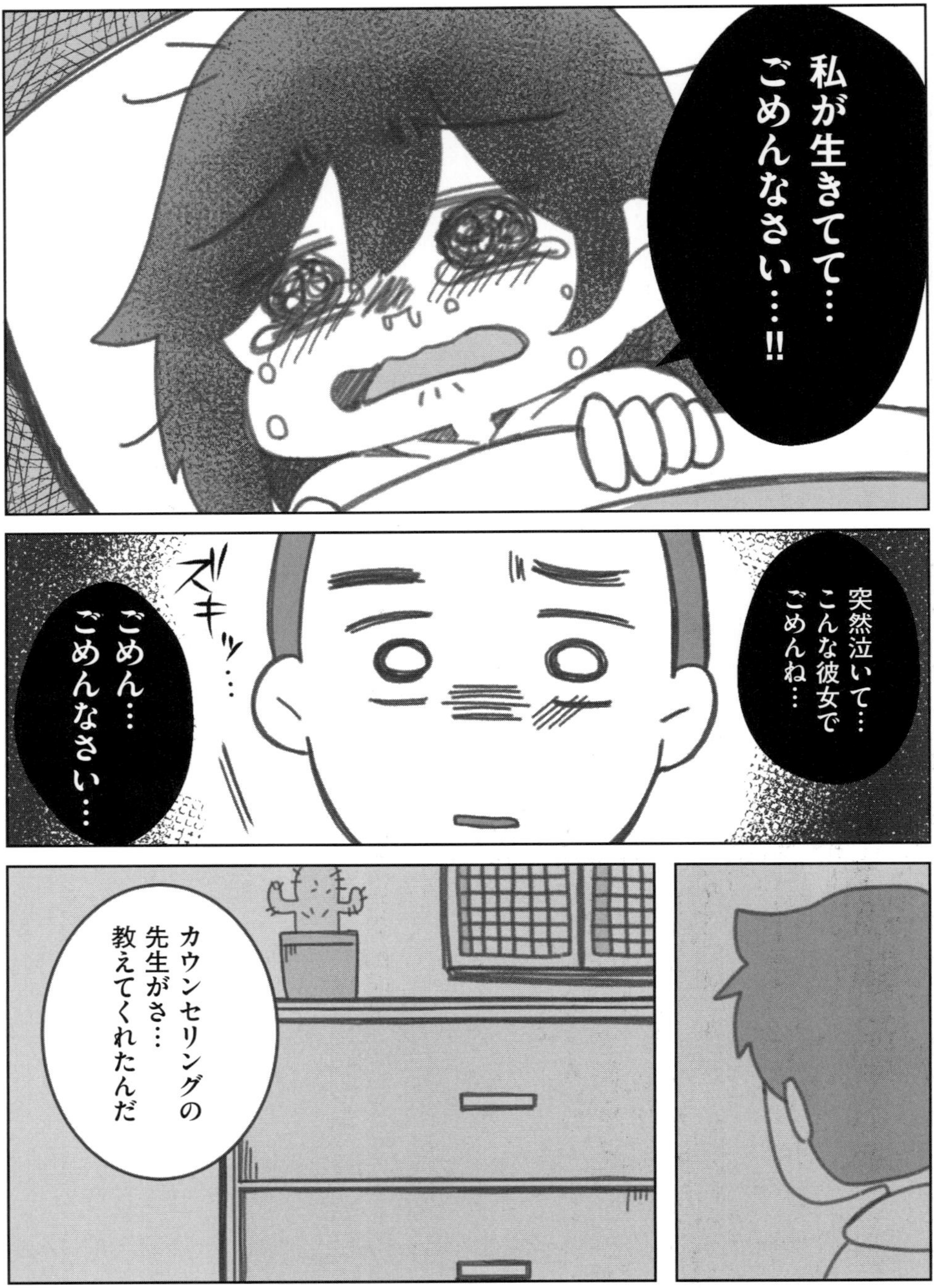
私が生きてて…
ごめんなさい…!!
突然泣いて…
こんな彼女で
ごめんね…
ズキッ…
ごめん…
ごめんなさい…
カウンセリングの
先生がさ…
教えてくれたんだ

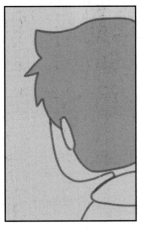

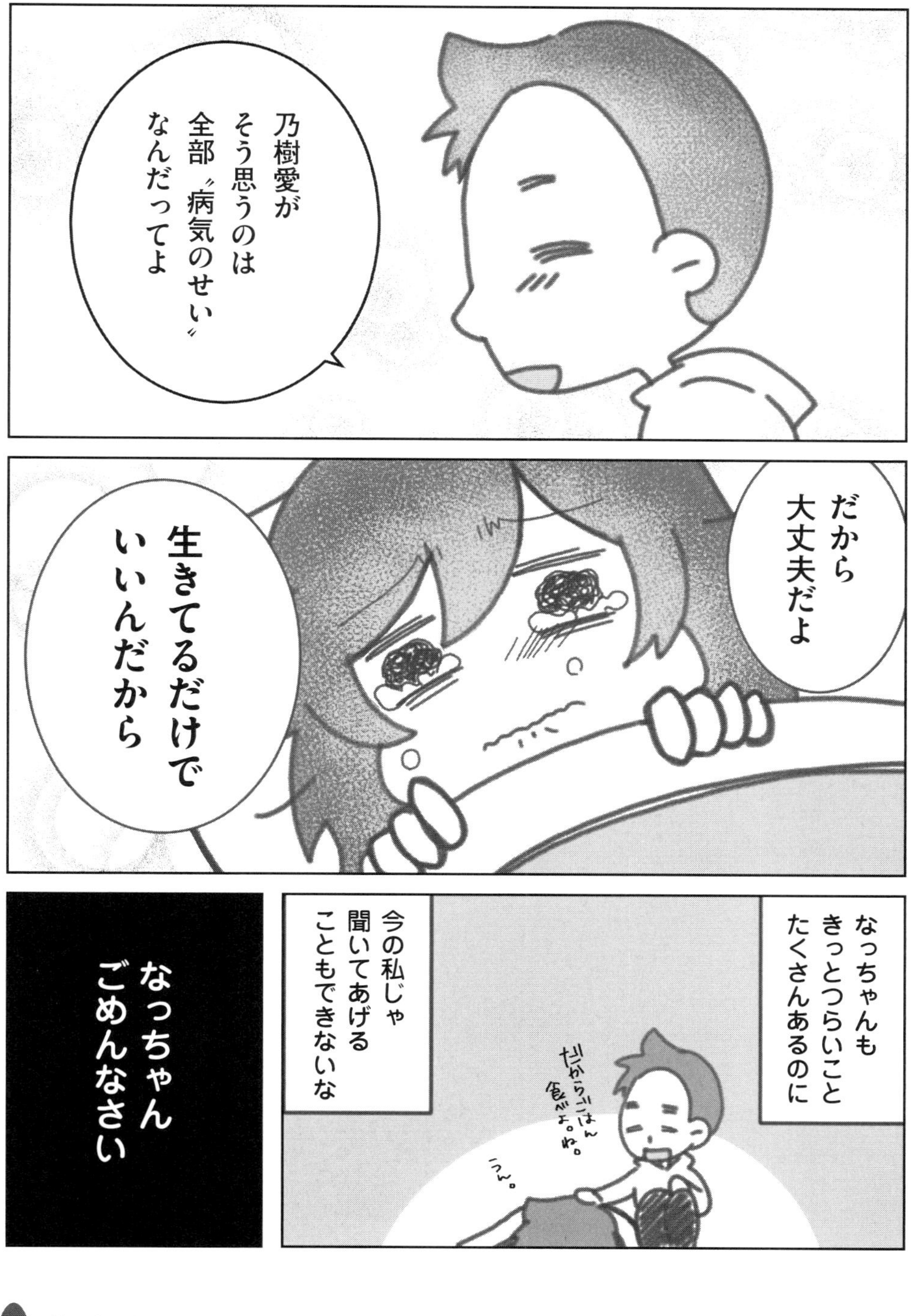
乃樹愛が
そう思うのは
全部〝病気のせい〟
なんだってよ
だから
大丈夫だよ
生きてるだけで
いいんだから
なっちゃんも
きっとつらいこと
たくさんあるのに
今の私じゃ
聞いてあげる
こともできないな
だからごはん
食べよ。ね。
うん。
なっちゃん
ごめんなさい

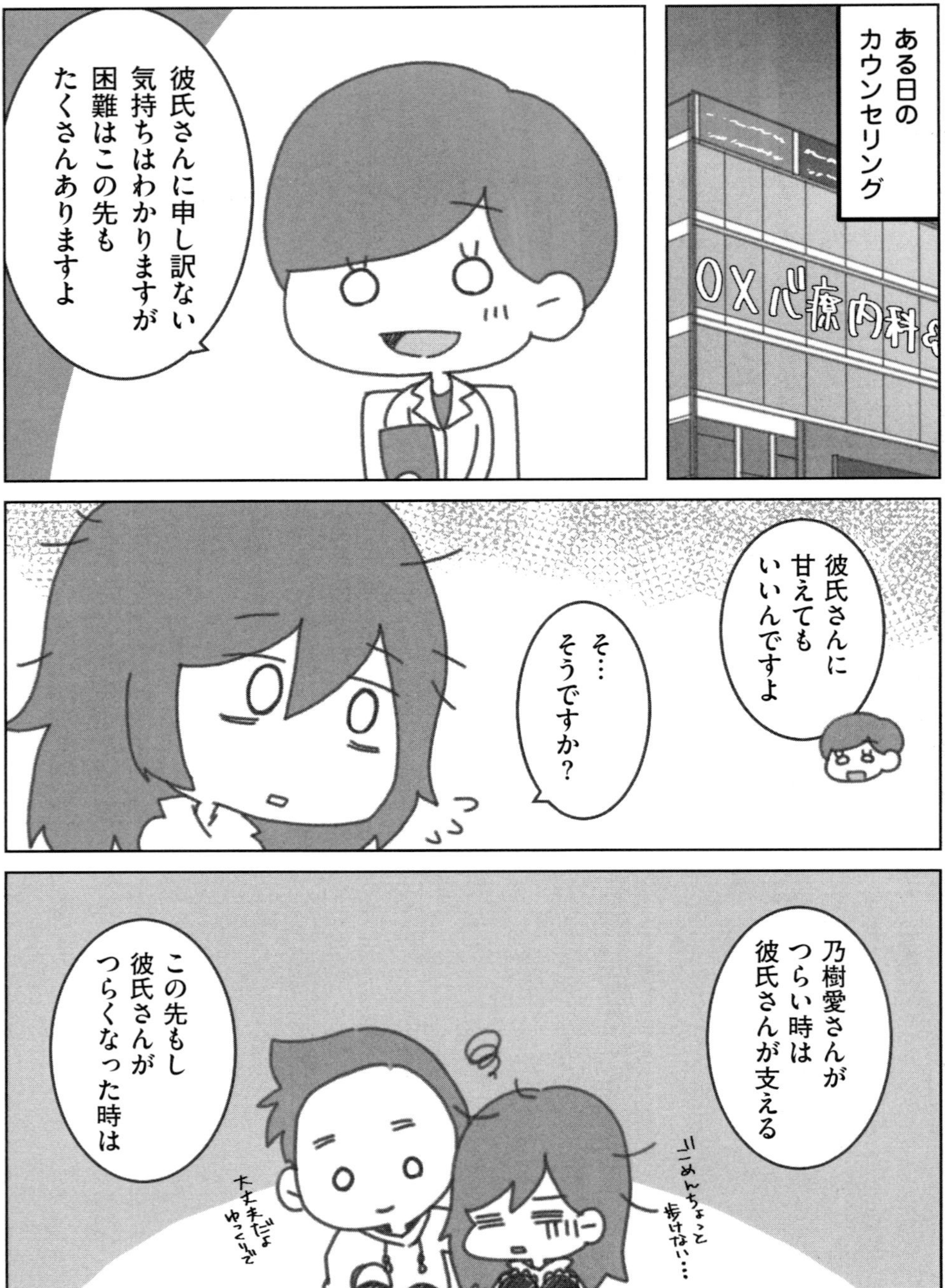
ある日のカウンセリング
彼氏さんに申し訳ない気持ちはわかりますが困難はこの先もたくさんありますよ
彼氏さんに甘えてもいいんですよ
そ…そうですか？
乃樹愛さんがつらい時は彼氏さんが支える
この先もし彼氏さんがつらくなった時は
ごめんちょっと歩けない…
大丈夫だよゆっくりで

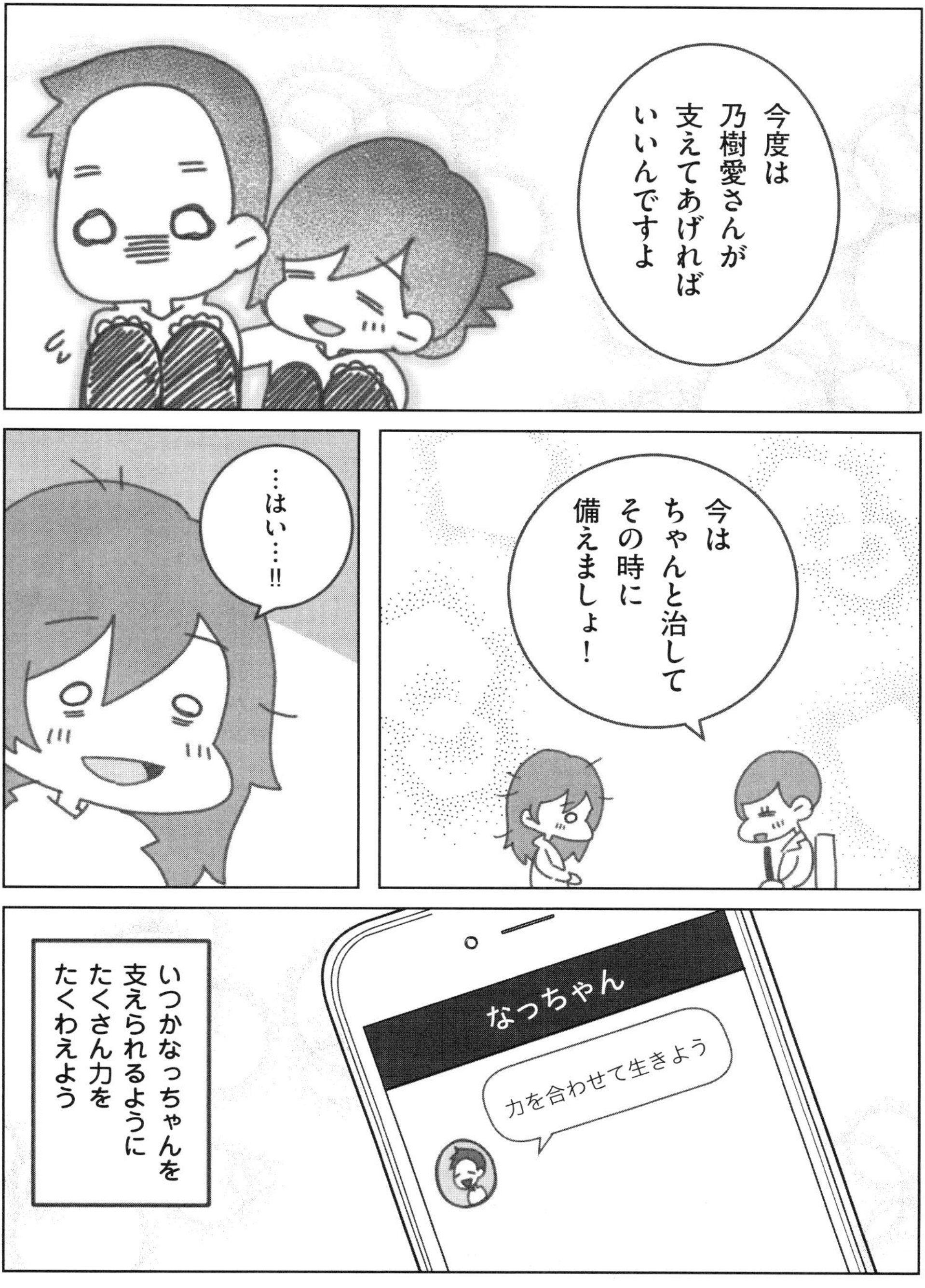
今度は
乃樹愛さんが
支えてあげれば
いいんですよ
今は
ちゃんと治して
その時に
備えましょ！
…はい…!!
いつかなっちゃんを
支えられるように
たくさん力を
たくわえよう
なっちゃん
力を合わせて生きよう

適応障害を治す

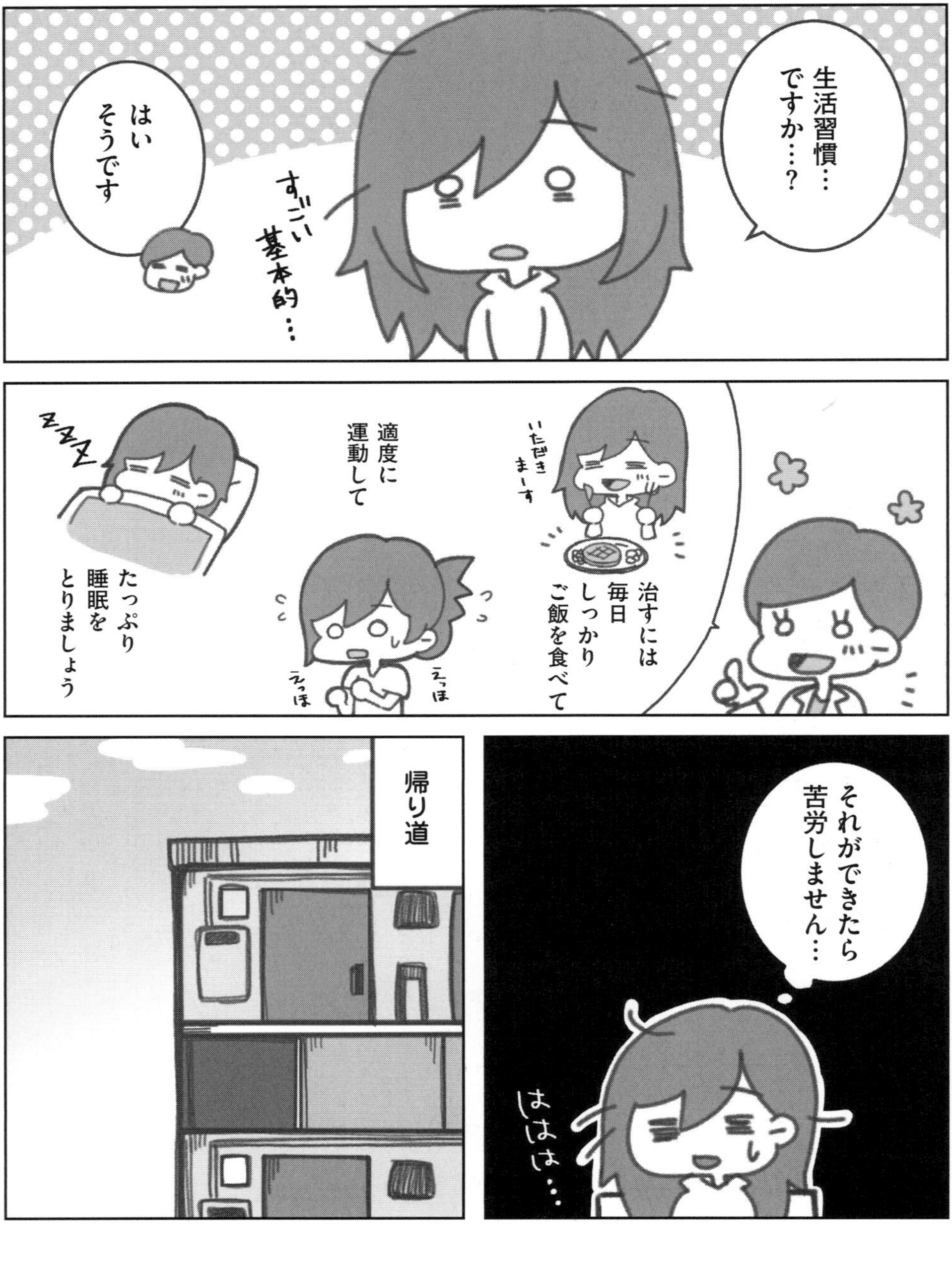

生活習慣…ですか…？
すごい基本的…
はいそうです
治すには毎日しっかりご飯を食べて
いただきまーす
適度に運動して
えっほ
えっほ
たっぷり睡眠をとりましょう
ZZZ
それができたら苦労しません…
ははは…
帰り道

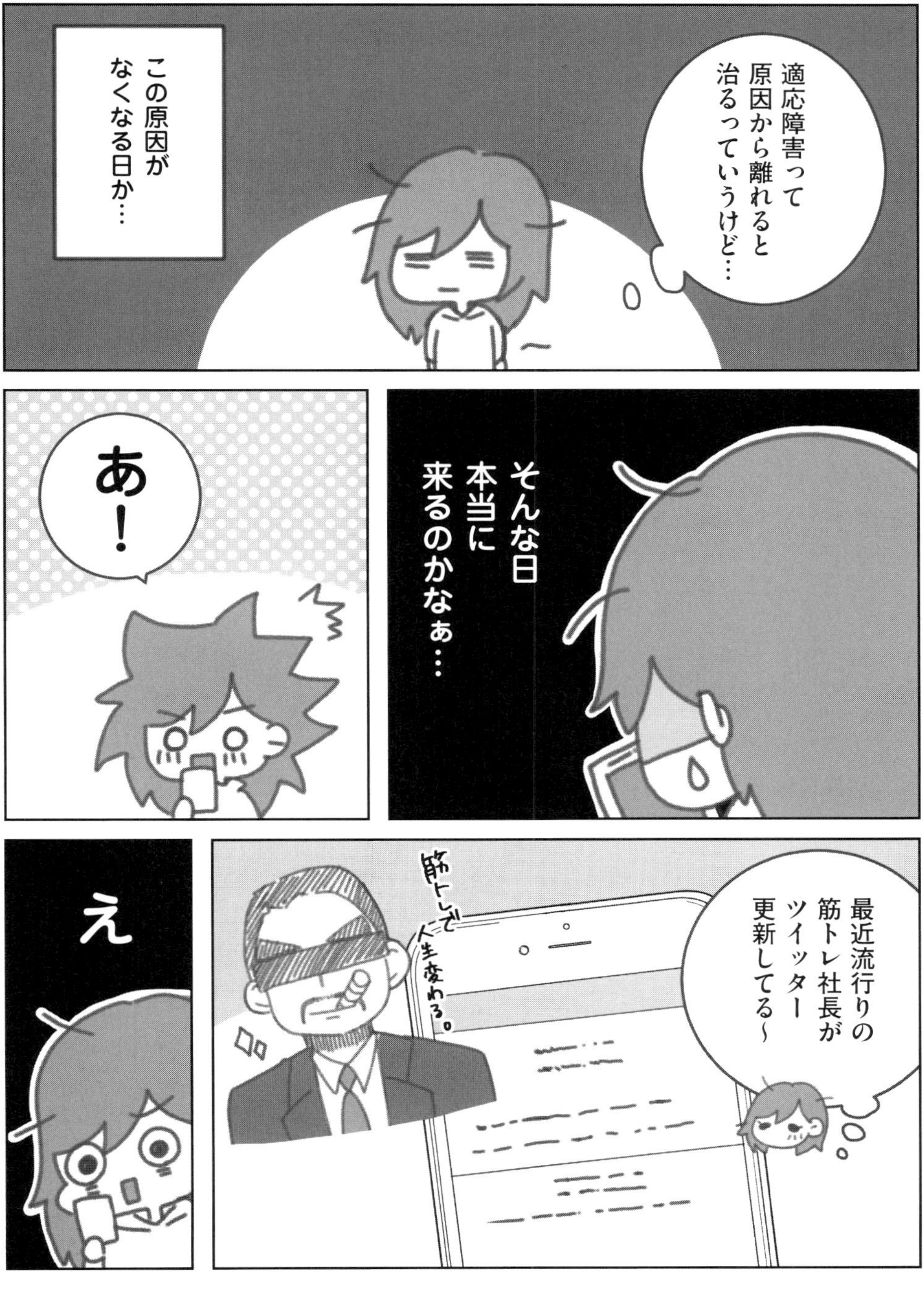
適応障害って
原因から離れると
治るっていうけど…
この原因が
なくなる日か…
そんな日
本当に
来るのかなぁ…
あ！
最近流行りの
筋トレ社長が
ツイッター
更新してる～
筋トレで人生変わる。
え

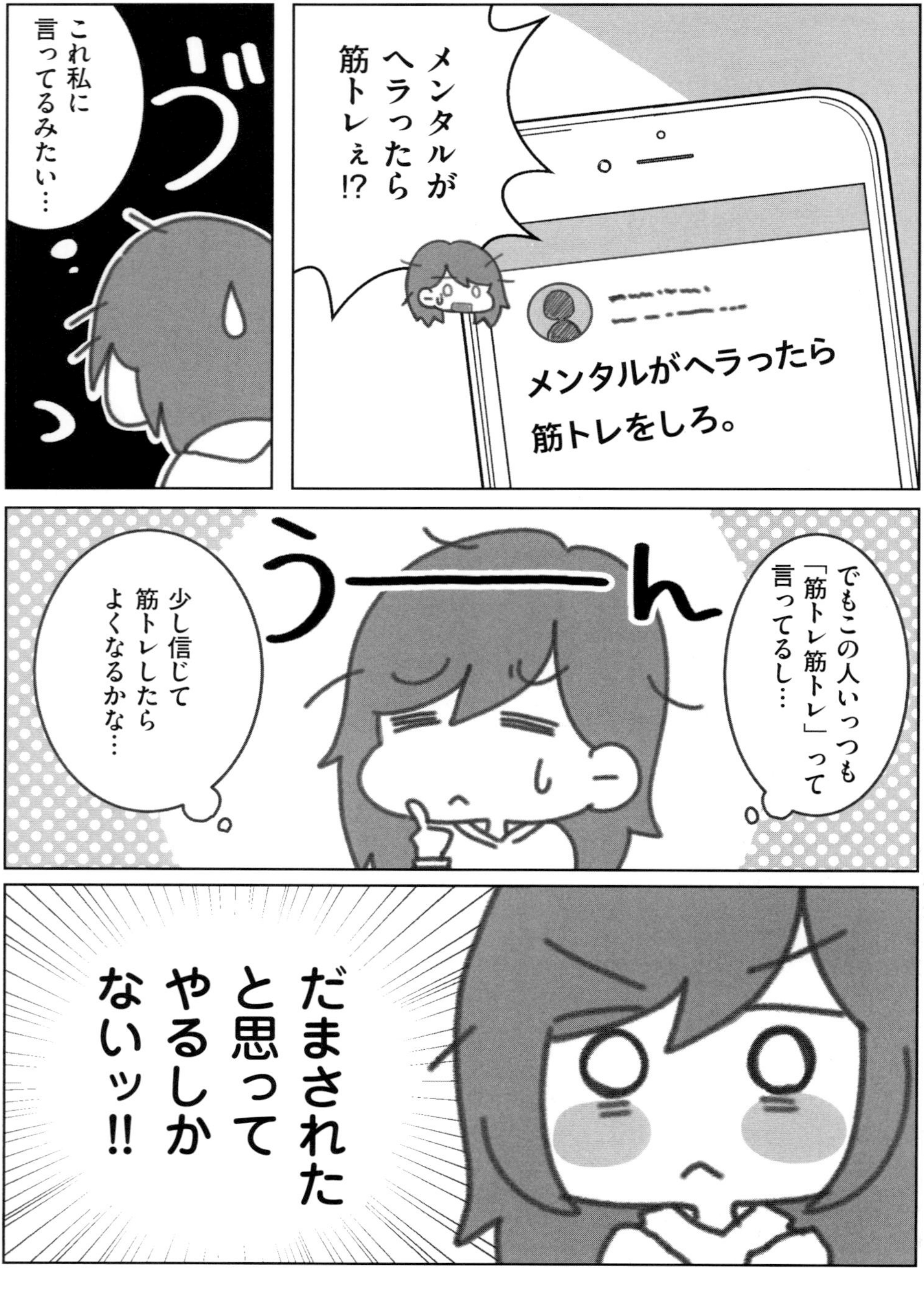
メンタルがヘラったら筋トレぇ!?
メンタルがヘラったら
筋トレをしろ。
う゛
これ私に言ってるみたい…
う――ん
でもこの人いっつも「筋トレ筋トレ」って言ってるし…
少し信じて筋トレしたらよくなるかな…
だまされたと思ってやるしかないッ!!

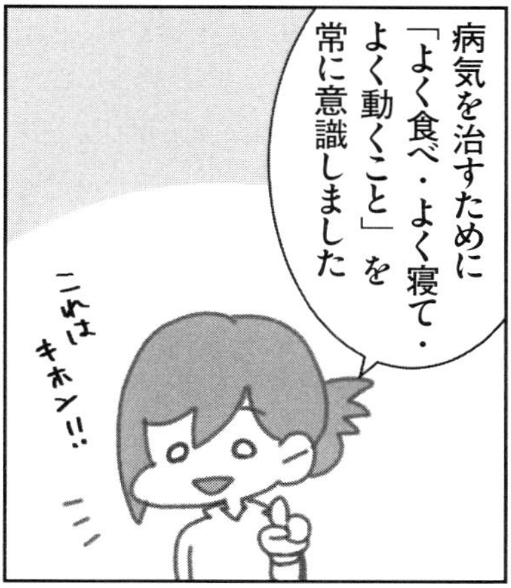
病気を治すために「よく食べ・よく寝て・よく動くこと」を常に意識しました
これはキホン!!

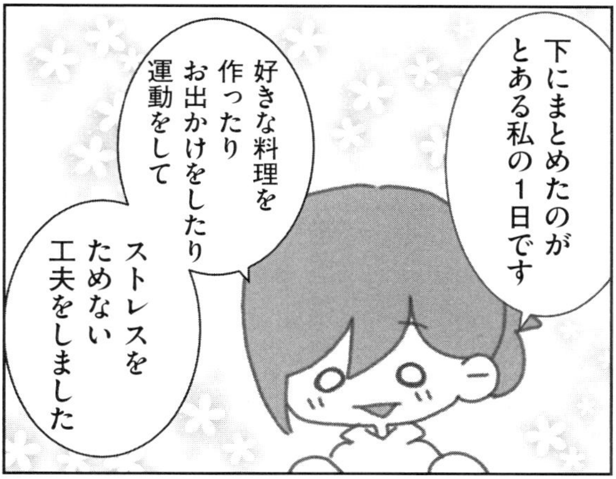
下にまとめたのがとある私の1日です
好きな料理を作ったりお出かけをしたり運動をしてストレスをためない工夫をしました

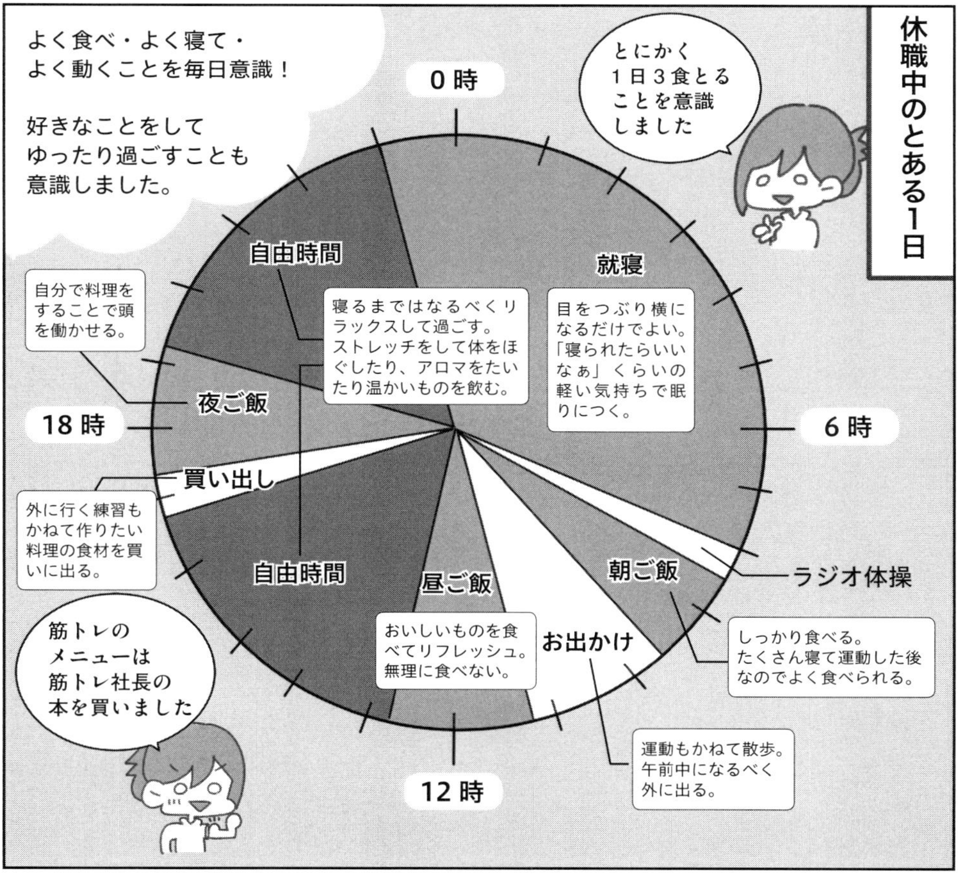
休職中のとある1日
よく食べ・よく寝て・よく動くことを毎日意識！
好きなことをしてゆったり過ごすことも意識しました。
とにかく1日3食とることを意識しました
0時
6時
12時
18時
就寝
目をつぶり横になるだけでよい。「寝られたらいいなぁ」くらいの軽い気持ちで眠りにつく。
ラジオ体操
朝ご飯
しっかり食べる。たくさん寝て運動した後なのでよく食べられる。
お出かけ
運動もかねて散歩。午前中になるべく外に出る。
昼ご飯
おいしいものを食べてリフレッシュ。無理に食べない。
自由時間
買い出し
外に行く練習もかねて作りたい料理の食材を買いに出る。
夜ご飯
自分で料理をすることで頭を働かせる。
自由時間
寝るまではなるべくリラックスして過ごす。ストレッチをして体をほぐしたり、アロマをたいたり温かいものを飲む。
筋トレのメニューは筋トレ社長の本を買いました

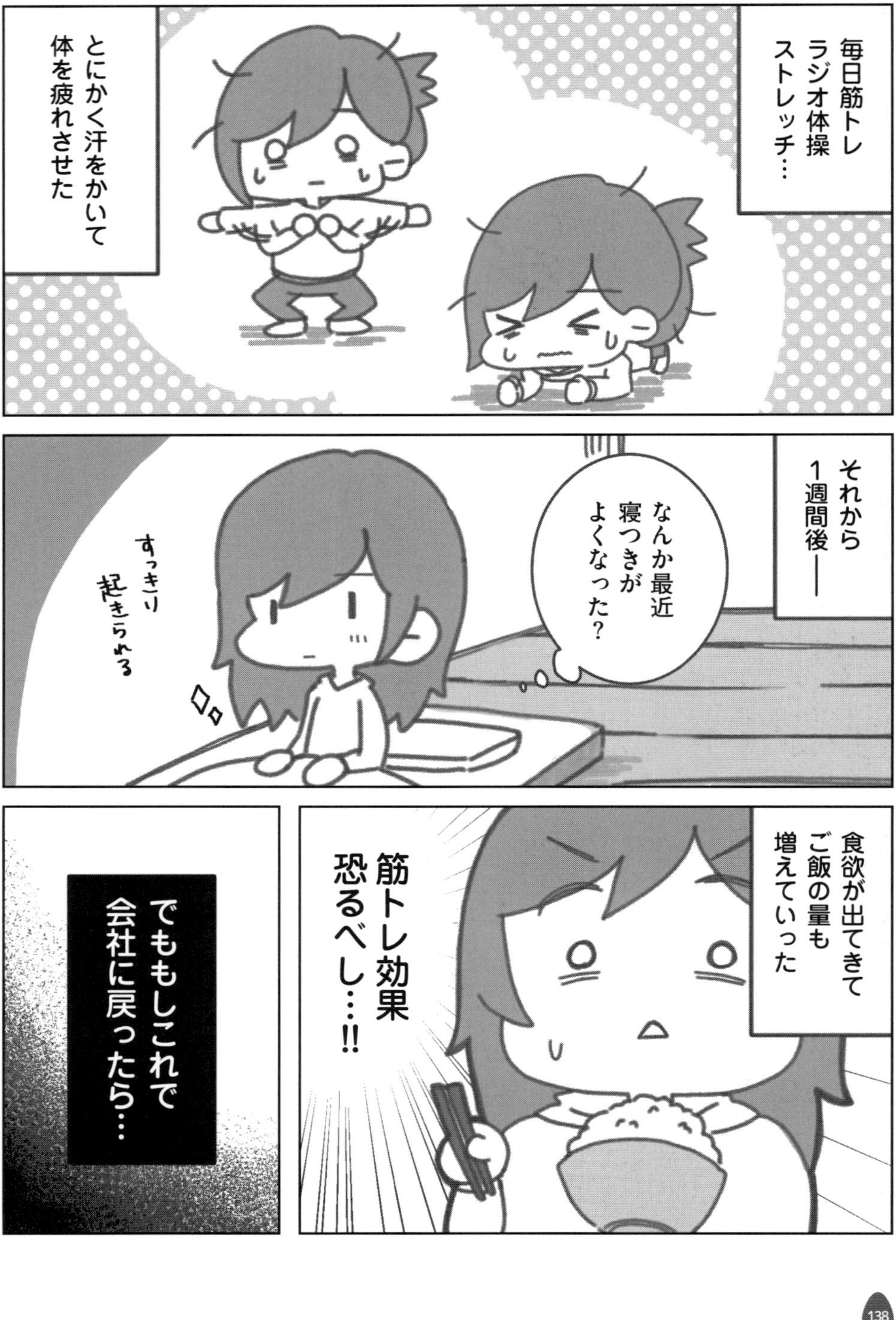
毎日筋トレ
ラジオ体操
ストレッチ…
とにかく汗をかいて
体を疲れさせた
それから
1週間後――
なんか最近
寝つきが
よくなった?
すっきり
起きられる
食欲が出てきて
ご飯の量も
増えていった
筋トレ効果
恐るべし…!!
でももしこれで
会社に戻ったら…

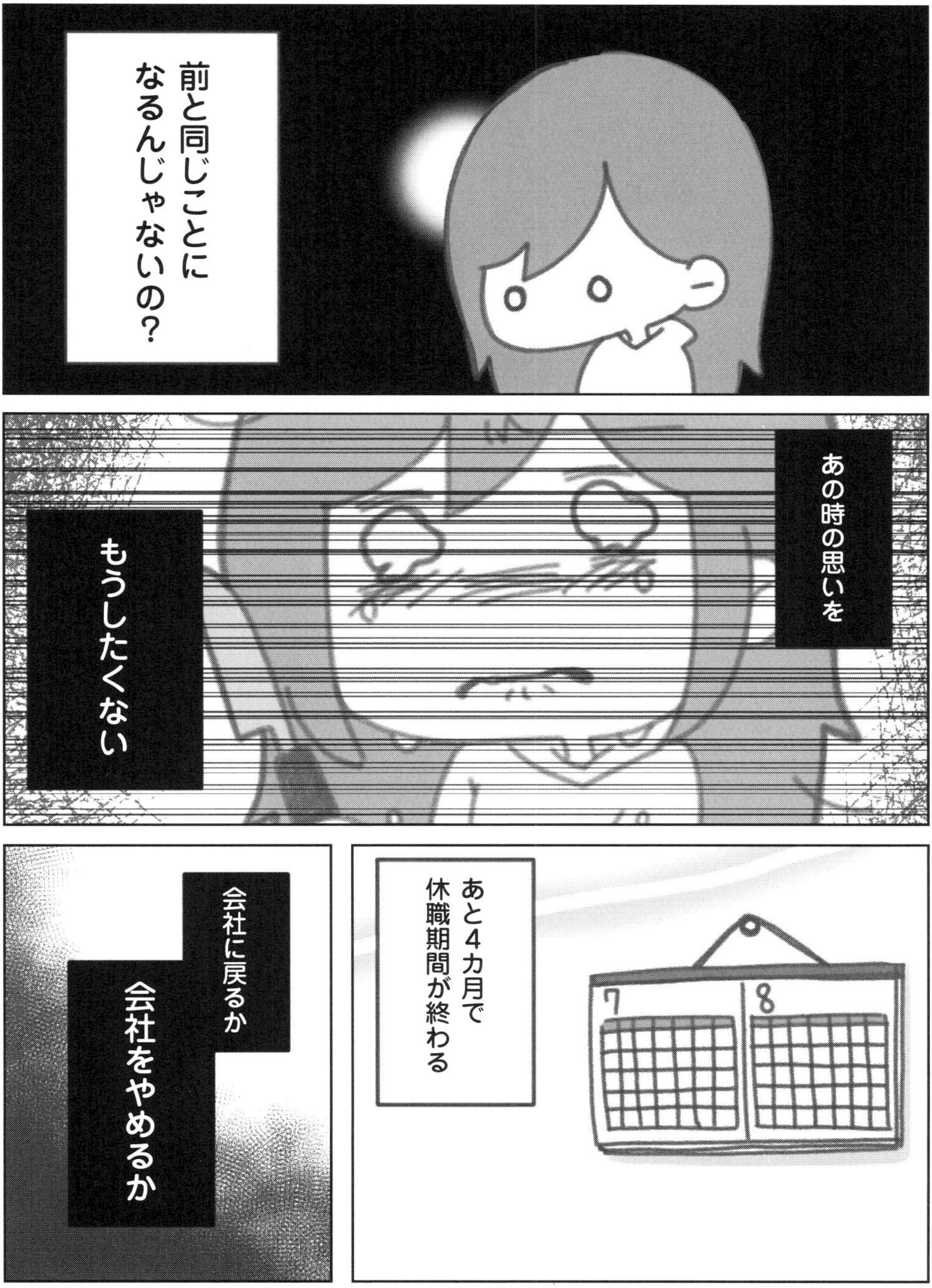
前と同じことになるんじゃないの?
あの時の思いを
もうしたくない
あと4カ月で休職期間が終わる
会社に戻るか
会社をやめるか

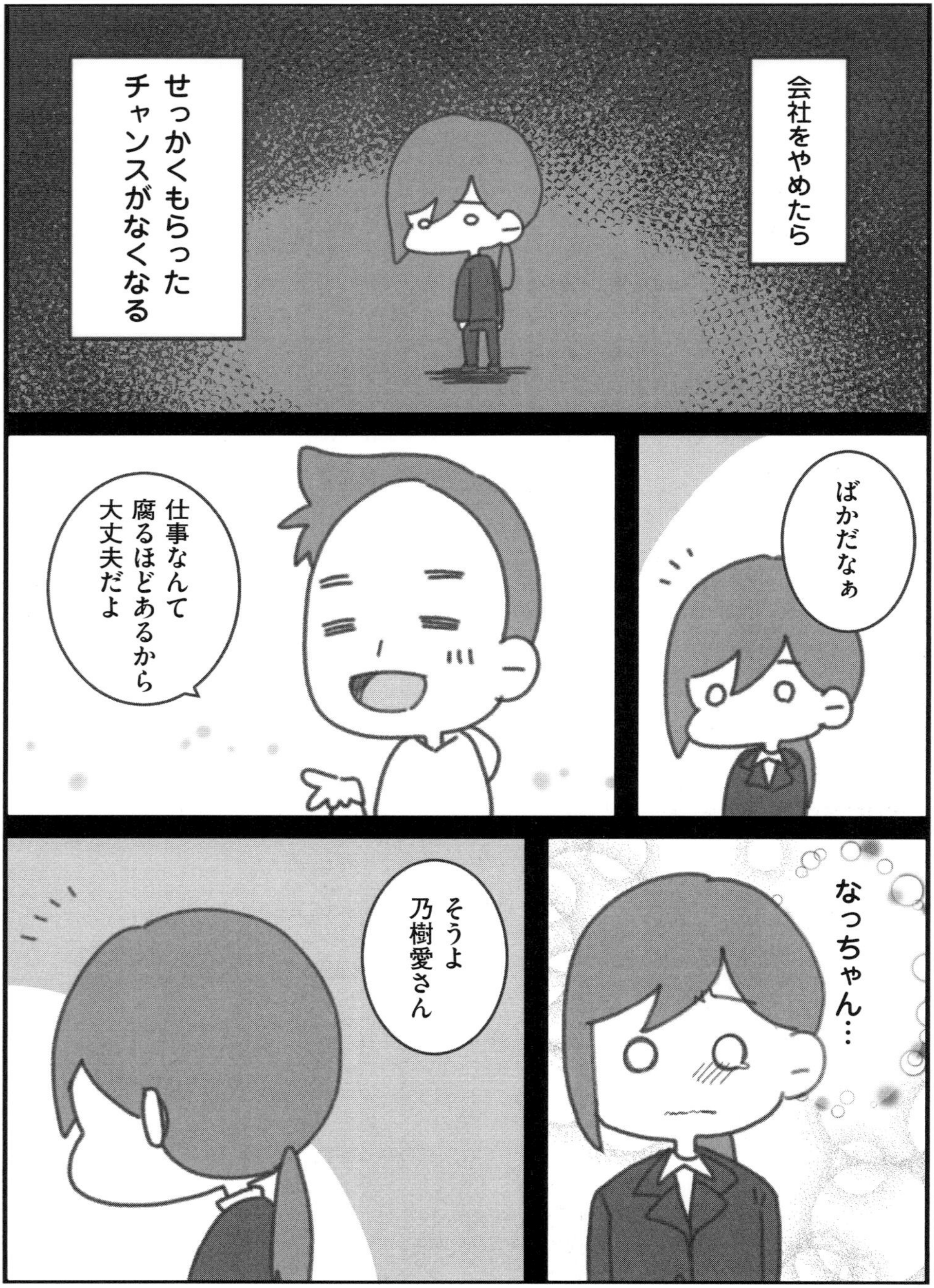
会社をやめたら
せっかくもらったチャンスがなくなる
ばかだなぁ
仕事なんて腐るほどあるから大丈夫だよ
なっちゃん…
そうよ乃樹愛さん

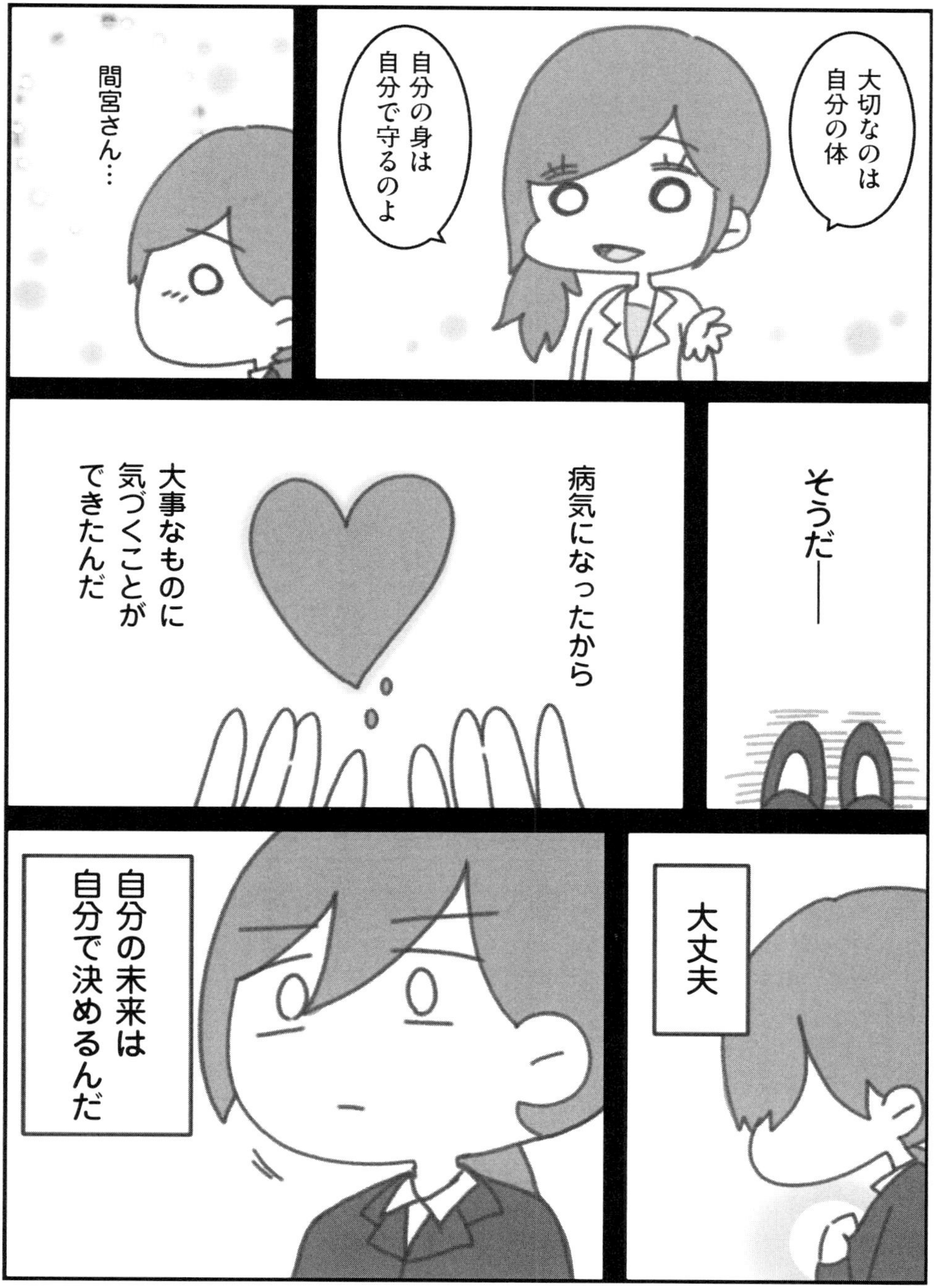
大切なのは自分の体
自分の身は自分で守るのよ
間宮さん…
そうだ――
病気になったから
大事なものに気づくことができたんだ
大丈夫
自分の未来は自分で決めるんだ

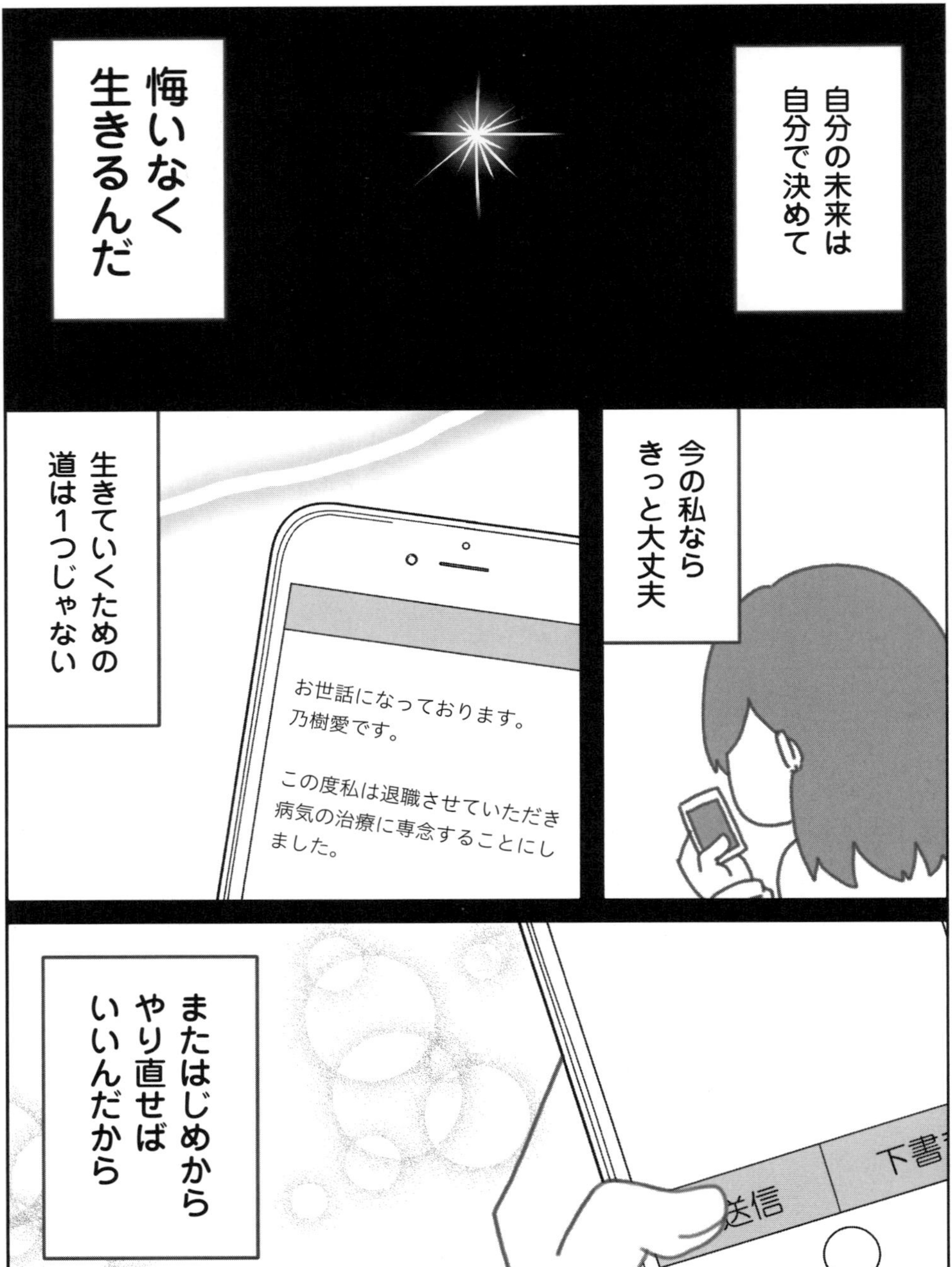
自分の未来は自分で決めて
悔いなく生きるんだ
今の私ならきっと大丈夫
生きていくための道は1つじゃない
お世話になっております。
乃樹愛です。
この度私は退職させていただき
病気の治療に専念することにしました。
またはじめからやり直せばいいんだから
送信
下書

解説
4

適応障害と仕事

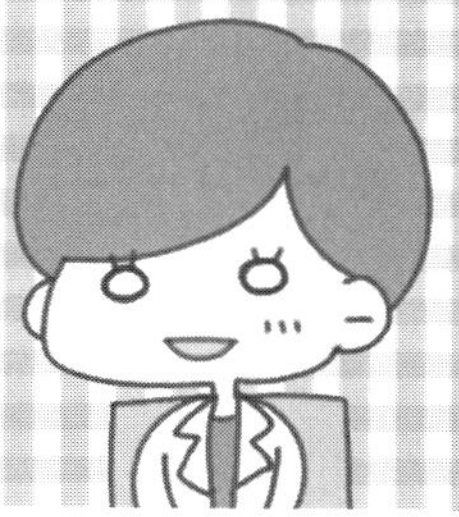

適応障害と診断された場合、〝仕事をどうするか〟は悩ましい問題です。ストレスの原因が職場内にあった時は、カウンセリングや薬物療法と並行しながら、毎日十分な睡眠や休日の休養をとって会社に出社して様子を見ます。また、人事や産業医などに相談して、会社に配慮を促し、職場環境を調整しながら一緒に進められるとよいでしょう。

しかし、「今の会社をもうやめたい…」というくらい追い込まれているケースもあります。その時は退職ではなく、まずは休職をしましょう。判断能力が落ちている時は〝大きな決断はしない〟というのが大切です。休職の診断書は医師が出しますが、毎日朝から終電ギリギリまで仕事をしているような過労状況の場合や、問題が頭から離れず眠れない、朝目が覚めても体を起こすのがつらい、3カ月以上通院しているが改善の兆しが見られない時などは、診断のタイミングと判断されるようです。

仕事の効率も下がり、本来の力を発揮できない状況で仕事をしてもうまくいかず、さらに落ち込むことが多くなり、負のループに陥ってしまいます。会社の心配より、ご自身の体を最優先に考えましょう。早めの対応が功を奏します。まず通院し、医師にじっくり相談してみてください。

ゆうメンタルクリニック　心理士　鈴木由香

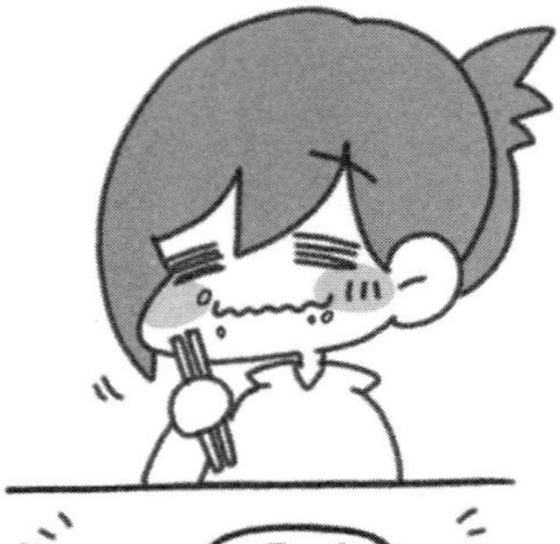

第7章 新たな一歩と私の未来

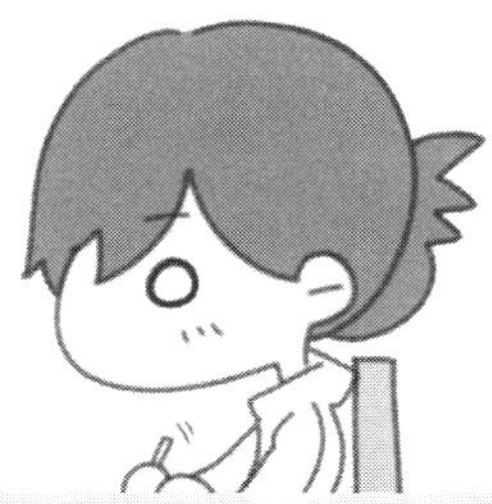

退職届を出す日

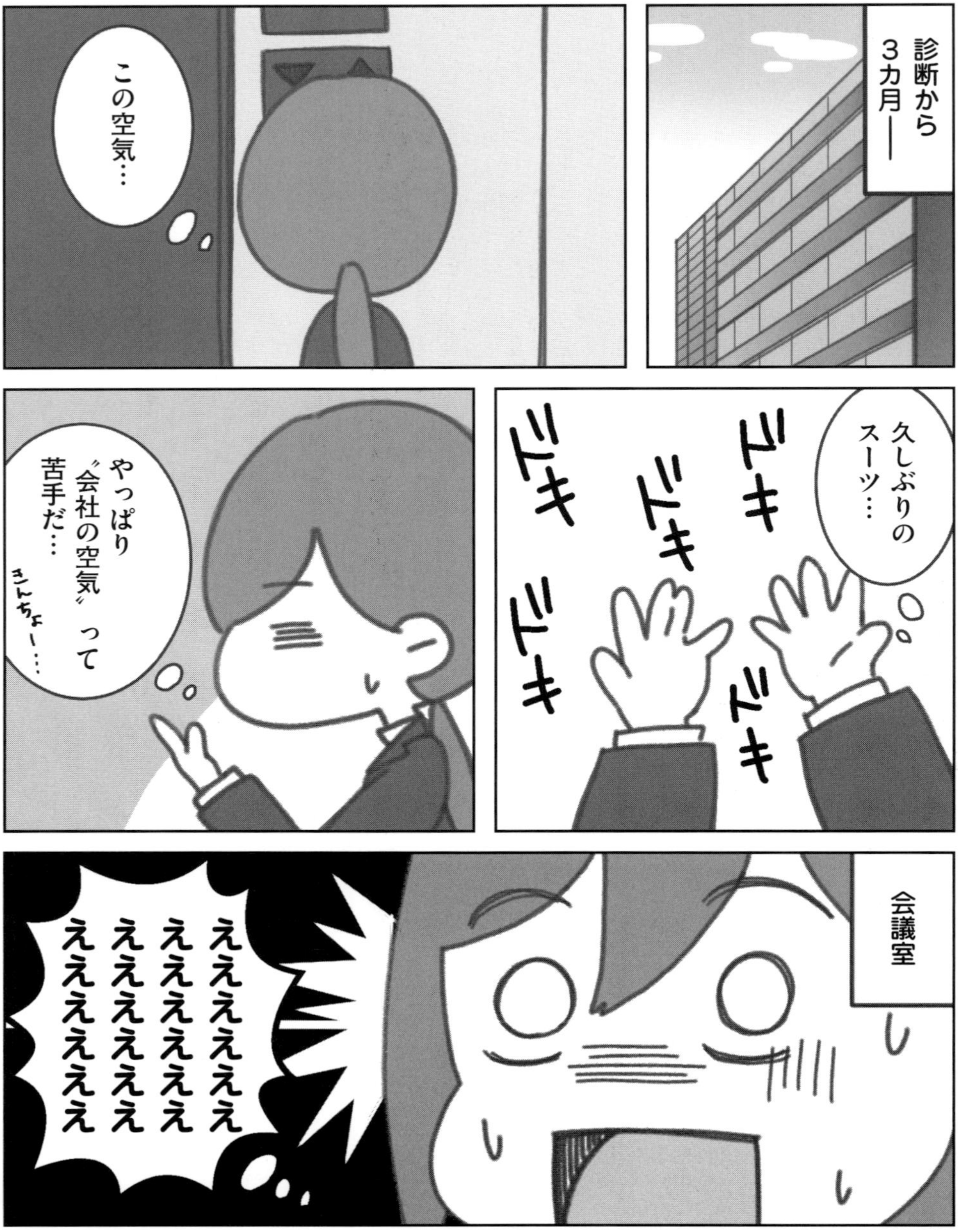

診断から3カ月――
この空気…
久しぶりのスーツ…
ドキドキドキドキドキ
やっぱり“会社の空気”って苦手だ…
きんちょー…
会議室
ええええええええええええええええええええええええ

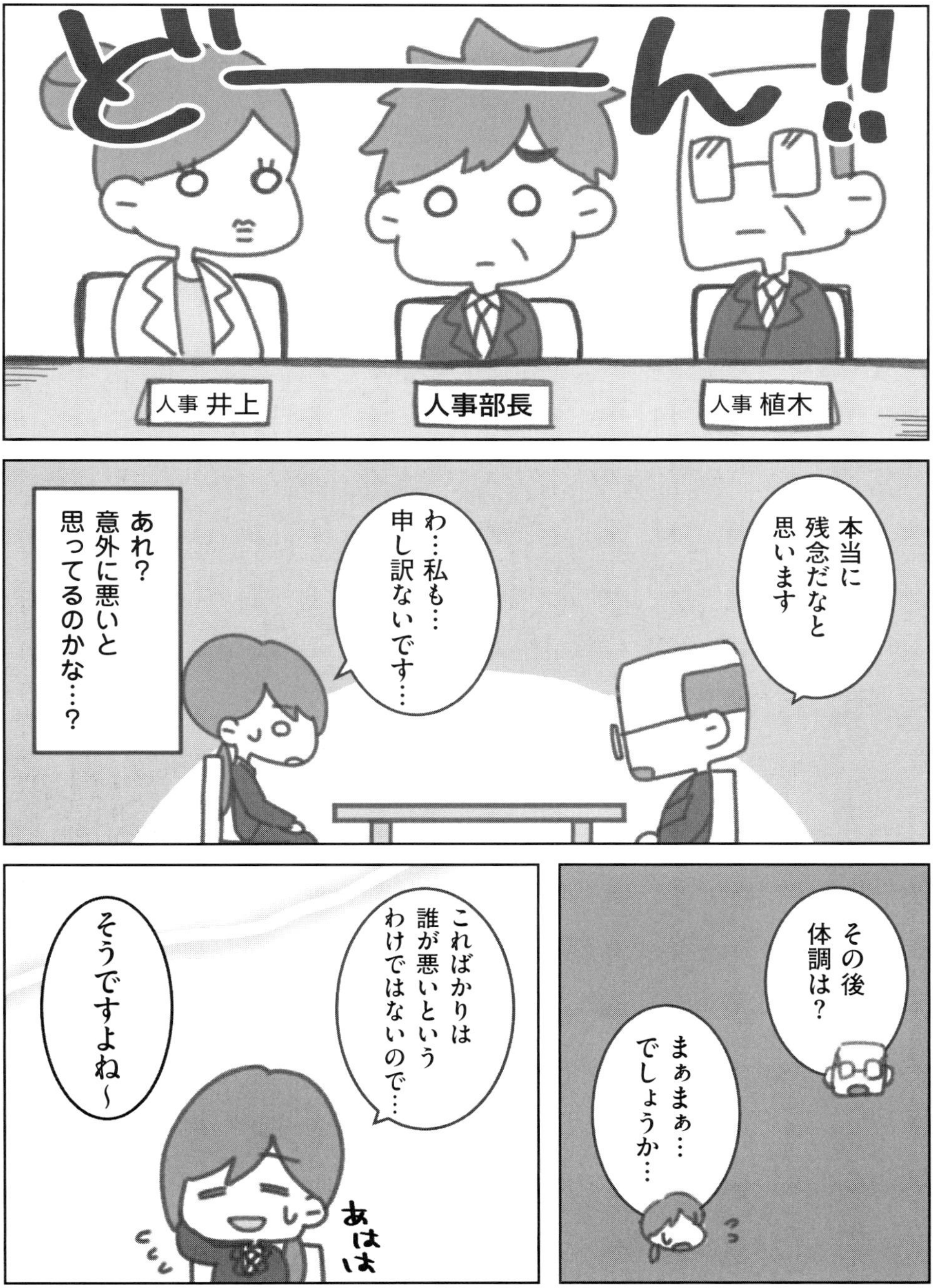
どーーーん!!
人事 植木
人事部長
人事 井上
本当に残念だなと思います
わ…私も…申し訳ないです…
あれ？意外に悪いと思ってるのかな…？
その後体調は？
まぁまぁ…でしょうか…
こればかりは誰が悪いというわけではないので…
そうですよね～
あはは

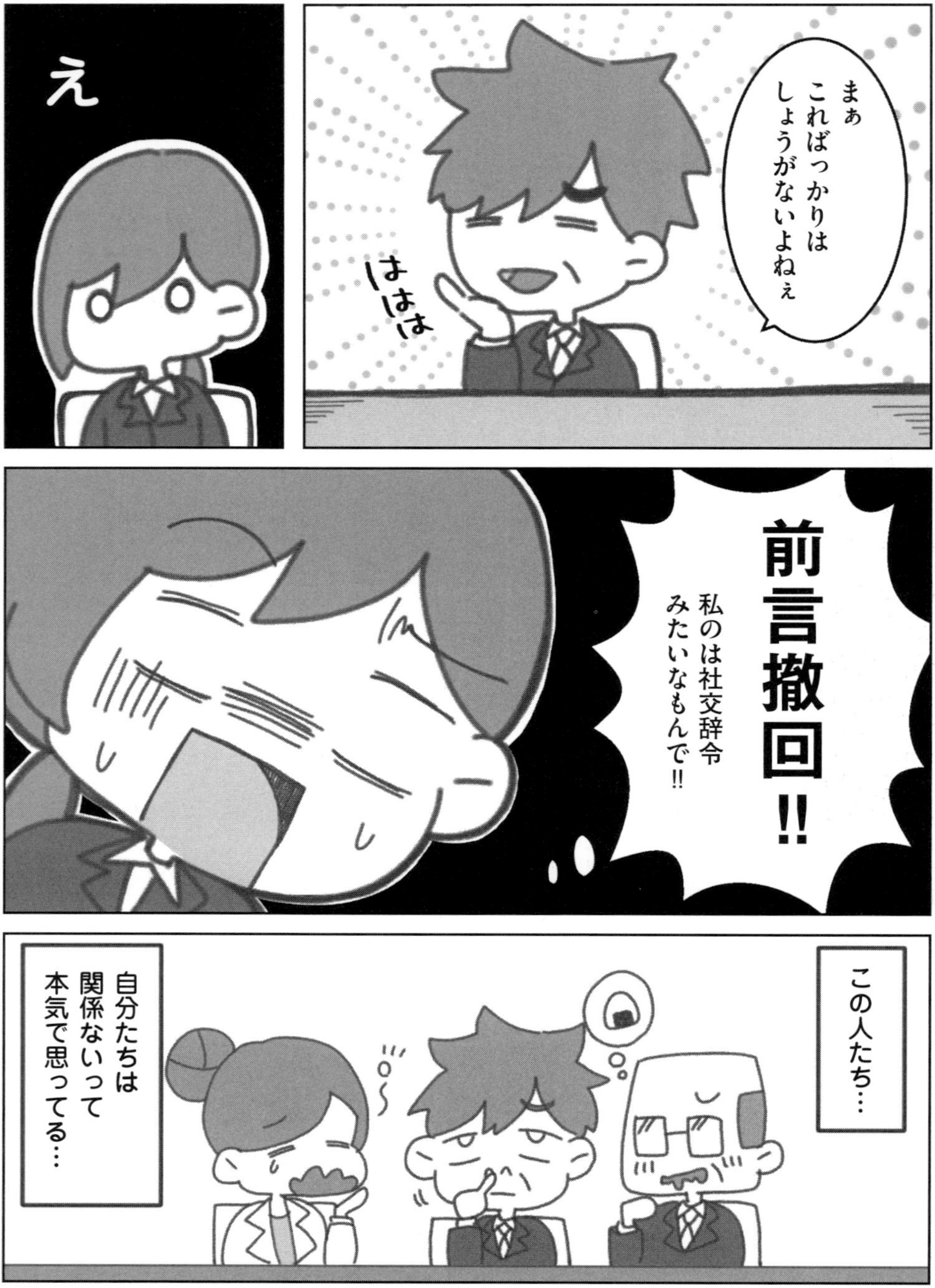
まぁ
こればっかりは
しょうがないよねぇ
ははは
え
前言撤回!!
私のは社交辞令
みたいなもんで!!
この人たち…
自分たちは
関係ないって
本気で思ってる…

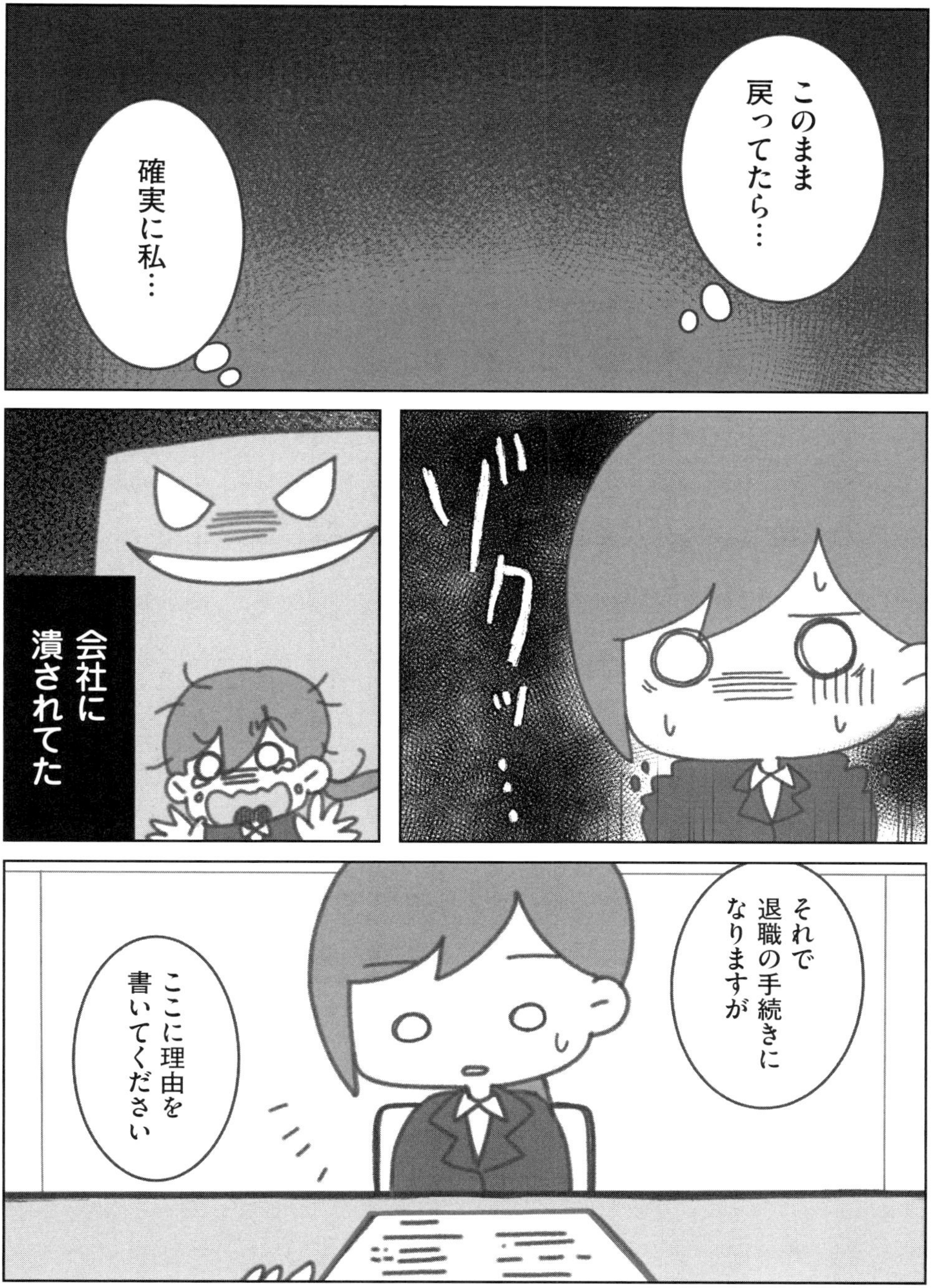
このまま
戻ってたら…
確実に私…
ゾクッ…
会社に
潰されてた
それで
退職の手続きに
なりますが
ここに理由を
書いてください

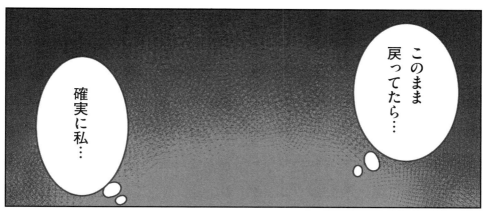

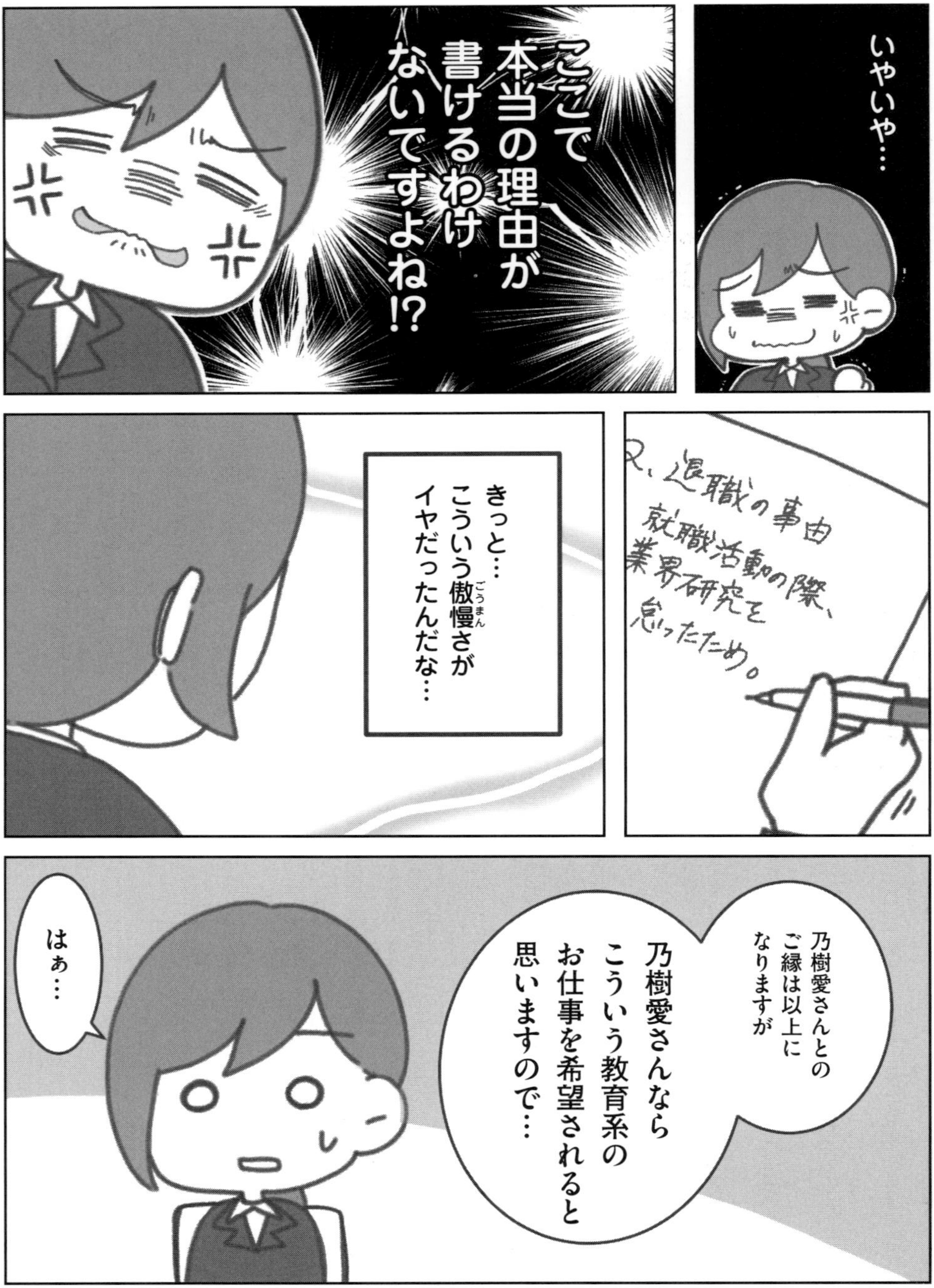
いやいや…
ここで本当の理由が書けるわけないですよね!?
Q、退職の事由
就職活動の際、業界研究を怠ったため。
きっと…こういう傲慢《ごうまん》さがイヤだったんだな…
乃樹愛さんとのご縁は以上になりますが
乃樹愛さんならこういう教育系のお仕事を希望されると思いますので…
はぁ…

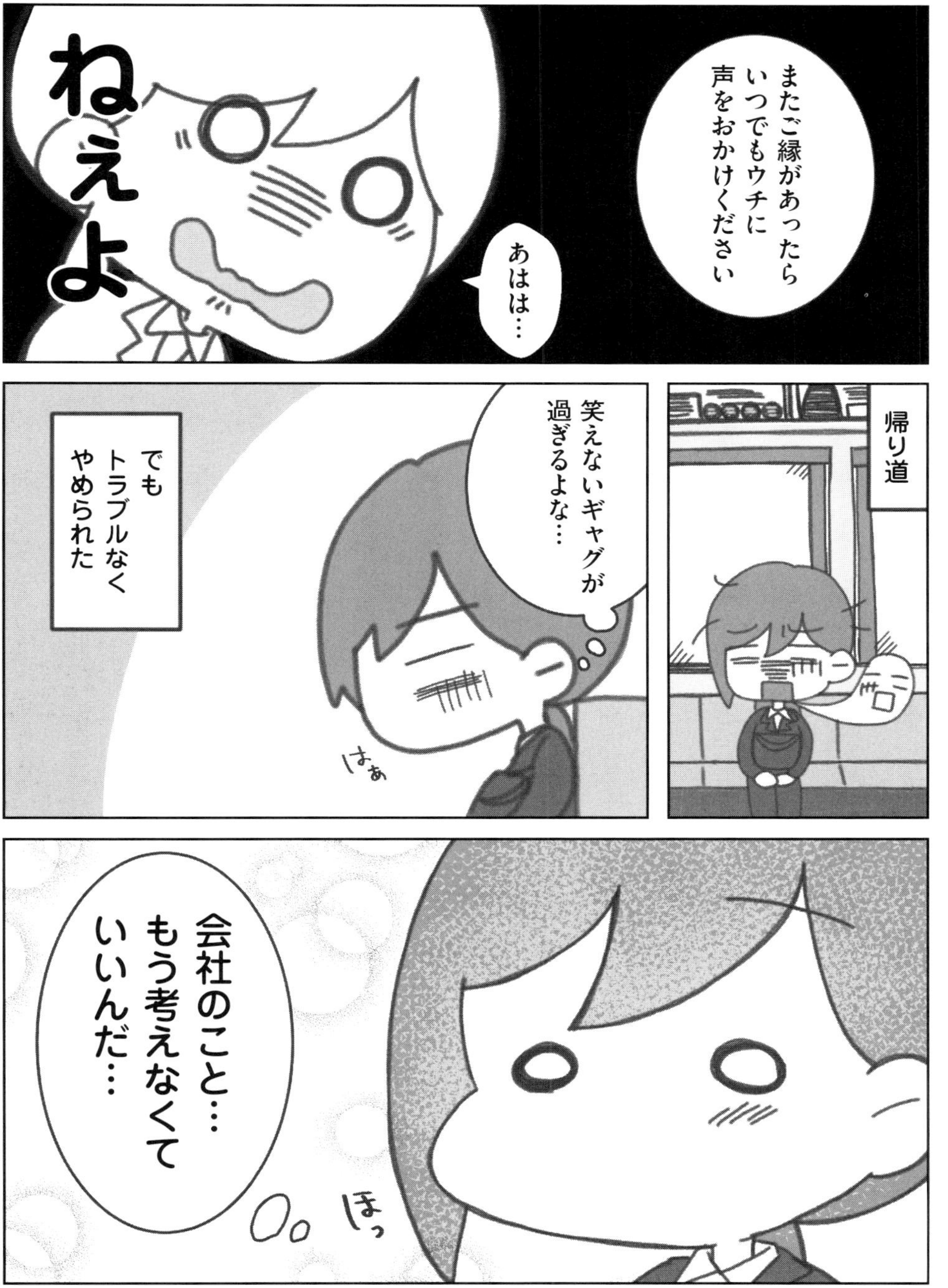
またご縁があったらいつでもウチに声をおかけください
ねえよ
あはは…
帰り道
笑えないギャグが過ぎるよな…
はぁ
でもトラブルなくやめられた
会社のこと…もう考えなくていいんだ…
ほっ

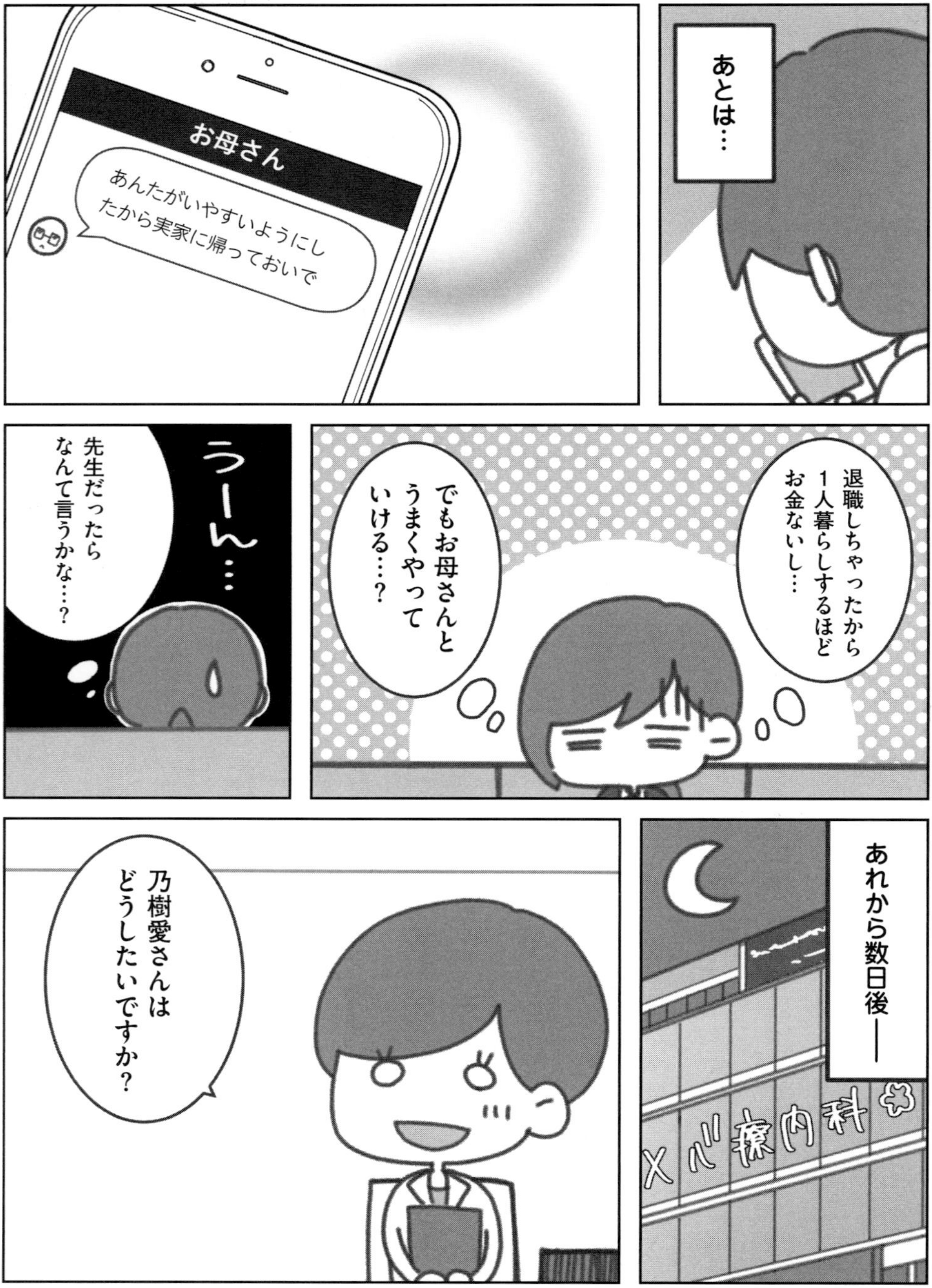
あとは…
お母さん
あんたがいやすいようにしたから実家に帰っておいで
退職しちゃったから1人暮らしするほどお金ないし…
でもお母さんとうまくやっていける…？
うーん…
先生だったらなんて言うかな…？
あれから数日後――
心療内科
乃樹愛さんはどうしたいですか？

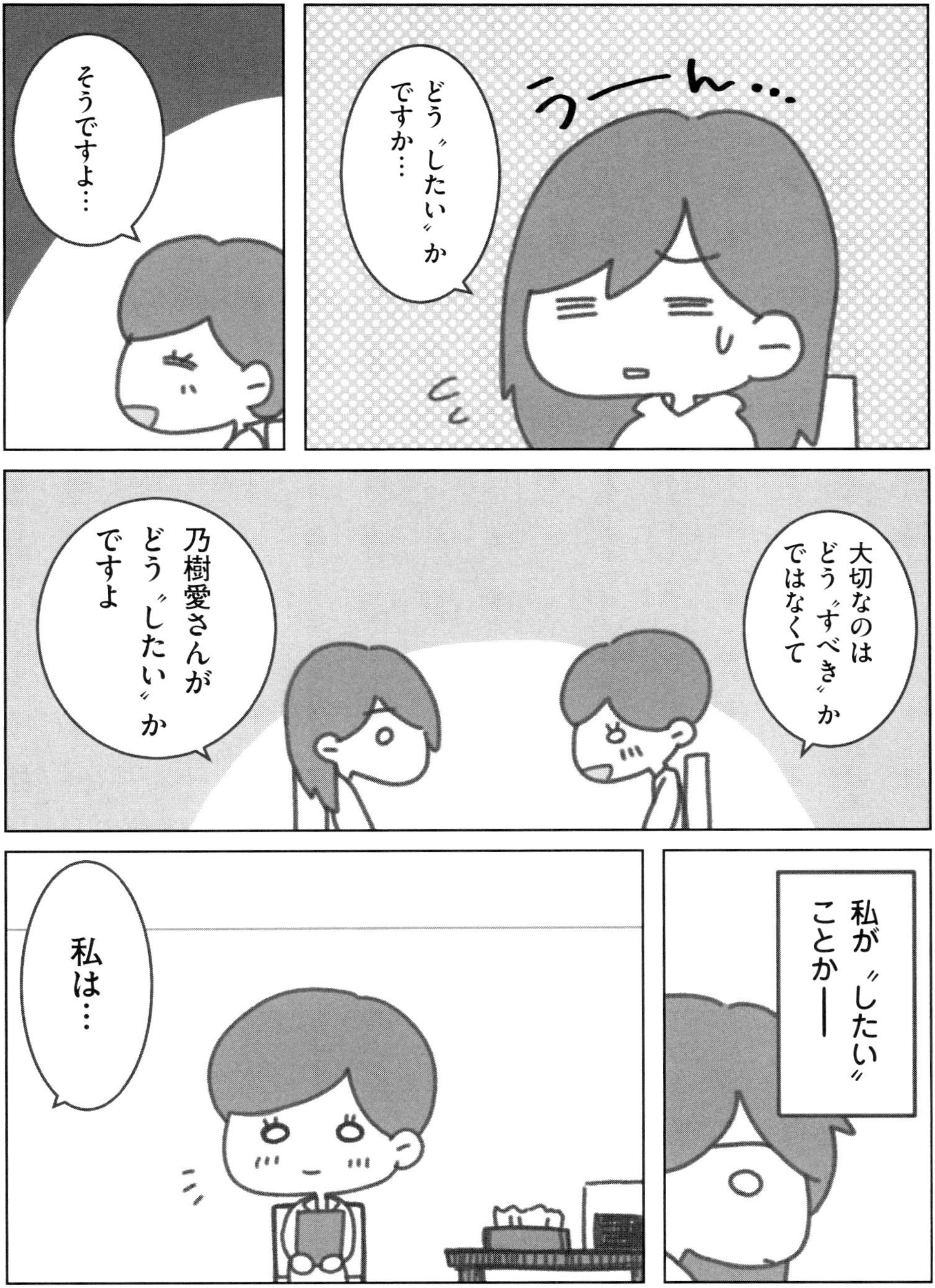
うーん…
どう〝したい〟か ですか…
そうですよ…
大切なのは どう〝すべき〟か ではなくて
乃樹愛さんが どう〝したい〟か ですよ
私が〝したい〟 ことかー
私は…

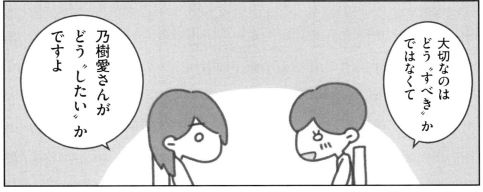

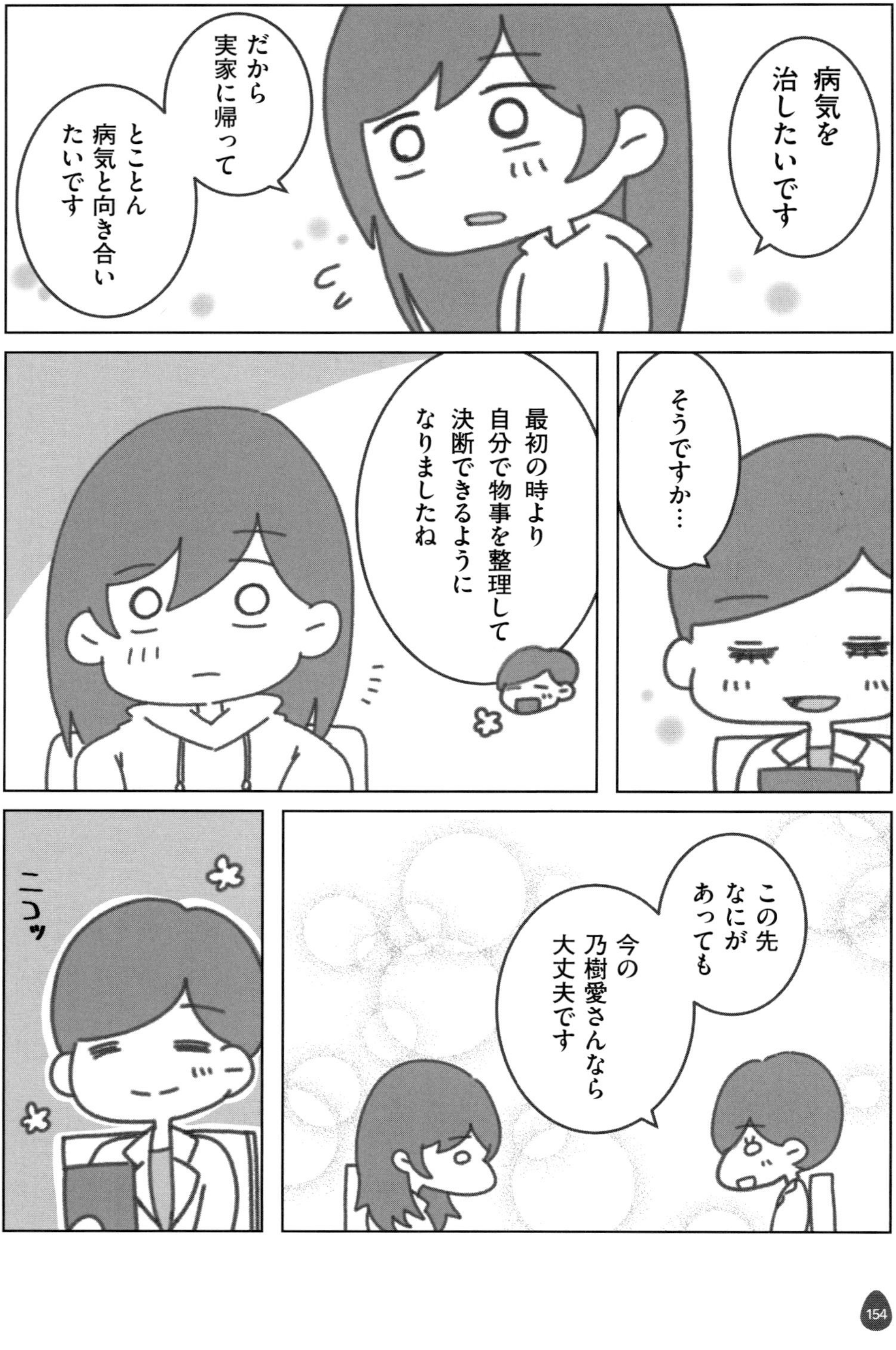
病気を治したいです
だから実家に帰って とことん病気と向き合いたいです
そうですか…
最初の時より自分で物事を整理して決断できるようになりましたね
この先なにがあっても 今の乃樹愛さんなら大丈夫です
ニコッ

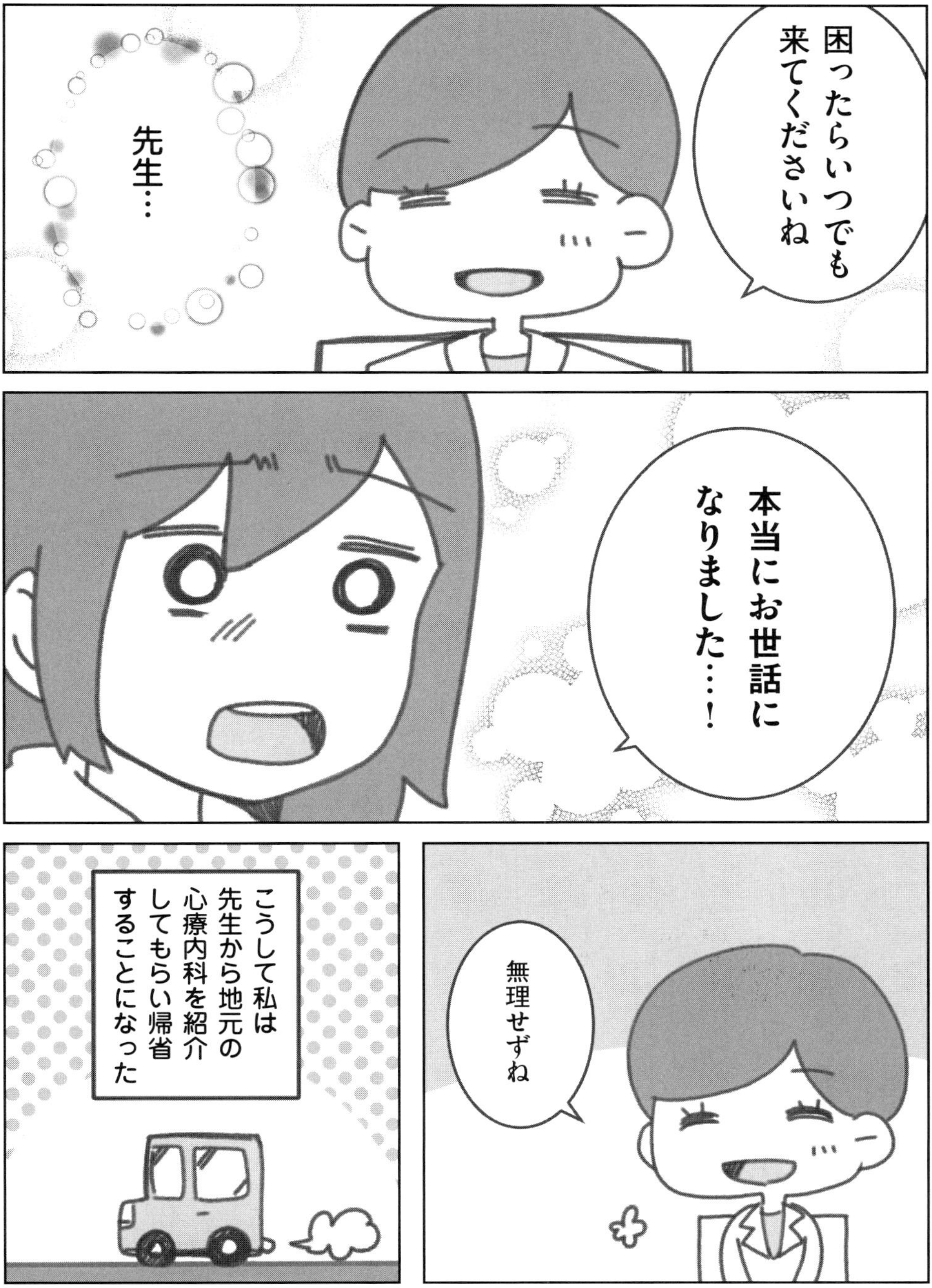
困ったらいつでも来てくださいね
先生…
本当にお世話になりました…！
無理せずね
こうして私は先生から地元の心療内科を紹介してもらい帰省することになった

なまけもの？

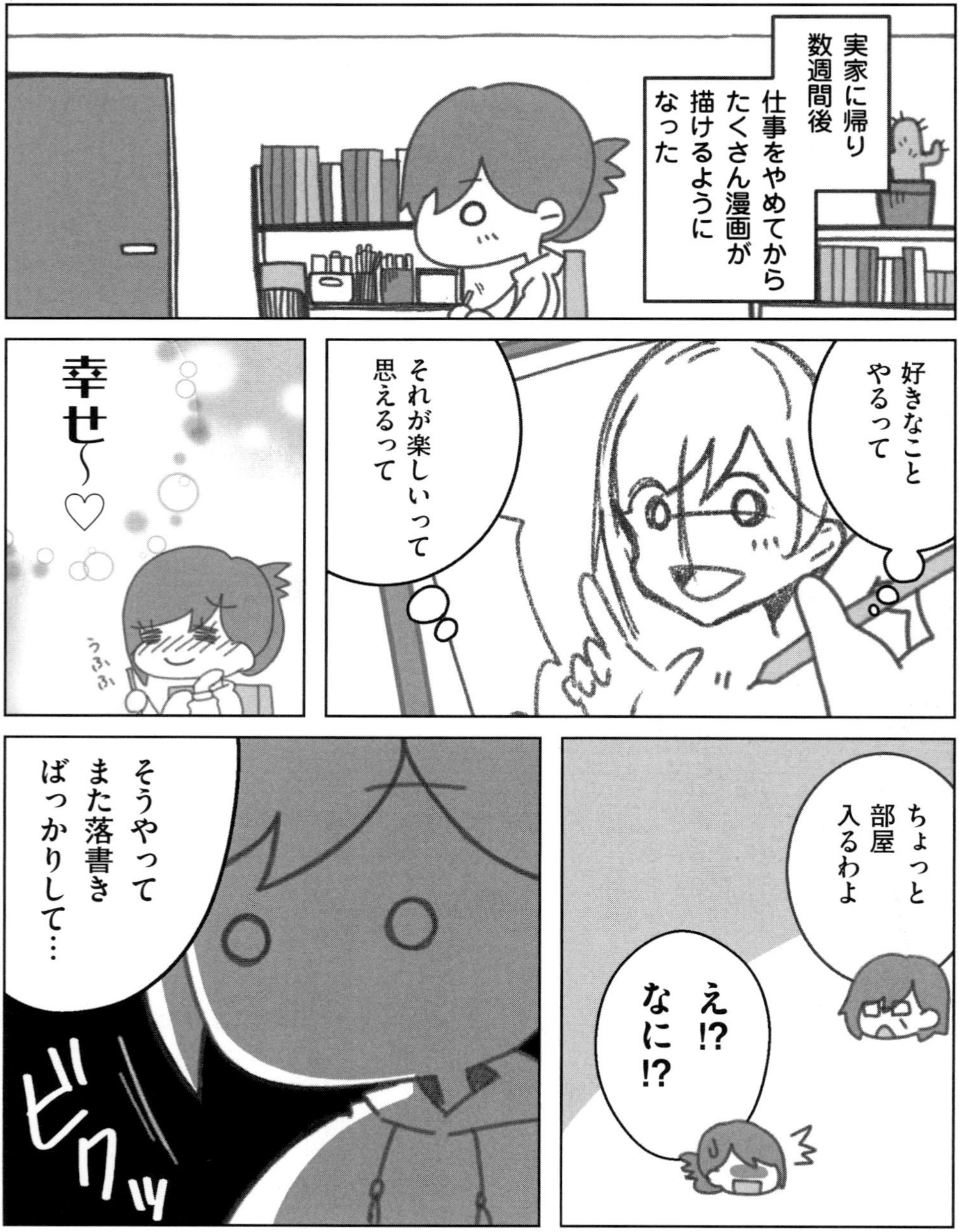
実家に帰り数週間後
仕事をやめてからたくさん漫画が描けるようになった
好きなことやるって
それが楽しいって思えるって
幸せ～♡
うふふ
ちょっと部屋入るわよ
え!? なに!?
そうやってまた落書きばっかりして…
ビクッ

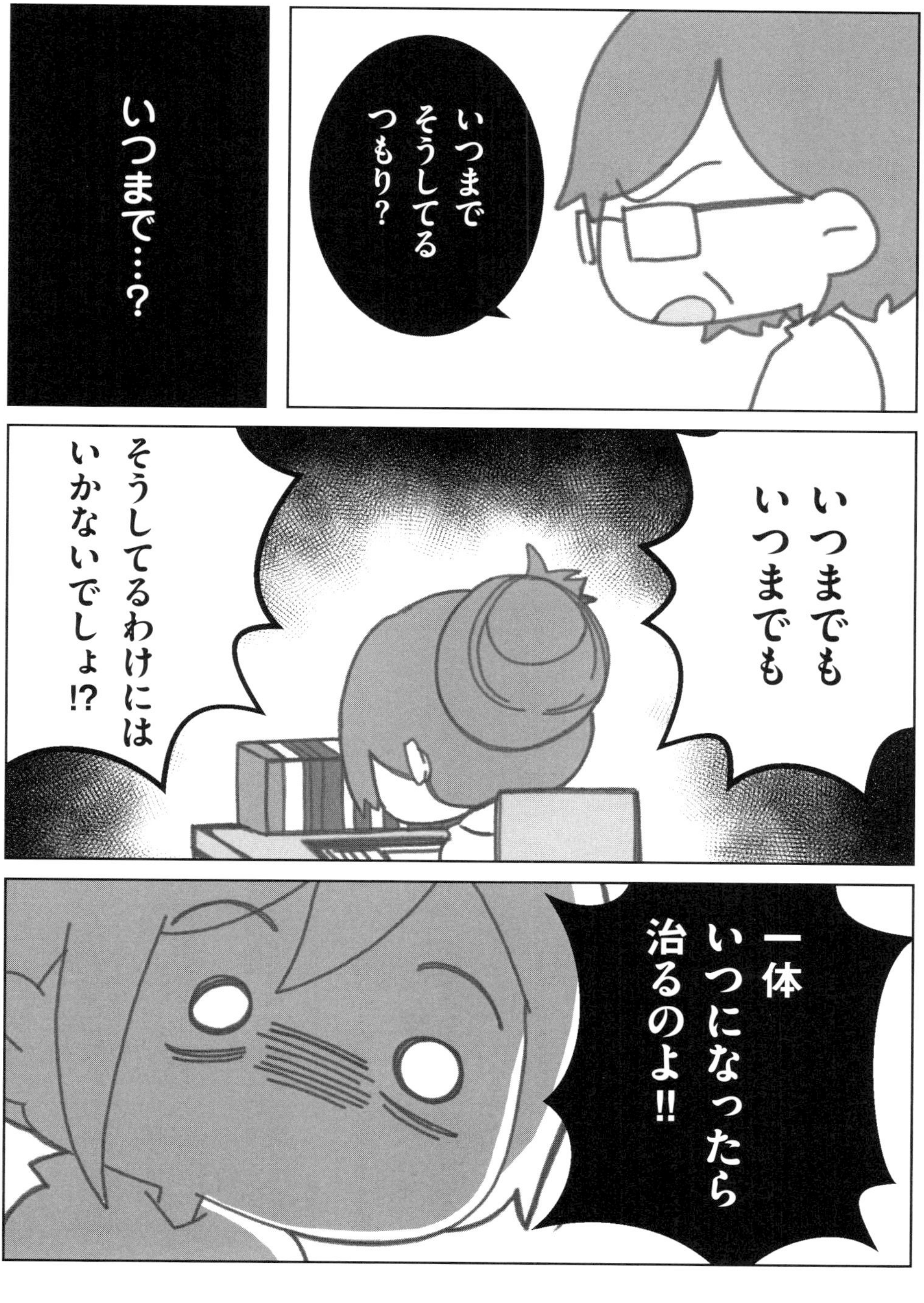
いつまで
そうしてる
つもり？
いつまで…？
いつまでも
いつまでも
そうしてるわけには
いかないでしょ!?
一体
いつになったら
治るのよ!!

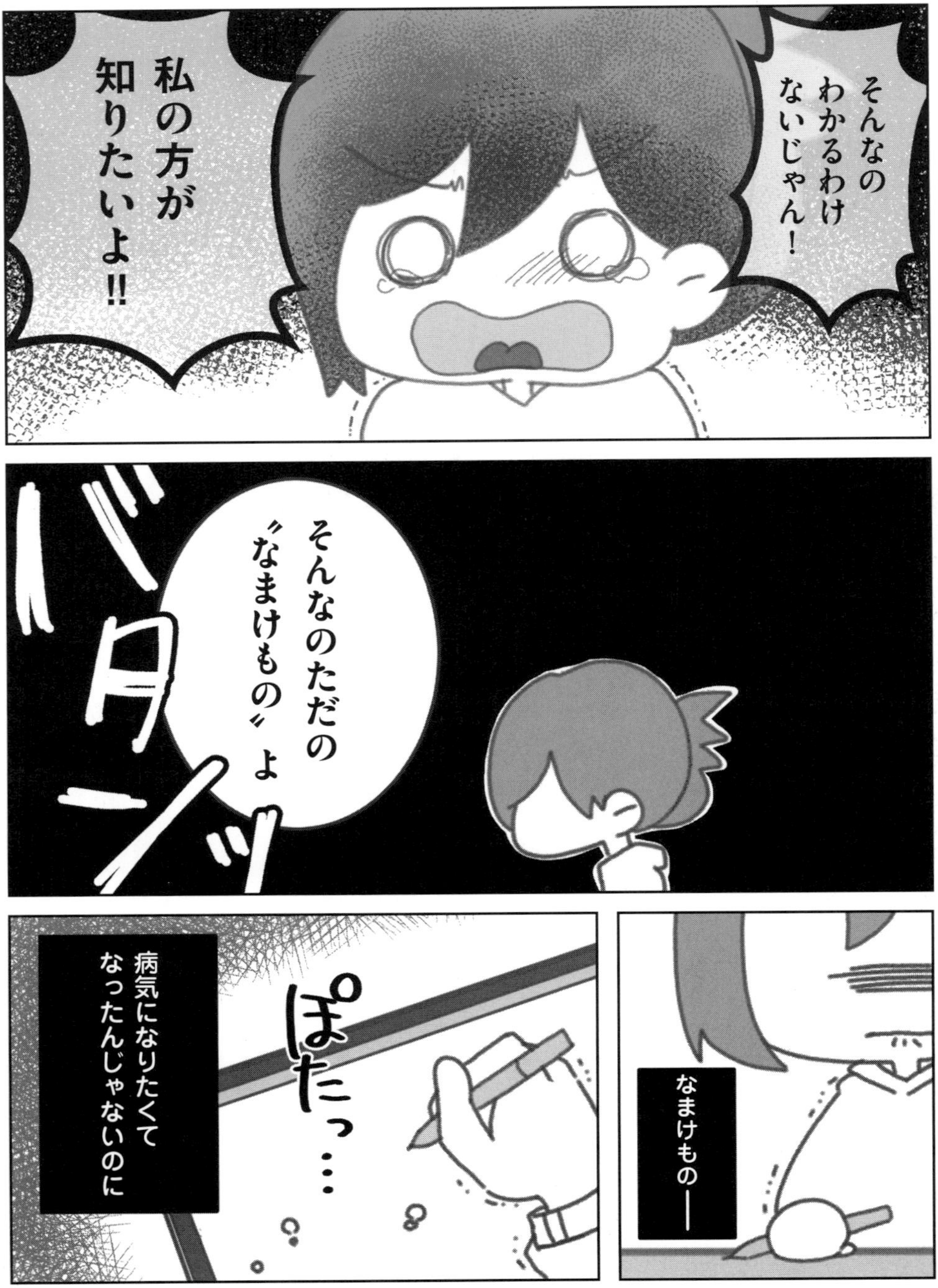
そんなのわかるわけないじゃん！
私の方が知りたいよ!!
バタンッ
そんなのただの〝なまけもの〟よ
なまけもの――
病気になりたくてなったんじゃないのに
ぽたっ…

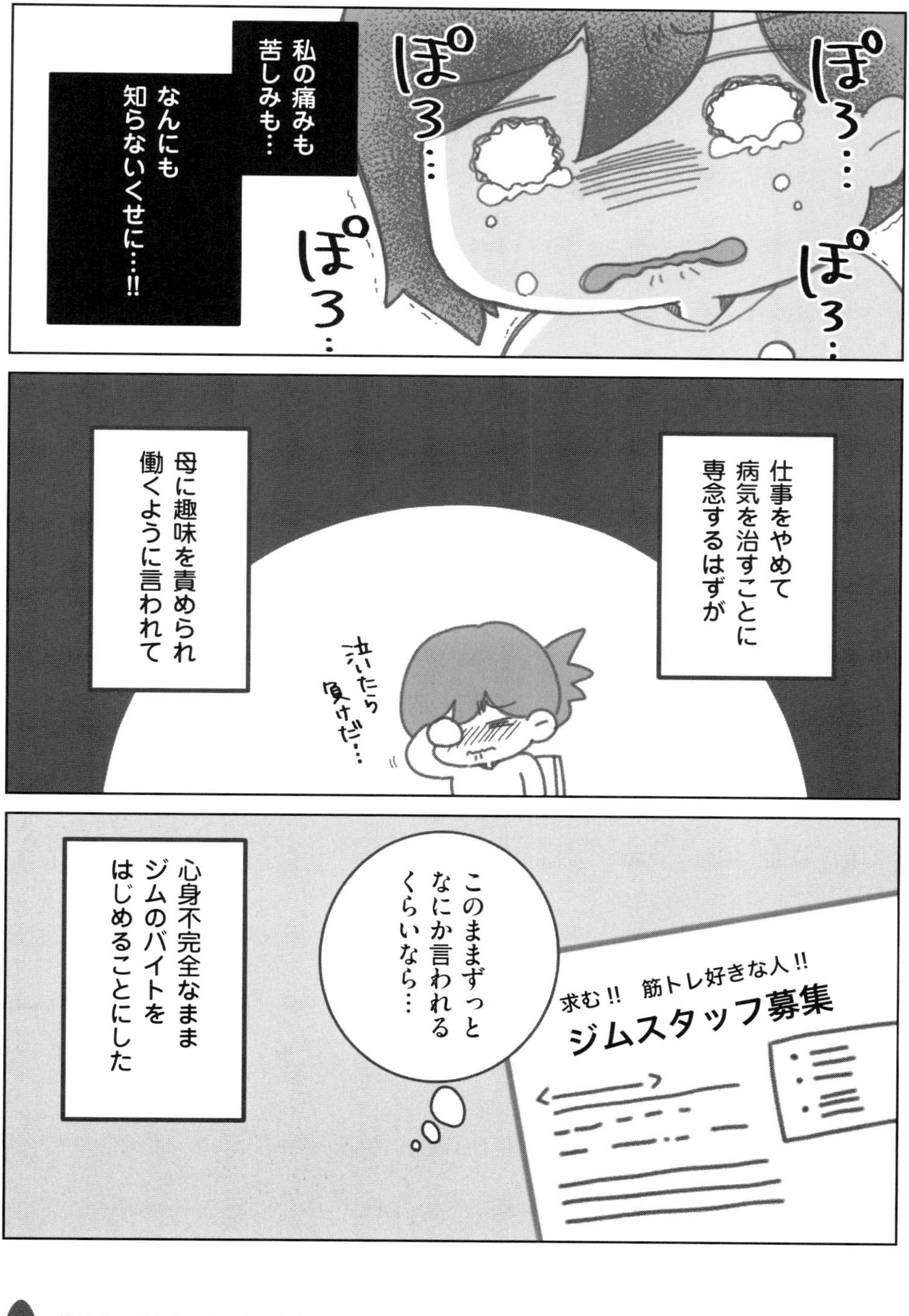
ぽろ…
ぽろ…
ぽろ…
ぽろ…
私の痛みも
苦しみも…
なんにも
知らないくせに…!!
仕事をやめて
病気を治すことに
専念するはずが
母に趣味を責められ
働くように言われて
泣いたら
負けだ…
このままずっと
なにか言われる
くらいなら…
求む!! 筋トレ好きな人!!
ジムスタッフ募集
心身不完全なまま
ジムのバイトを
はじめることにした

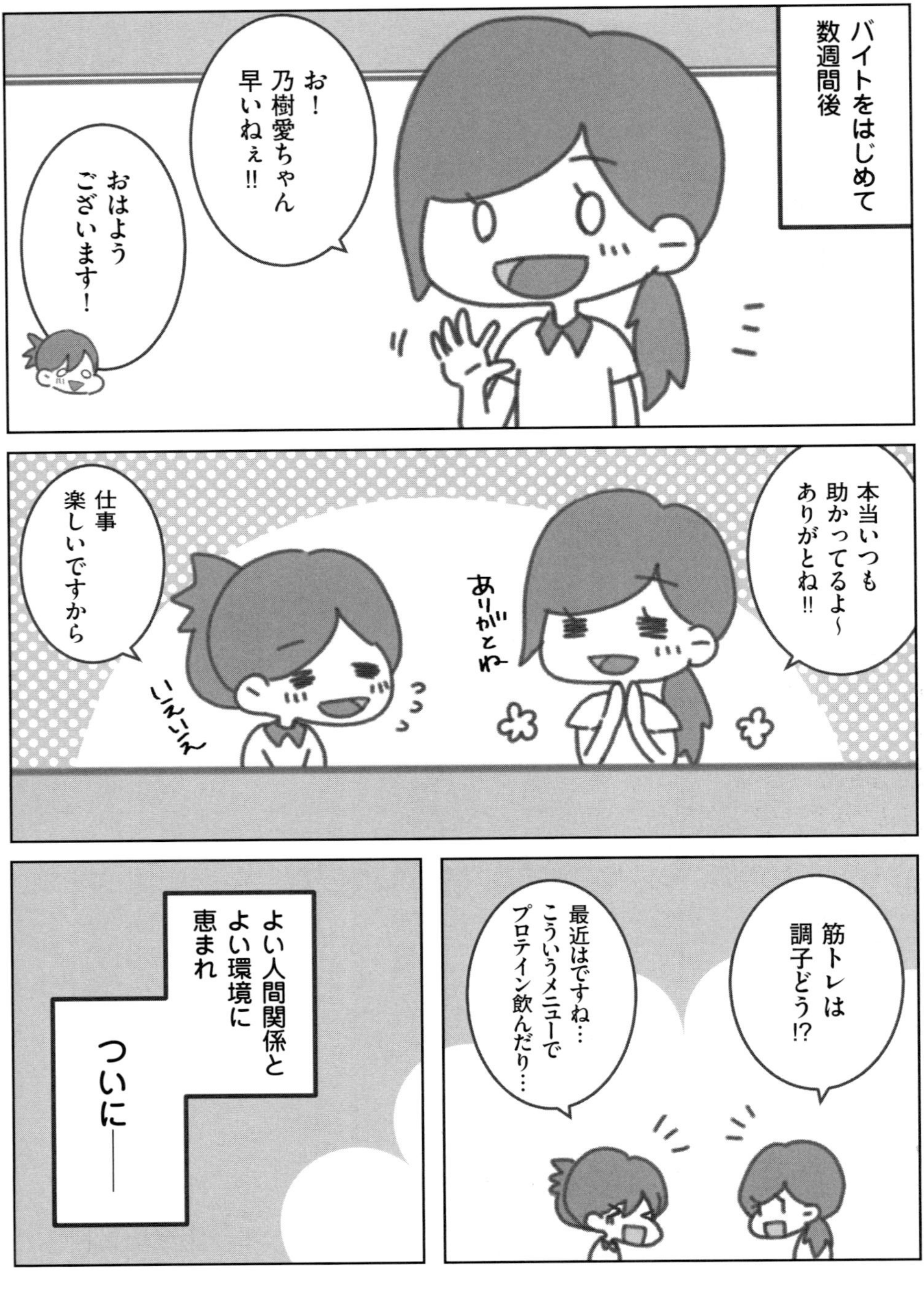
バイトをはじめて数週間後
お！乃樹愛ちゃん早いねぇ!!
おはようございます！
本当いつも助かってるよ～ありがとね!!
ありがとね
仕事楽しいですから
いえいえ
筋トレは調子どう!?
最近はですね…こういうメニューでプロテイン飲んだり…
よい人間関係とよい環境に恵まれ
ついに──

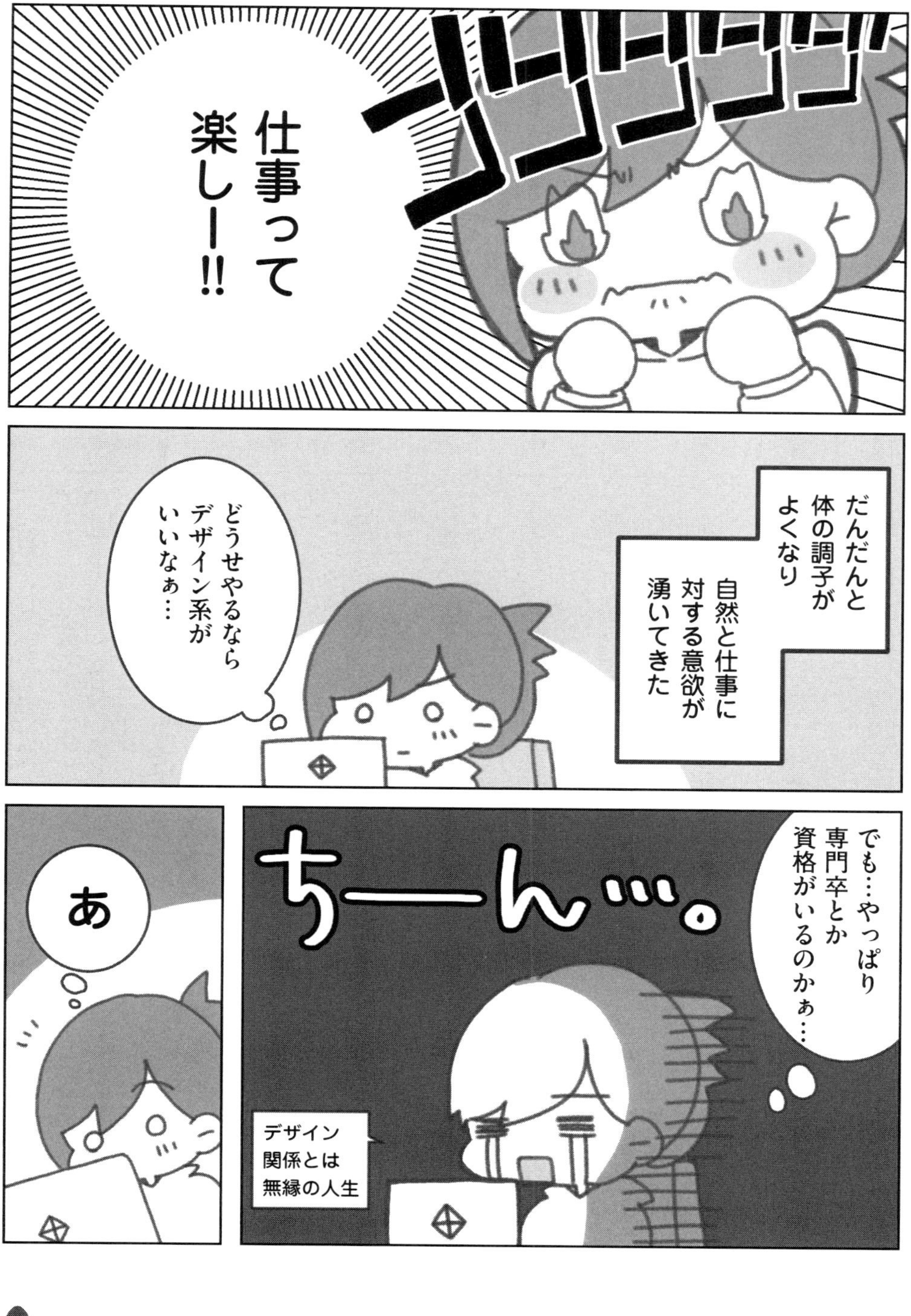
仕事って楽しー!!
だんだんと体の調子がよくなり
自然と仕事に対する意欲が湧いてきた
どうせやるならデザイン系がいいなぁ…
でも…やっぱり専門卒とか資格がいるのかぁ…
ちーん…。
デザイン関係とは無縁の人生
あ

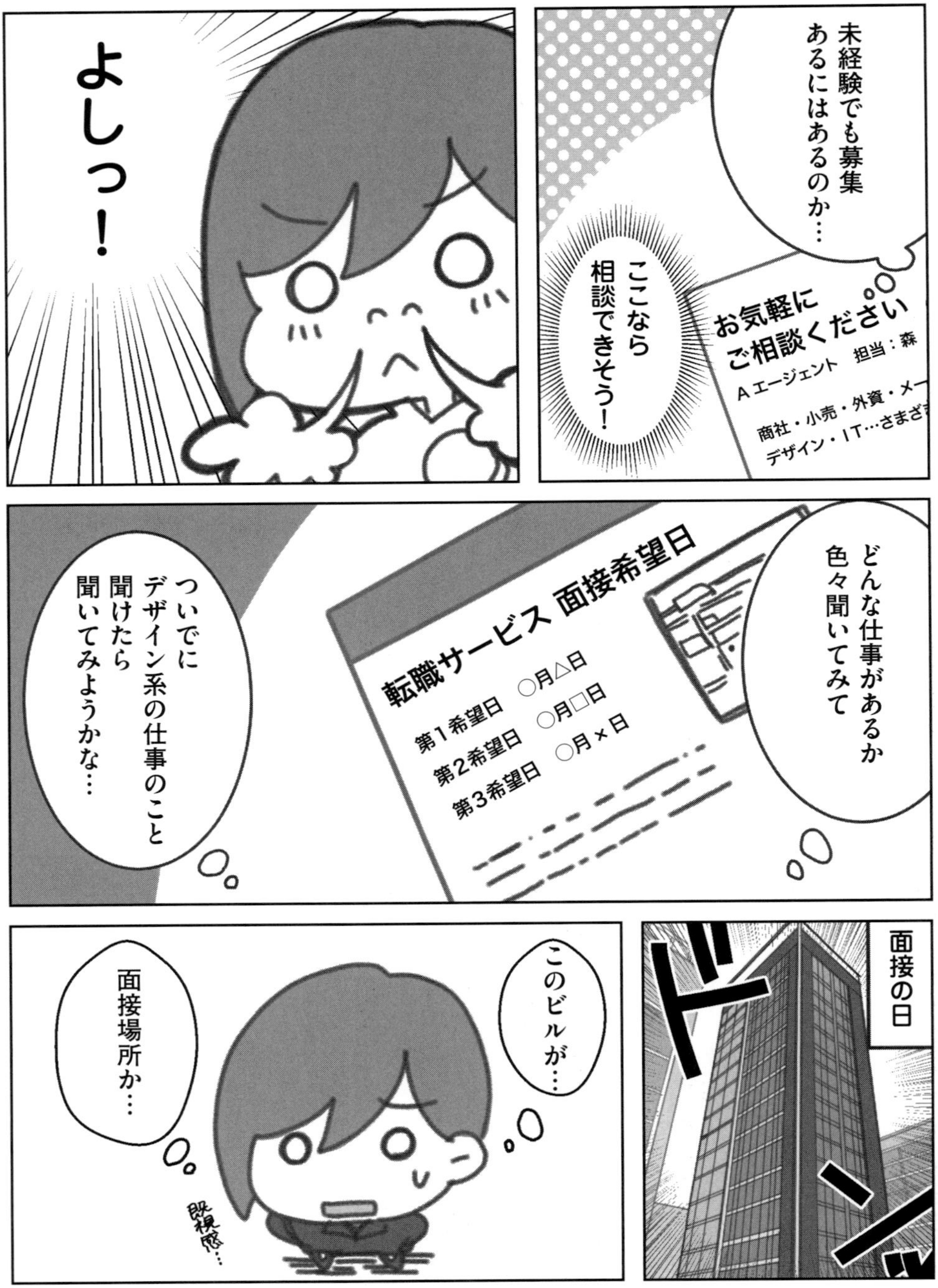

未経験でも募集あるにはあるのか…
ここなら相談できそう！
お気軽にご相談ください
Aエージェント　担当：森
商社・小売・外資・メー
デザイン・IT…さまざ
よしっ！
どんな仕事があるか色々聞いてみて
転職サービス　面接希望日
第1希望日　○月△日
第2希望日　○月□日
第3希望日　○月×日
ついでにデザイン系の仕事のこと聞けたら聞いてみようかな…
面接の日
ドン
このビルが…
面接場所か…
既視感…

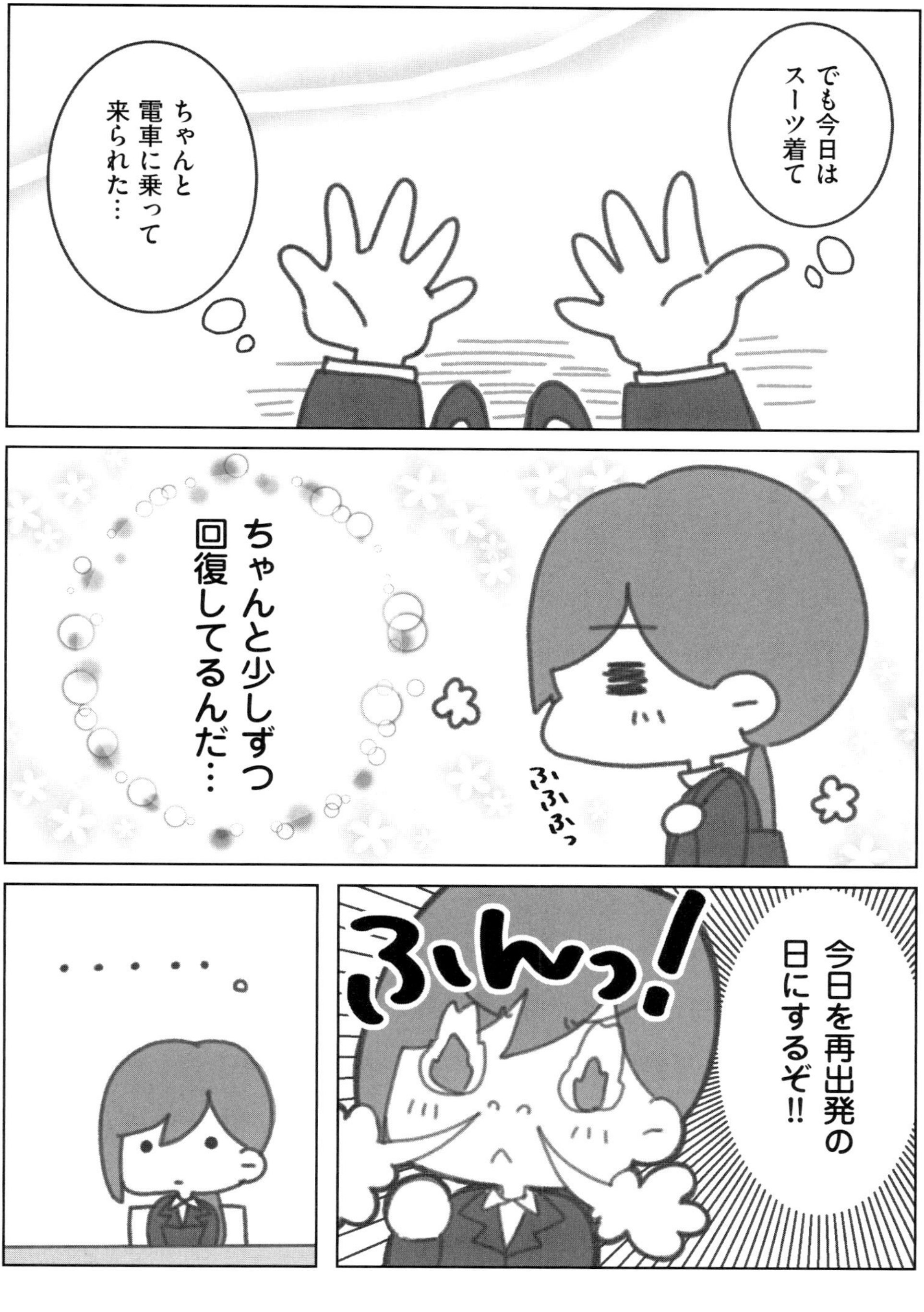
でも今日はスーツ着て
ちゃんと電車に乗って来られた…
ちゃんと少しずつ回復してるんだ…
ふふふっ
今日を再出発の日にするぞ!!
ふんっ!
・・・・・。

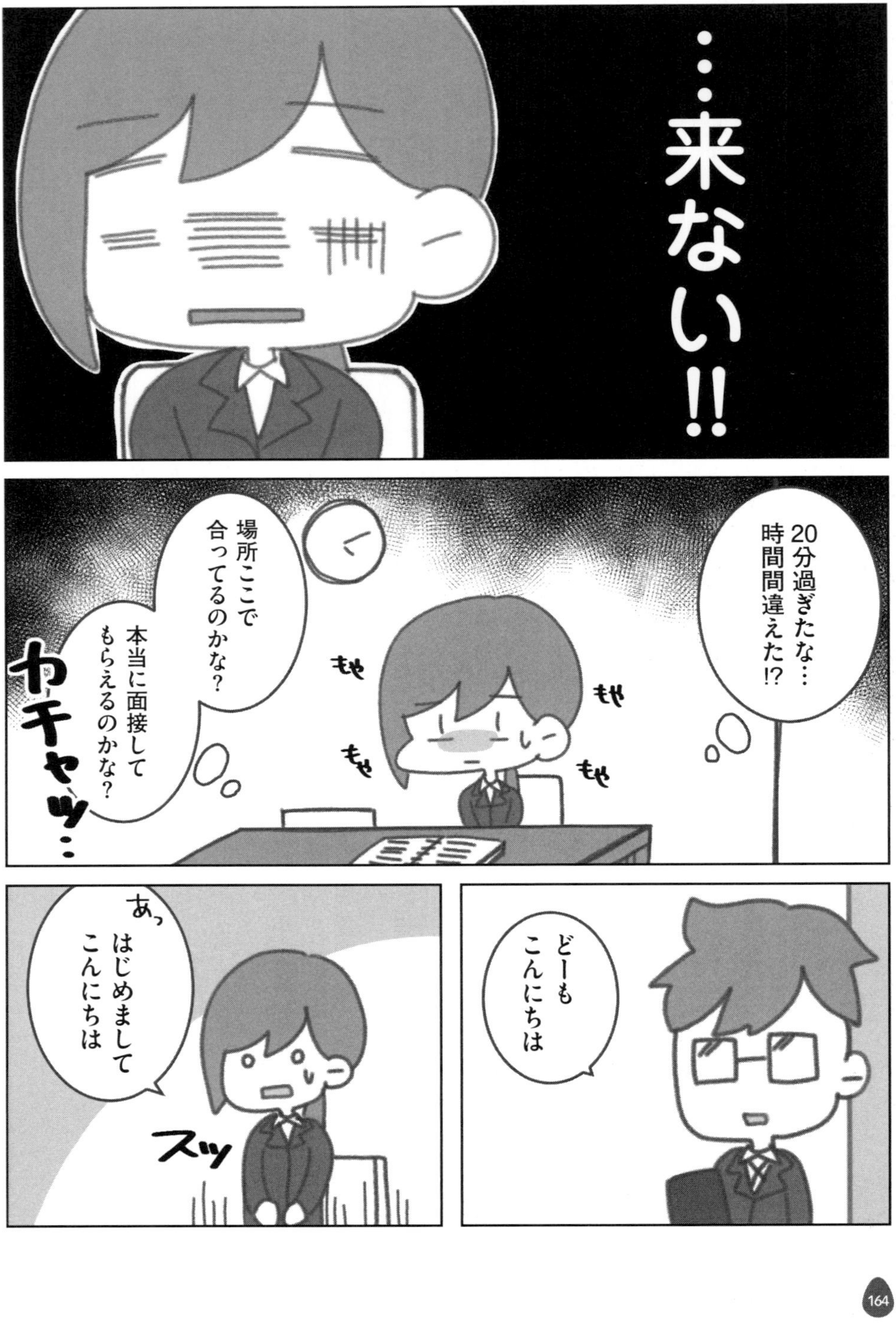
…来ない!!
20分過ぎたな…時間間違えた!?
場所ここで合ってるのかな?
本当に面接してもらえるのかな?
もや
もや
もや
もや
ガチャッ…
どーもこんにちは
あっはじめましてこんにちは
スッ

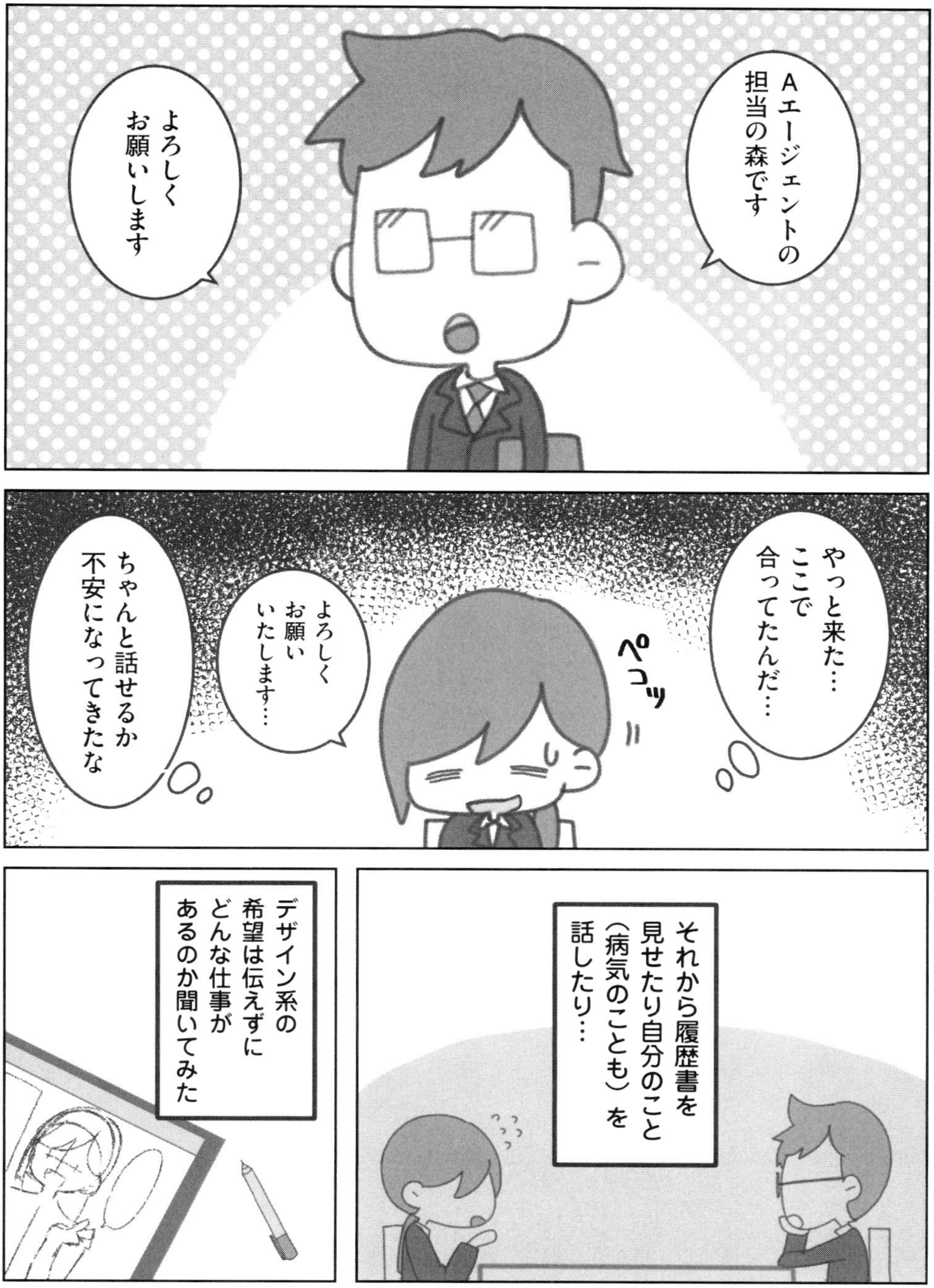
Aエージェントの担当の森です
よろしくお願いします
やっと来た…ここで合ってたんだ…
ペコッ
よろしくお願いいたします…
ちゃんと話せるか不安になってきたな
それから履歴書を見せたり自分のこと（病気のことも）を話したり…
デザイン系の希望は伝えずにどんな仕事があるのか聞いてみた

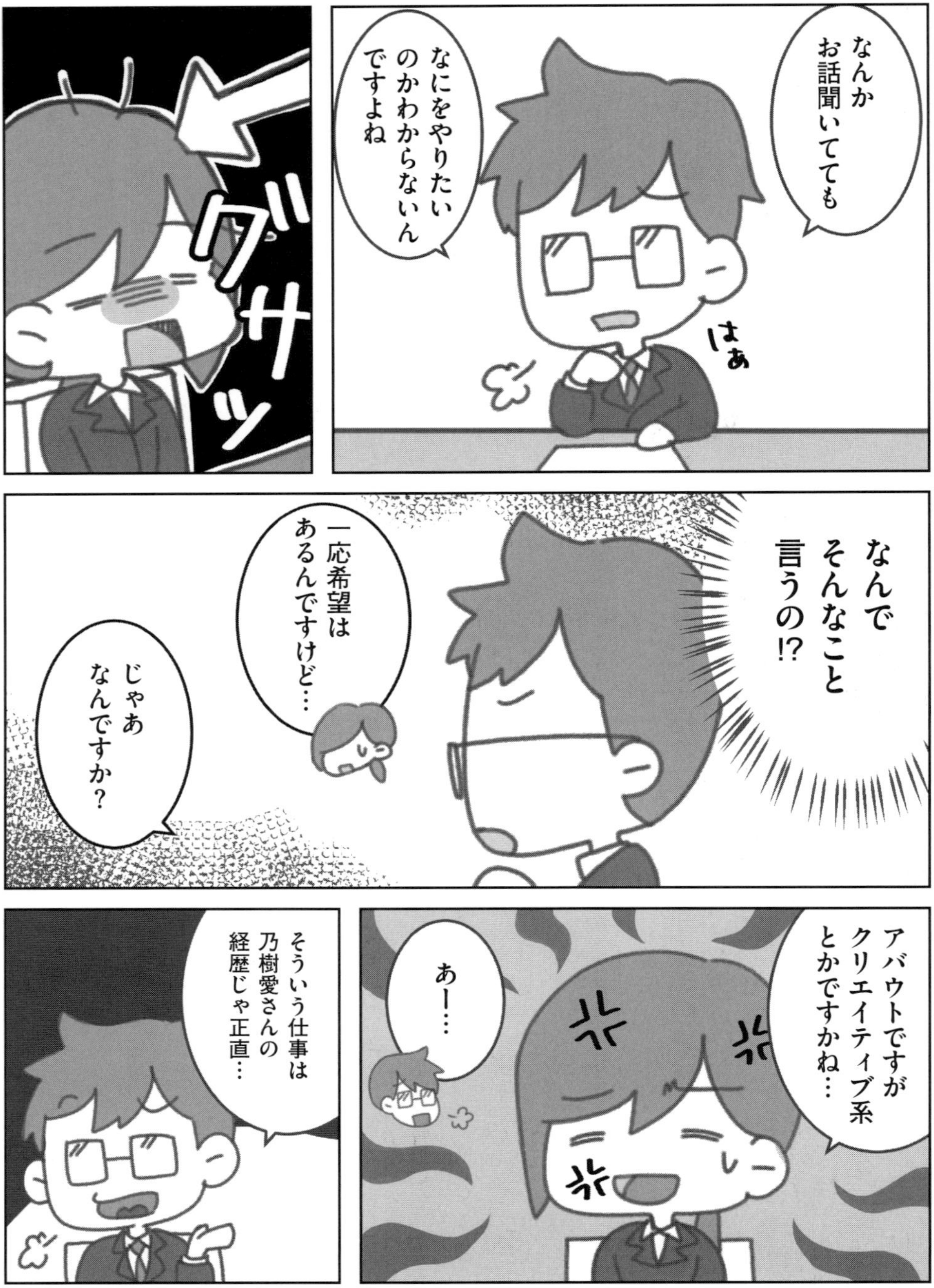
なんかお話聞いてても
なにをやりたいのかわからないんですよね
はぁ
グサッ
なんでそんなこと言うの!?
一応希望はあるんですけど…
じゃあなんですか?
アバウトですがクリエイティブ系とかですかね…
あー…
そういう仕事は乃樹愛さんの経歴じゃ正直…

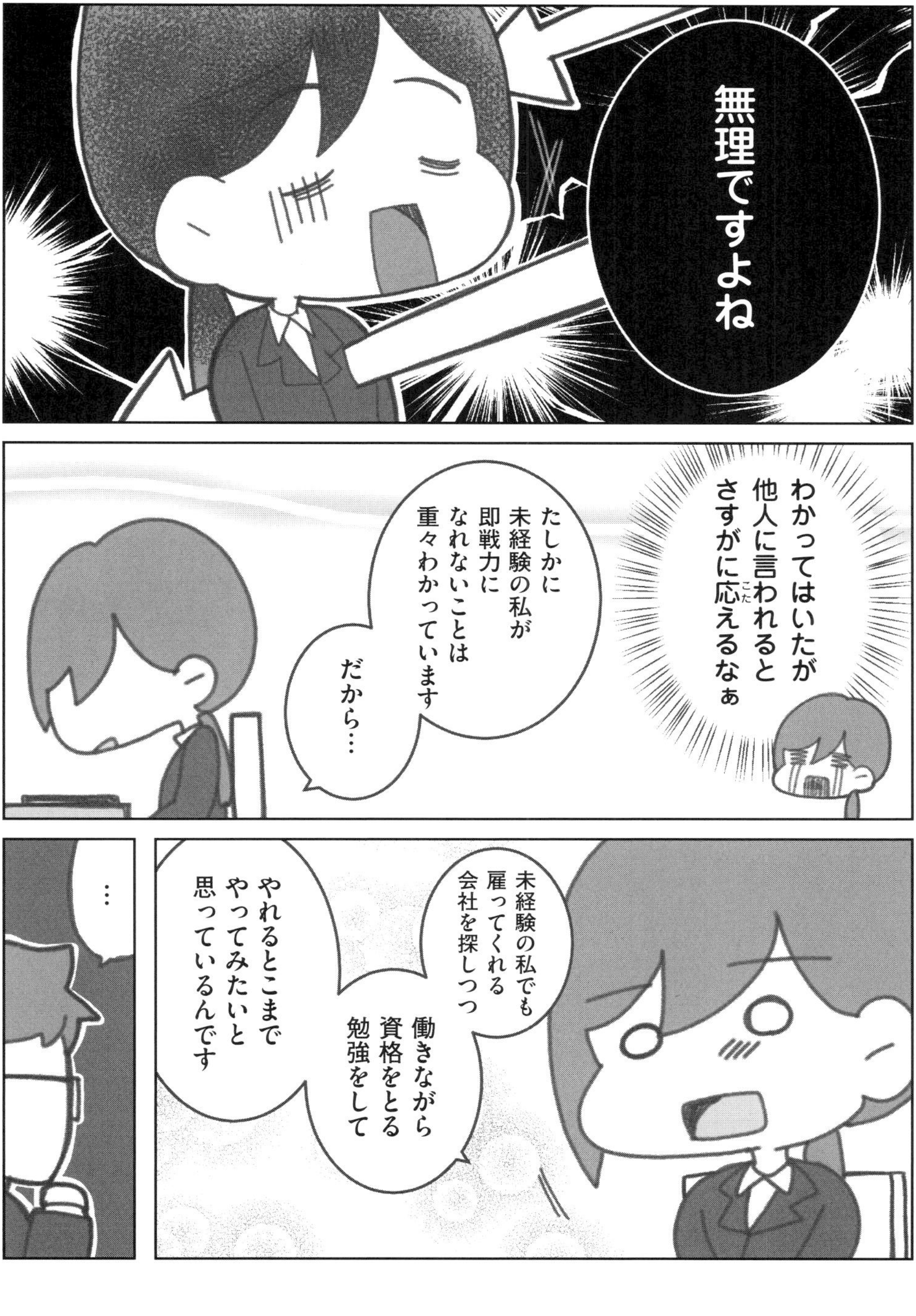
無理ですよね
わかってはいたが他人に言われるとさすがに応《こた》えるなぁ
たしかに未経験の私が即戦力になれないことは重々わかっています
だから…
未経験の私でも雇ってくれる会社を探しつつ
働きながら資格をとる勉強をして
やれるところまでやってみたいと思っているんです
…

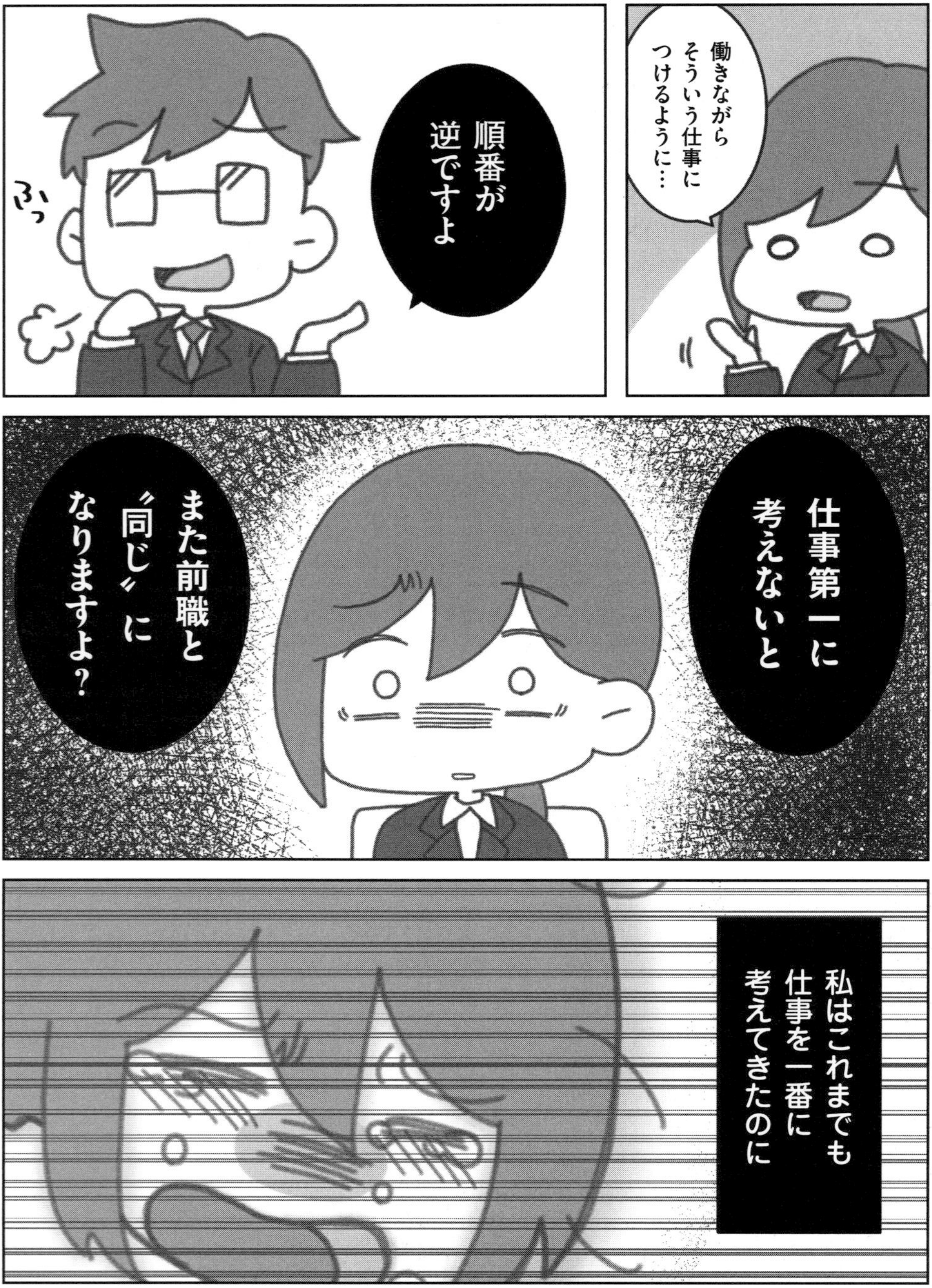
働きながらそういう仕事につけるように…
順番が逆ですよ
ふっ
仕事第一に考えないと
また前職と〝同じ〟になりますよ？
私はこれまでも仕事を一番に考えてきたのに

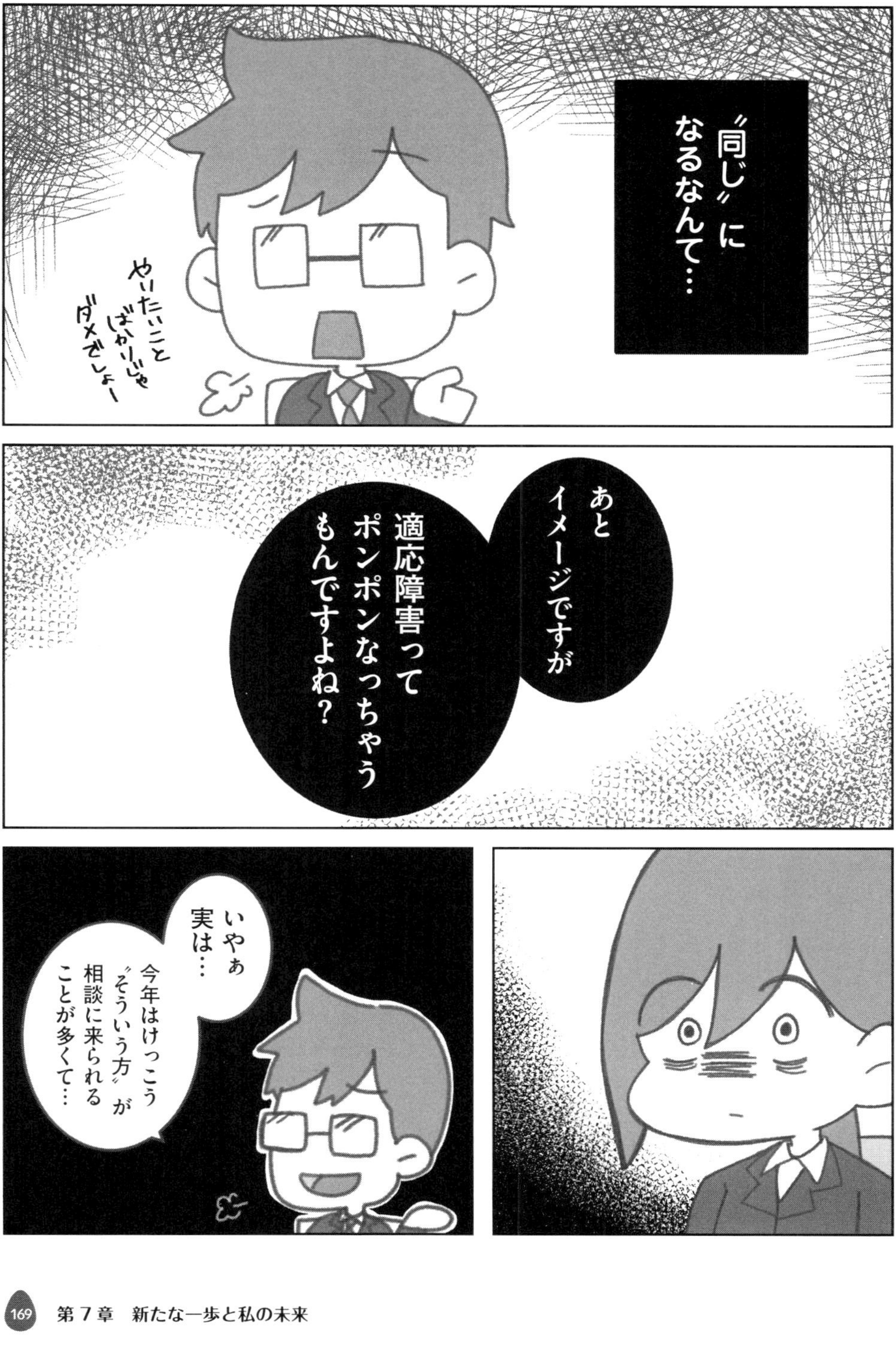
〝同じ〟になるなんて…
やりたいことばかりじゃダメでしょー
あとイメージですが
適応障害ってポンポンなっちゃうもんですよね？
いやぁ実は…
今年はけっこう〝そういう方〟が相談に来られることが多くて…

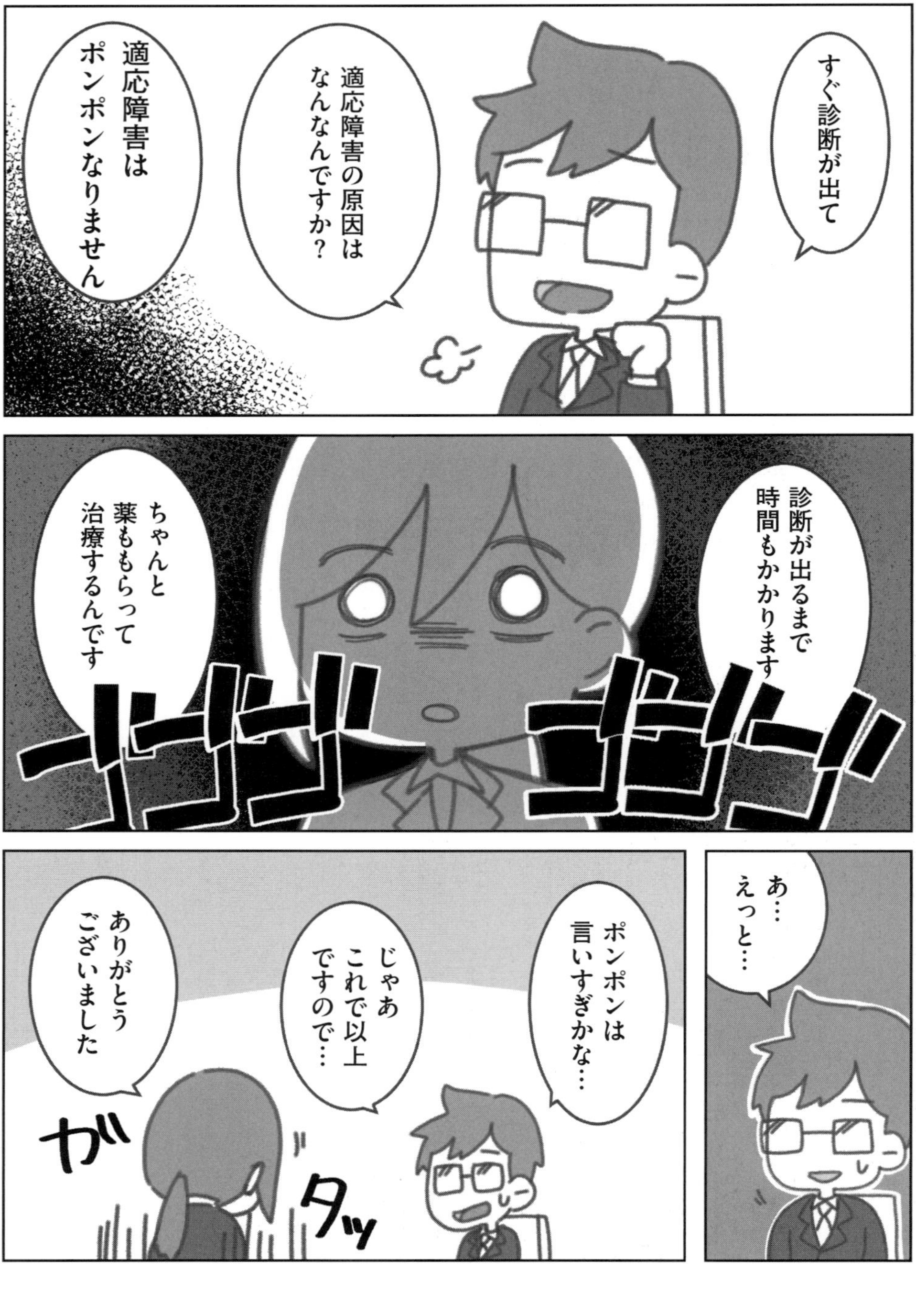
すぐ診断が出て
適応障害の原因はなんなんですか？
適応障害はポンポンなりません
診断が出るまで時間もかかります
ちゃんと薬ももらって治療するんです
あ…えっと…
ポンポンは言いすぎかな…
じゃあこれで以上ですので…
ありがとうございました
ガ
タッ

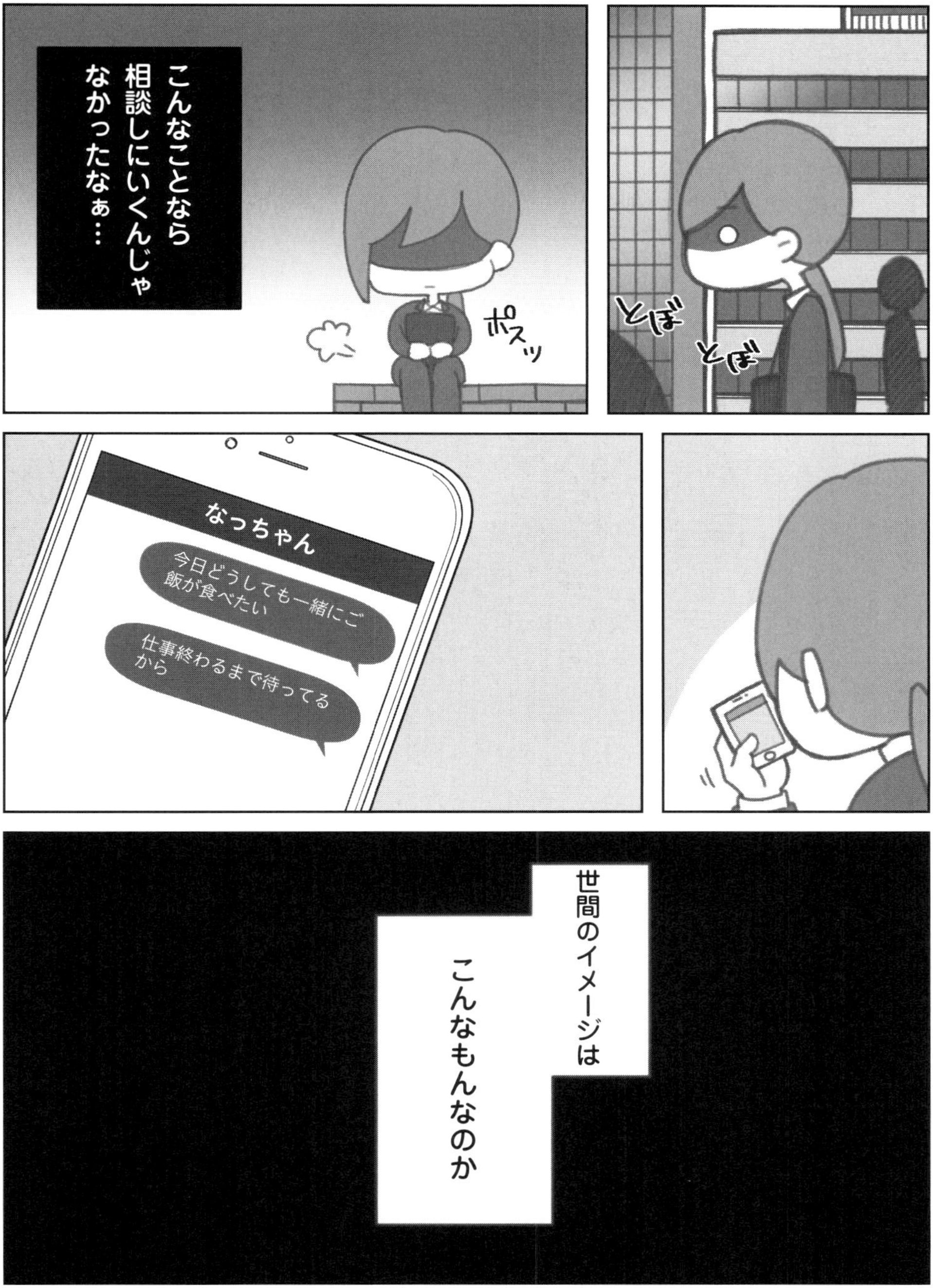
こんなことなら
相談しにいくんじゃ
なかったなぁ…
ポスッ
とぼ
とぼ
なっちゃん
今日どうしても一緒にご飯が食べたい
仕事終わるまで待ってるから
世間のイメージは
こんなもんなのか

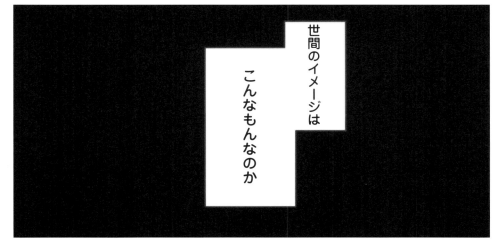

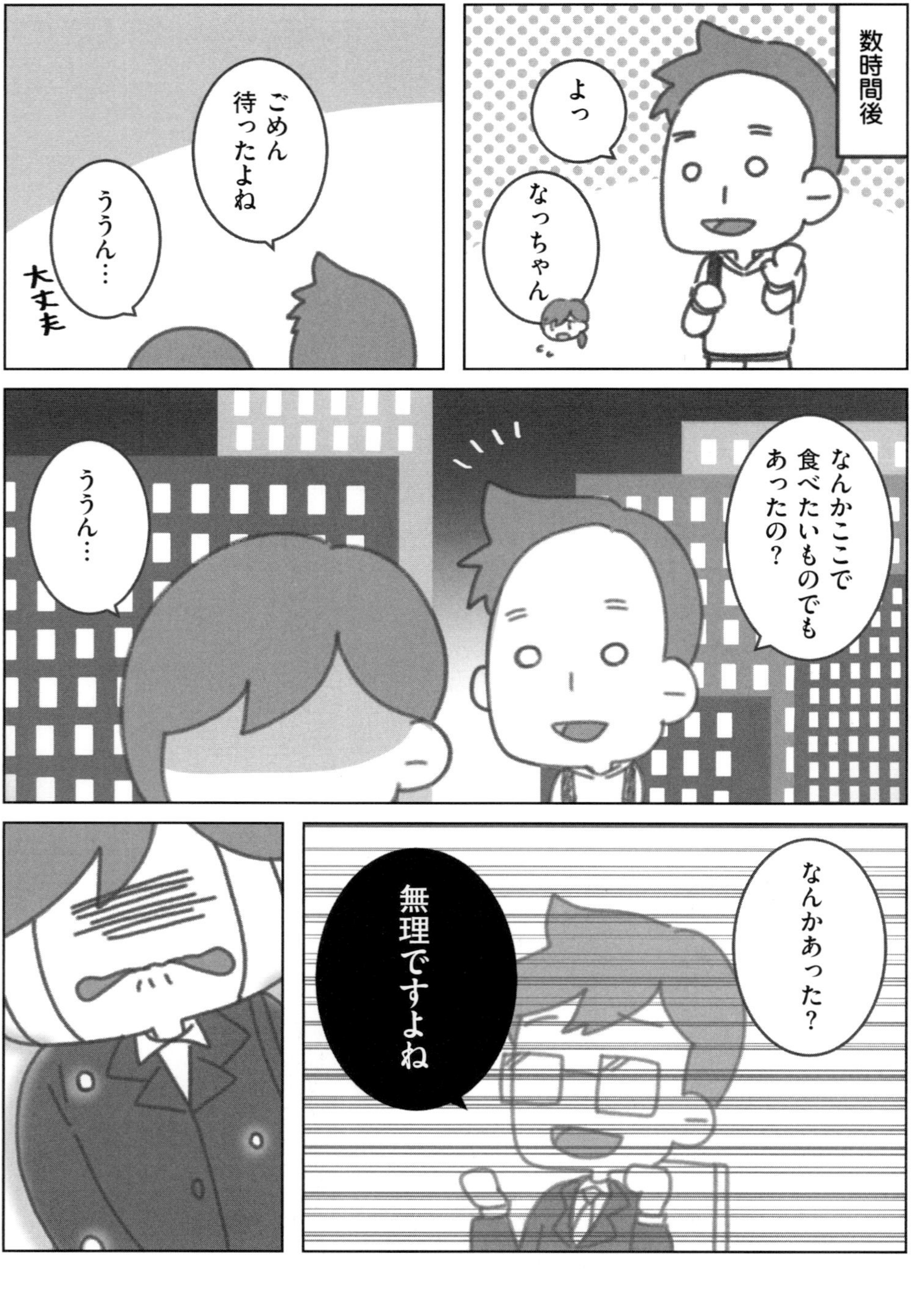
数時間後
よっ
なっちゃん
ごめん
待ったよね
ううん…
大丈夫
なんかここで
食べたいものでも
あったの？
ううん…
なんかあった？
無理ですよね

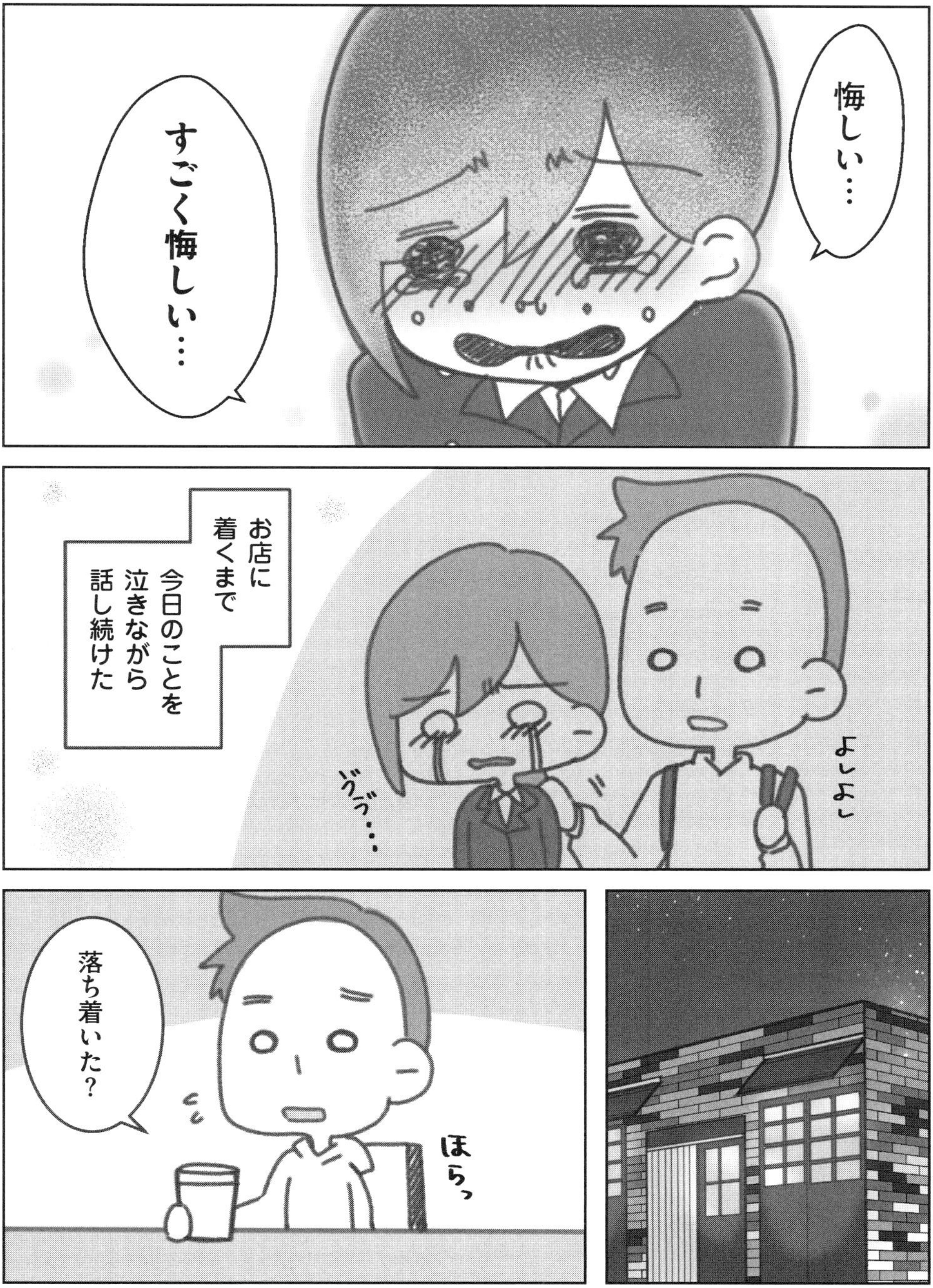
悔しい…
すごく悔しい…
お店に着くまで
今日のことを
泣きながら
話し続けた
よしよし
グスグス…
落ち着いた？
ほらっ

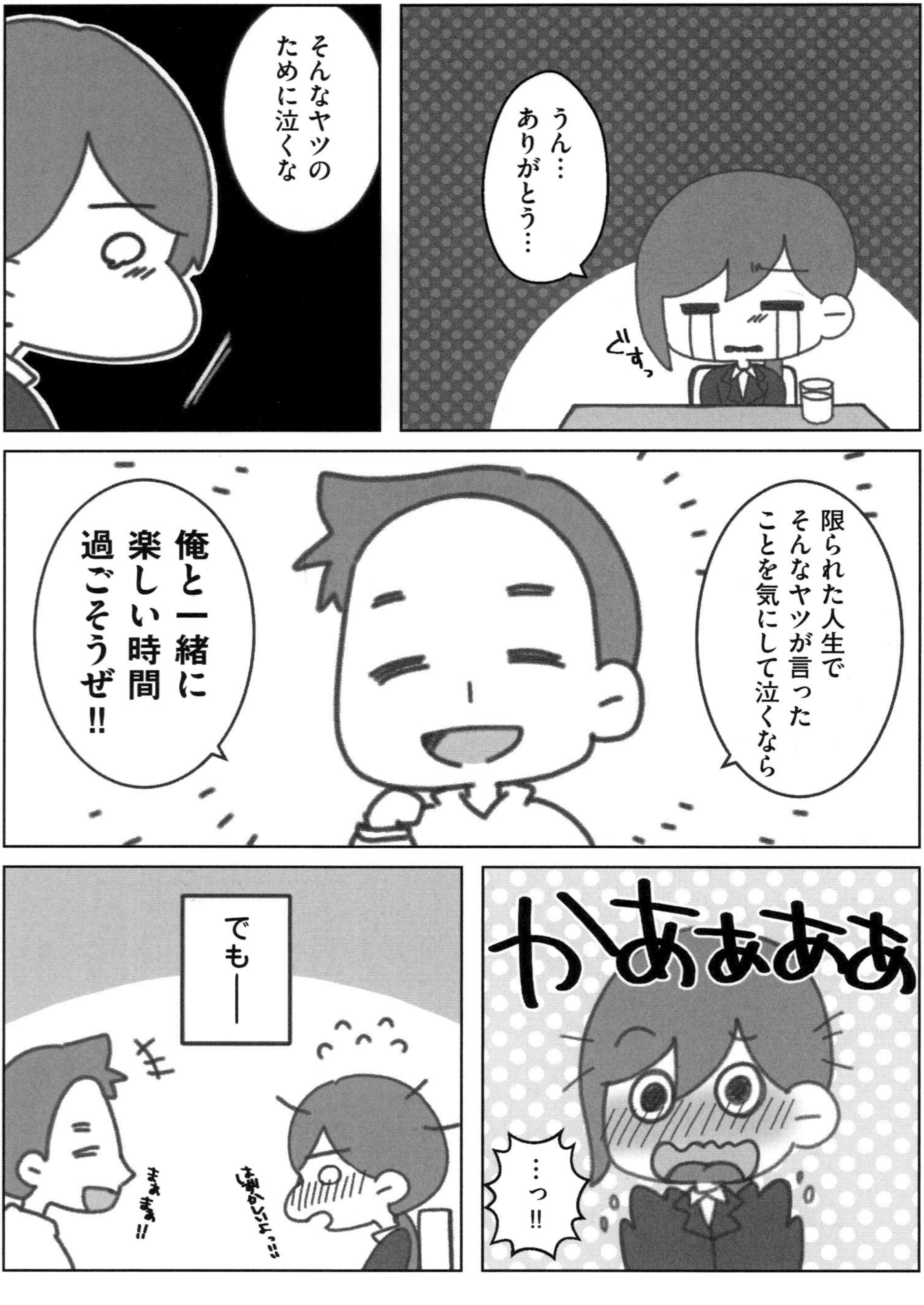
うん…
ありがとう…
ぐすっ
そんなヤツのためにに泣くな
限られた人生でそんなヤツが言ったことを気にして泣くなら
俺と一緒に楽しい時間過ごそうぜ!!
かあぁぁああ
…っ!!
でも——
まぁまぁ!!
は恥かしいよっ!!

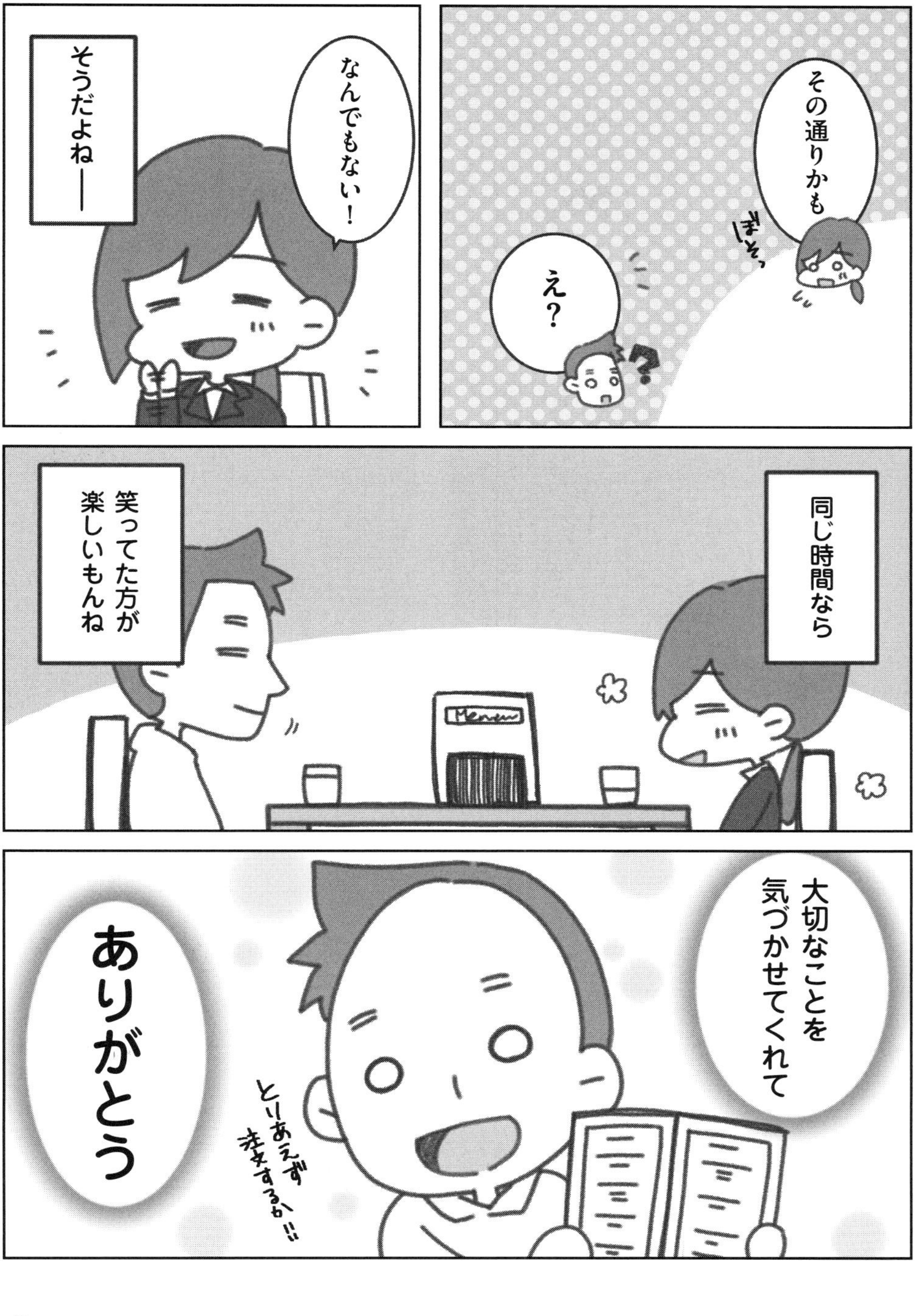
その通りかも
ぼそっ
え？
なんでもない！
そうだよね——
同じ時間なら
笑ってた方が楽しいもんね
Menu
大切なことを気づかせてくれて
ありがとう
とりあえず注文するか!!

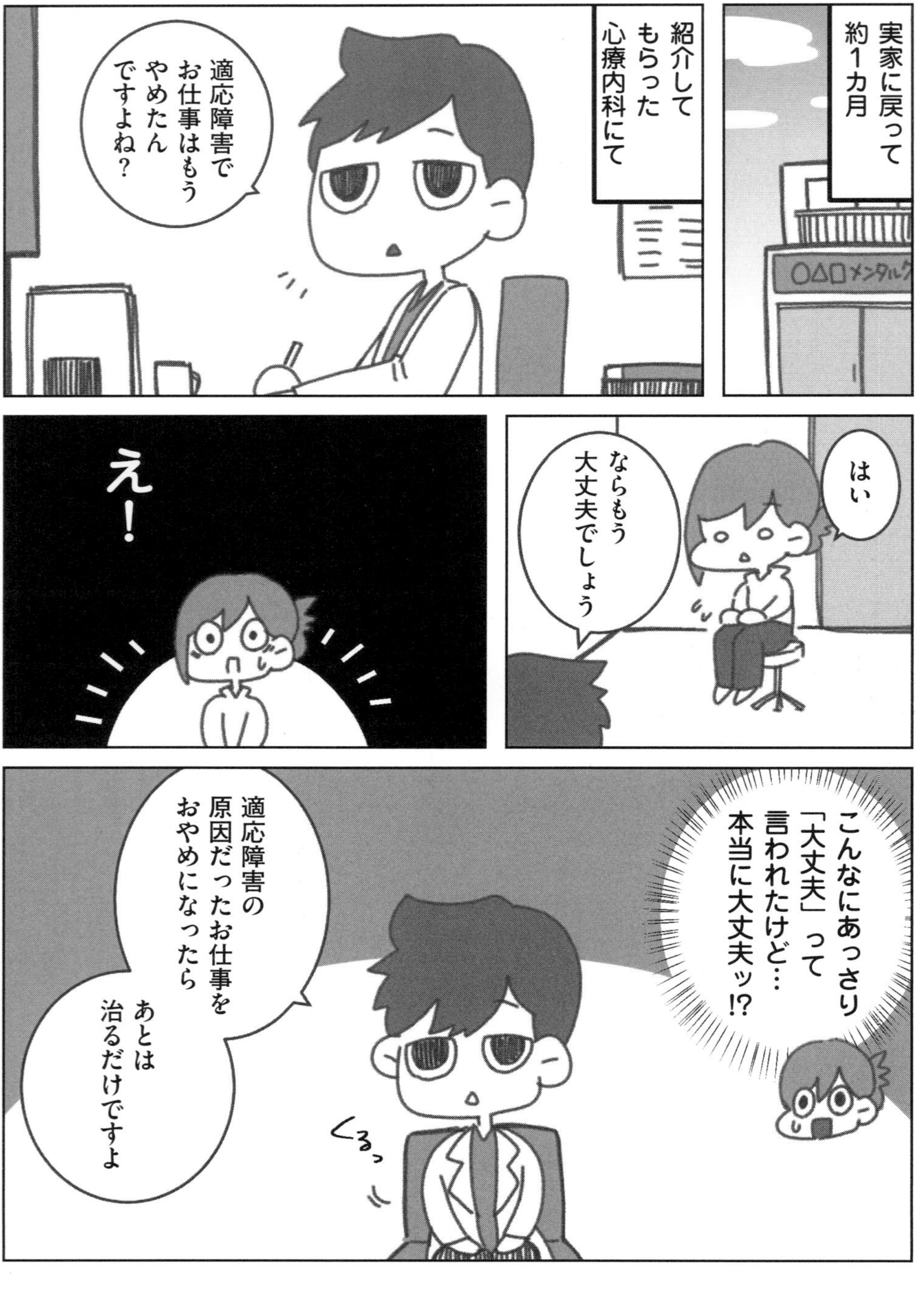
実家に戻って
約1カ月
○△□メンタルク
紹介して
もらった
心療内科にて
適応障害で
お仕事はもう
やめたん
ですよね？
はい
ならもう
大丈夫でしょう
え！
こんなにあっさり
「大丈夫」って
言われたけど…
本当に大丈夫ッ!?
適応障害の
原因だったお仕事を
おやめになったら
あとは
治るだけですよ
くるっ

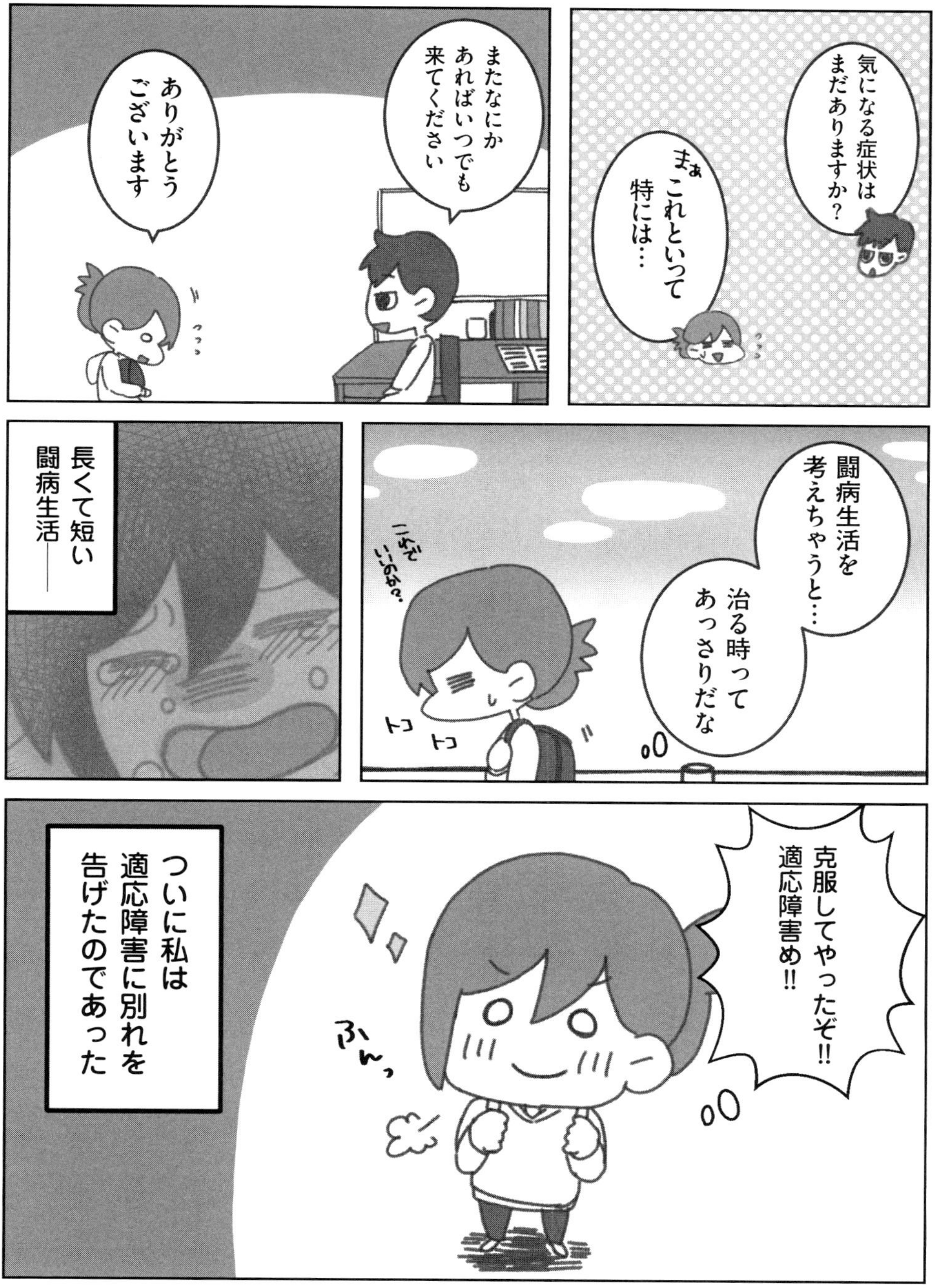
気になる症状はまだありますか?
まぁこれといって特には…
またなにかあればいつでも来てください
ありがとうございます
闘病生活を考えちゃうと…
治る時ってあっさりだな
これでいいのか?
トコ トコ
長くて短い闘病生活――
克服してやったぞ!! 適応障害め!!
ついに私は適応障害に別れを告げたのであった
ふんっ

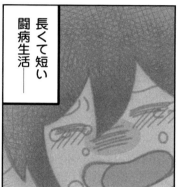

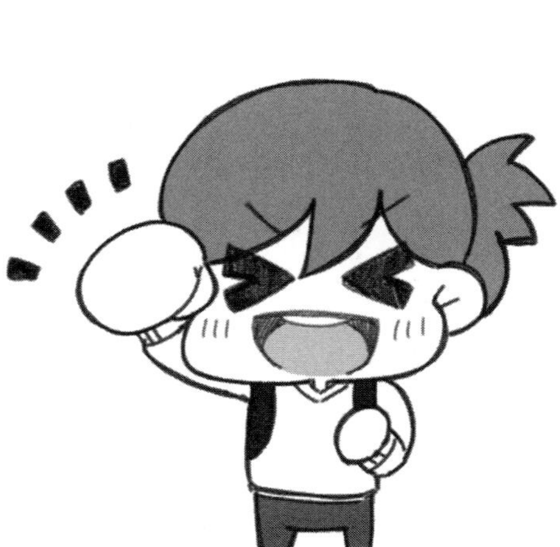

第8章 生きてりゃなんとかなる！

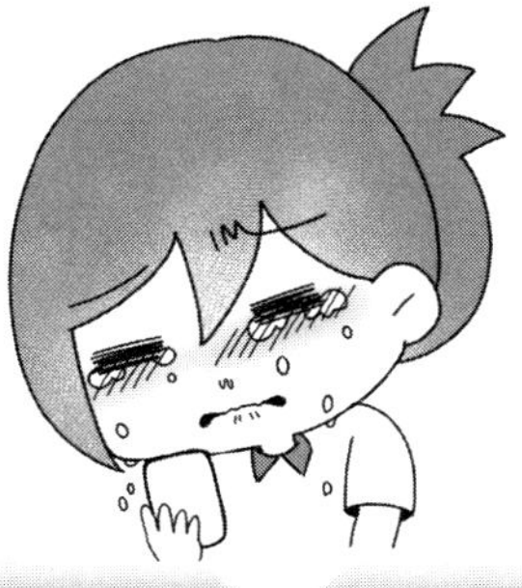

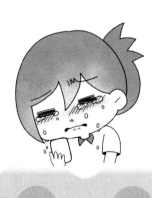

私を救ったマンガ

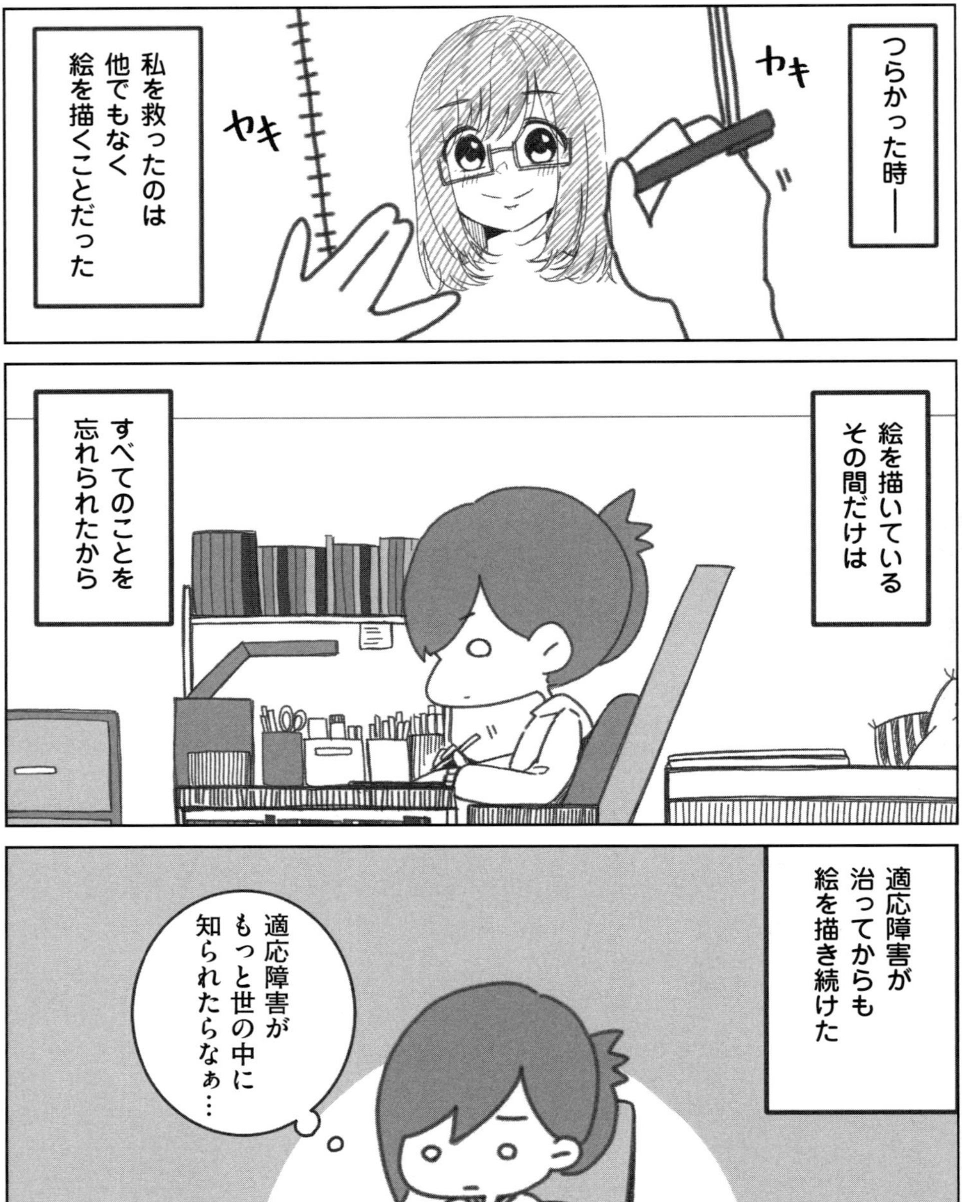
つらかった時――
カキ
カキ
私を救ったのは他でもなく絵を描くことだった
絵を描いているその間だけは
すべてのことを忘れられたから
適応障害が治ってからも絵を描き続けた
適応障害がもっと世の中に知られたらなぁ…

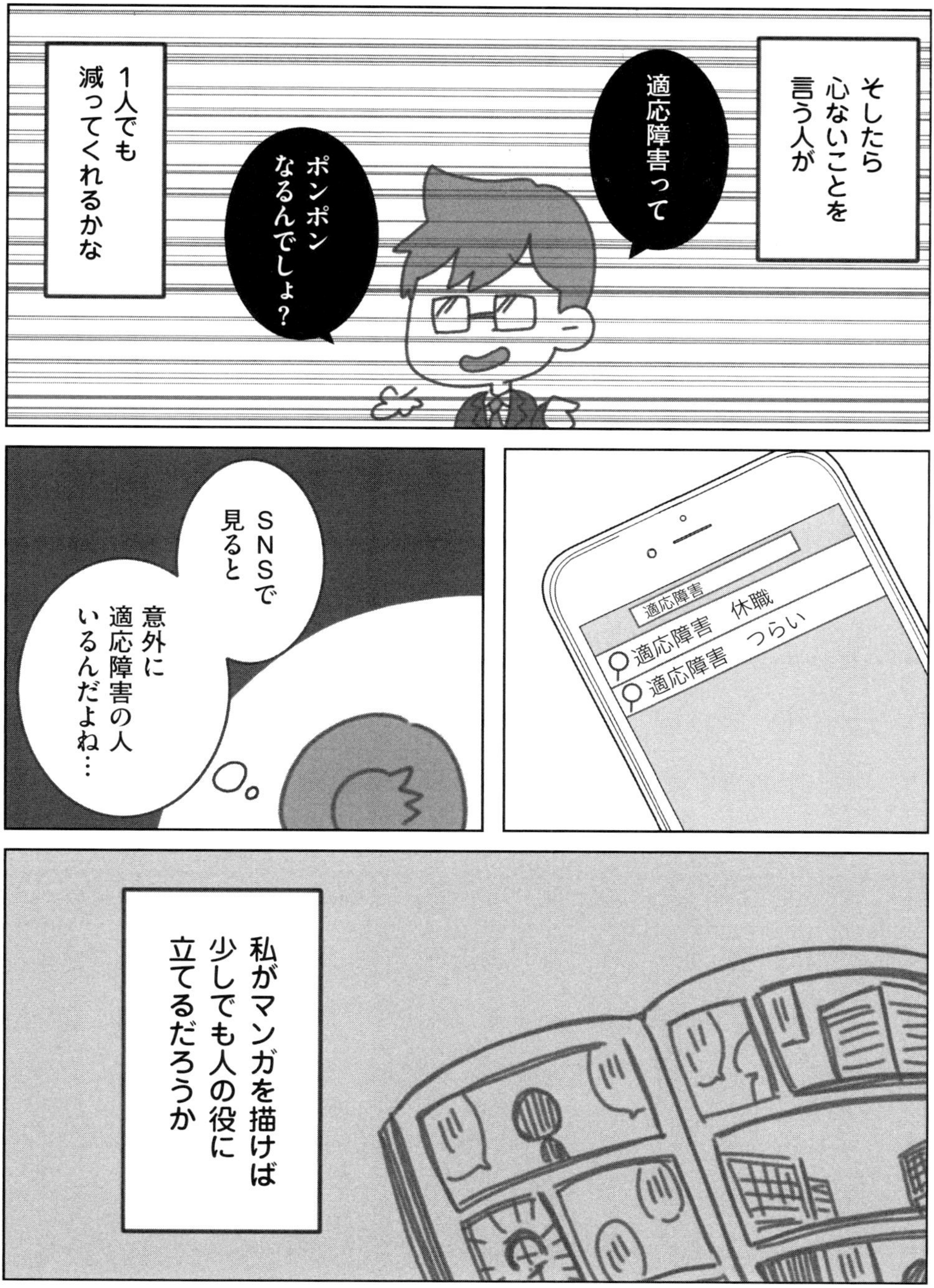
そしたら
心ないことを
言う人が
適応障害って
ポンポン
なるんでしょ？
1人でも
減ってくれるかな
SNSで
見ると
意外に
適応障害の人
いるんだよね…
適応障害
適応障害　休職
適応障害　つらい
私がマンガを描けば
少しでも人の役に
立てるだろうか

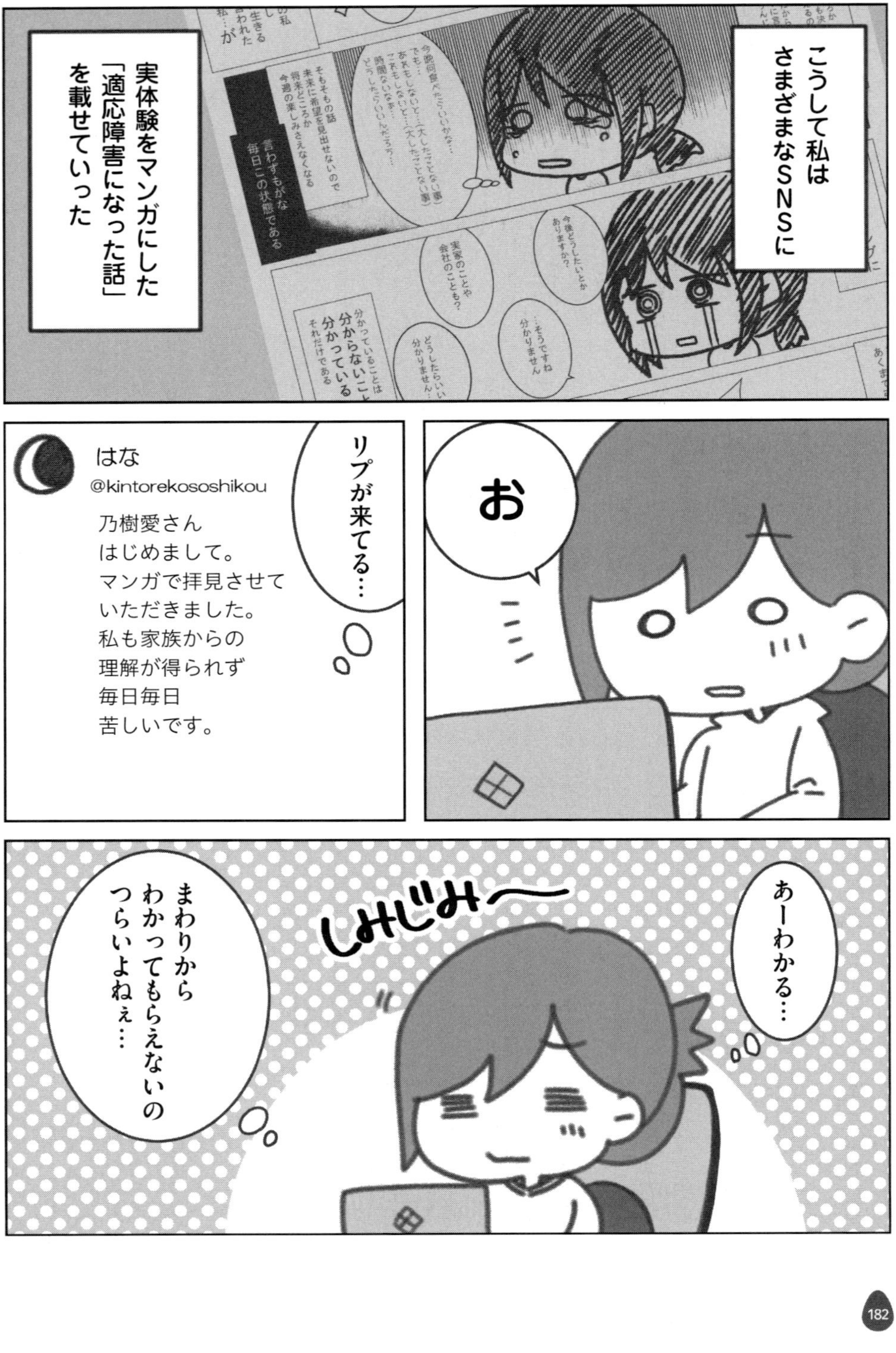

こうして私は さまざまなSNSに
実体験をマンガにした「適応障害になった話」を載せていった
お
リプが来てる…
はな
@kintorekososhikou
乃樹愛さん
はじめまして。
マンガで拝見させて
いただきました。
私も家族からの
理解が得られず
毎日毎日
苦しいです。
あーわかる…
しみじみ〜
まわりから わかってもらえないの つらいよねぇ…

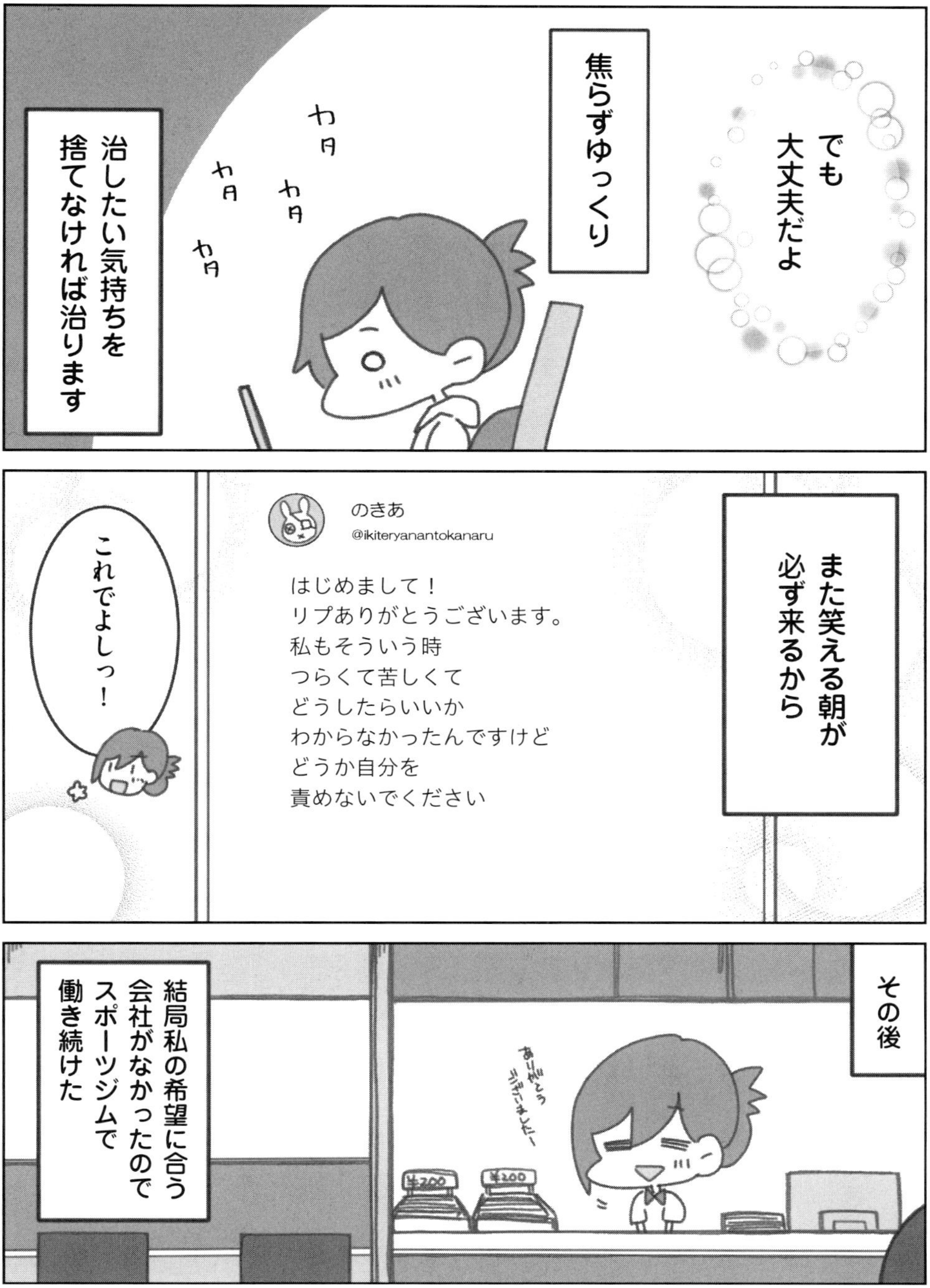
でも
大丈夫だよ
焦らずゆっくり
カタ
カタ
カタ
カタ
治したい気持ちを
捨てなければ治ります
また笑える朝が
必ず来るから
のきあ
@ikiteryanantokanaru
はじめまして！
リプありがとうございます。
私もそういう時
つらくて苦しくて
どうしたらいいか
わからなかったんですけど
どうか自分を
責めないでください
これでよしっ！
その後
ありがとうございました～
¥200
¥200
結局私の希望に合う
会社がなかったので
スポーツジムで
働き続けた

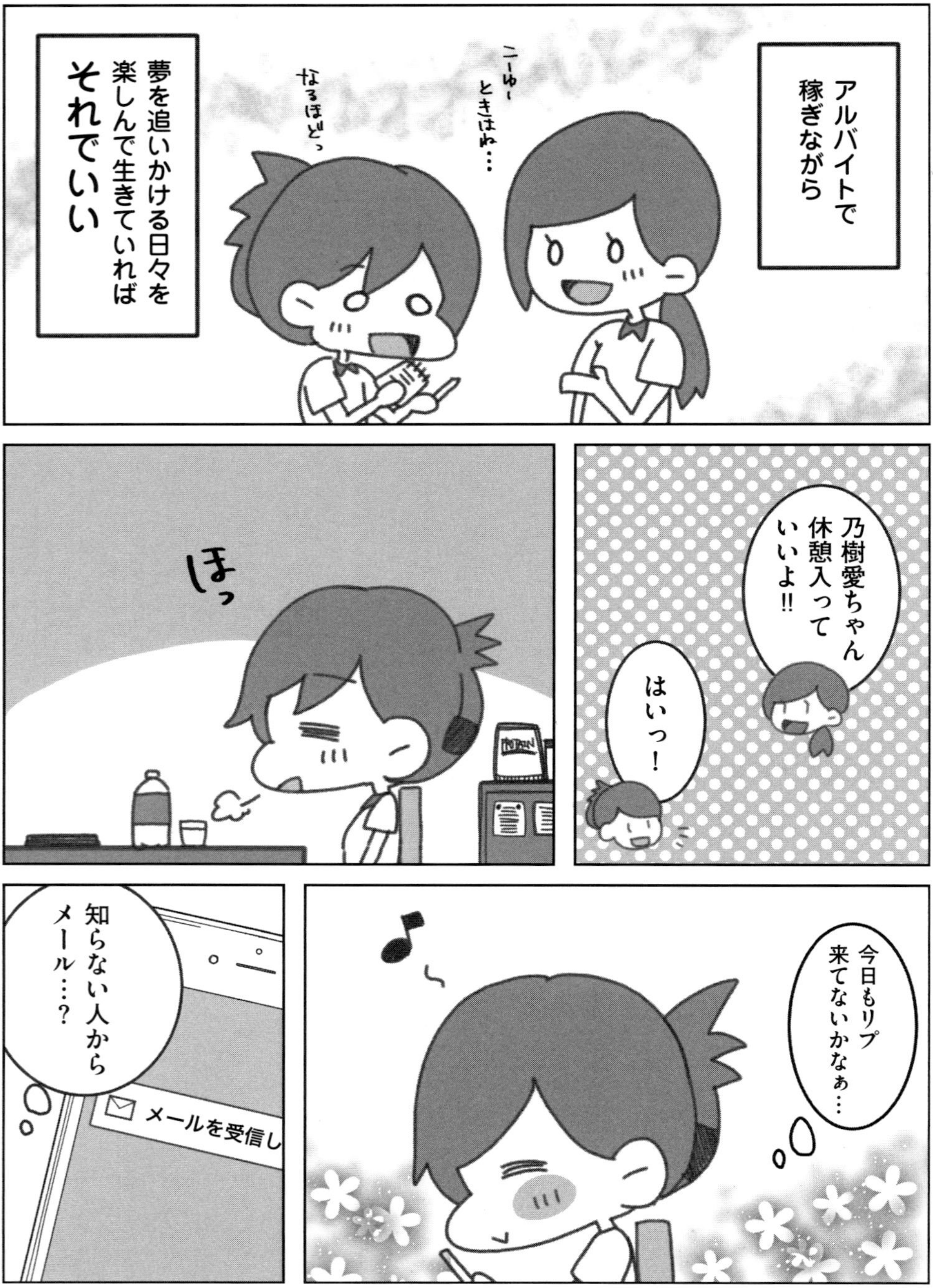
アルバイトで稼ぎながら
ニーゆーときはね…
なるほどっ
夢を追いかける日々を楽しんで生きていければそれでいい
乃樹愛ちゃん休憩入っていいよ!!
はいっ!
ほっ
今日もリプ来てないかなぁ…
知らない人からメール…?
メールを受信し

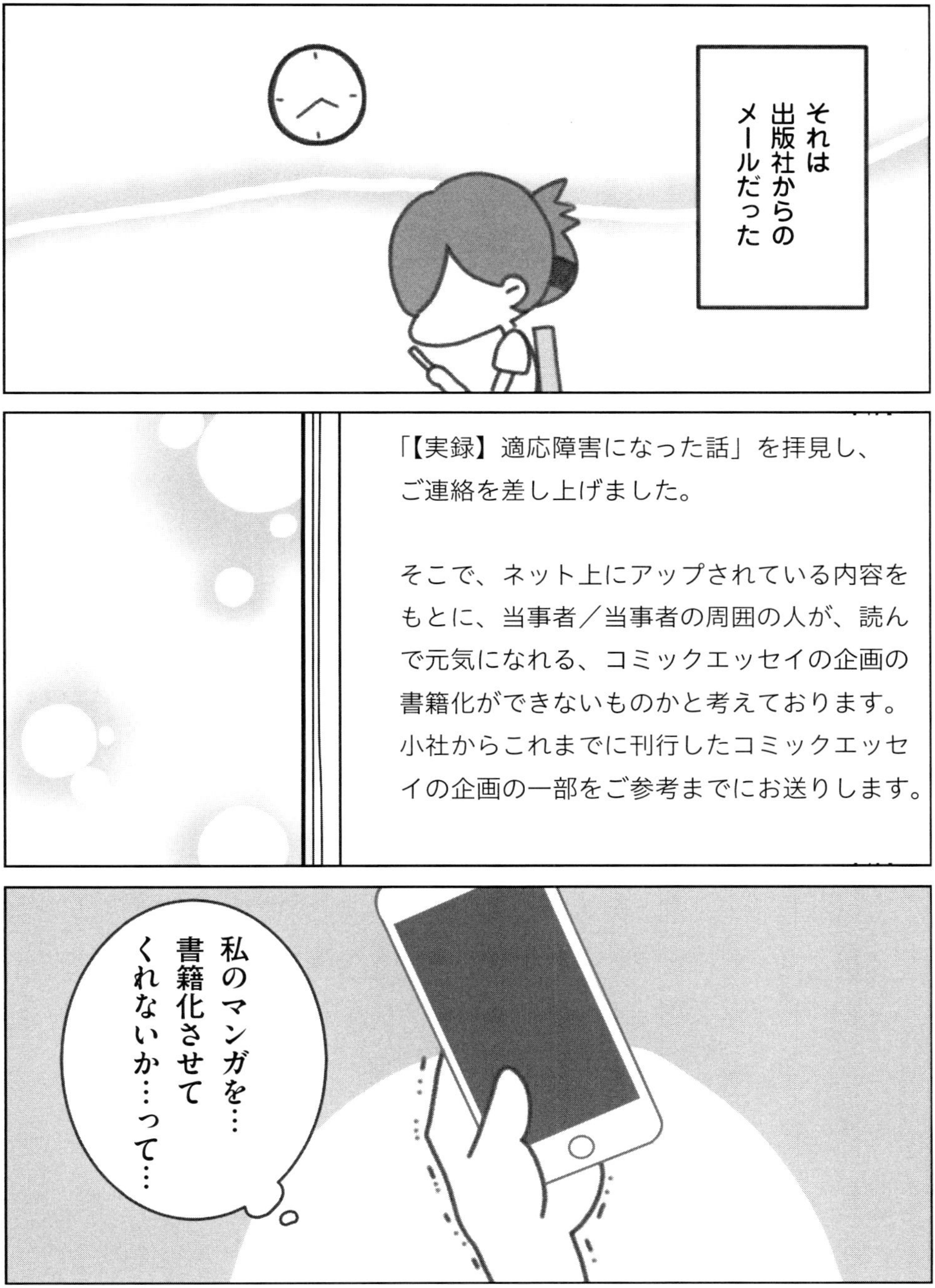
それは出版社からのメールだった
「【実録】適応障害になった話」を拝見し、ご連絡を差し上げました。
そこで、ネット上にアップされている内容をもとに、当事者／当事者の周囲の人が、読んで元気になれる、コミックエッセイの企画の書籍化ができないものかと考えております。小社からこれまでに刊行したコミックエッセイの企画の一部をご参考までにお送りします。
私のマンガを…書籍化させてくれないか…って…

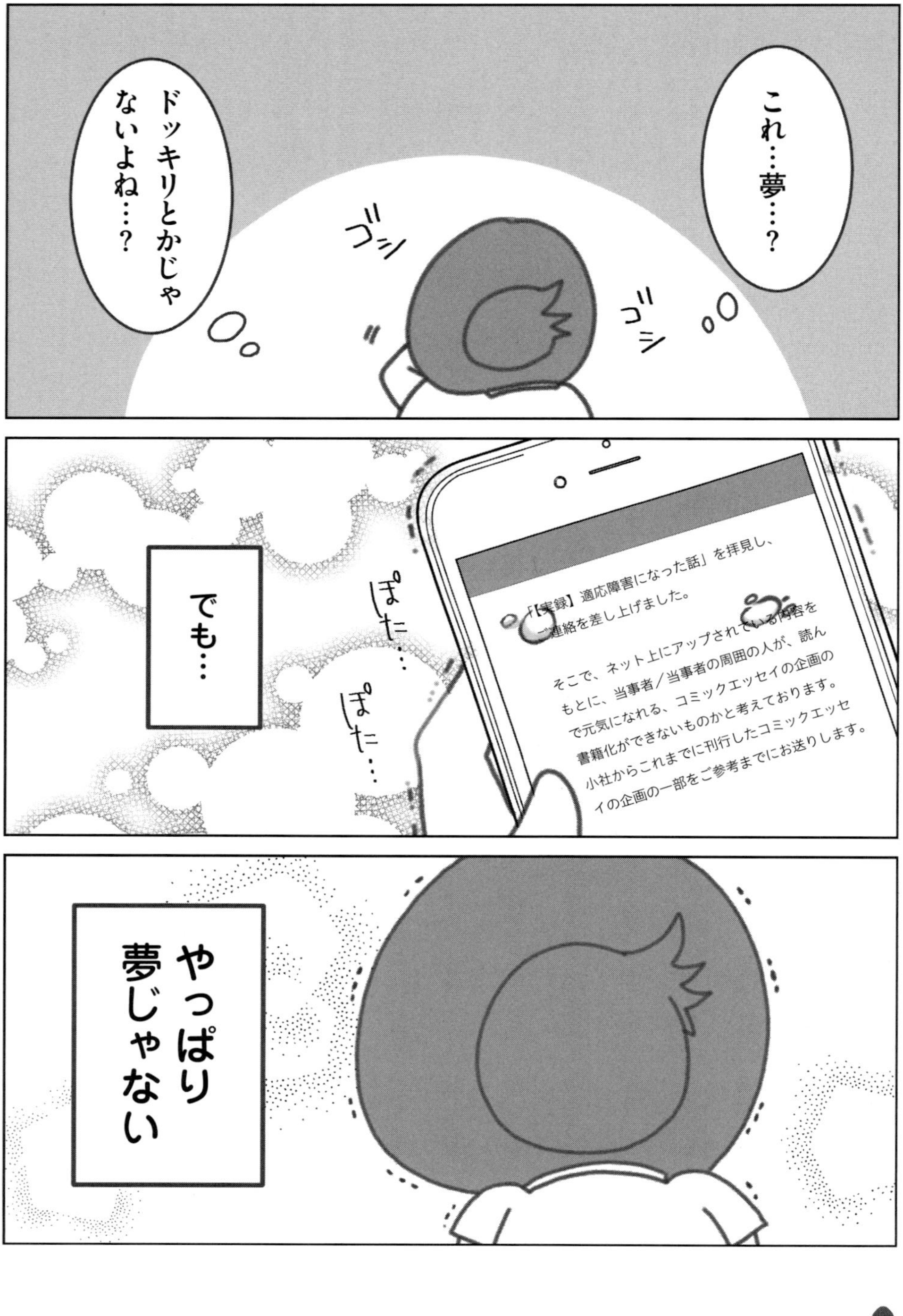
これ…夢…？
ゴシ
ゴシ
ドッキリとかじゃないよね…？
「【実録】適応障害になった話」を拝見し、
ご連絡を差し上げました。
そこで、ネット上にアップされている内容を
もとに、当事者／当事者の周囲の人が、読ん
で元気になれる、コミックエッセイの企画の
書籍化ができないものかと考えております。
小社からこれまでに刊行したコミックエッセ
イの企画の一部をご参考までにお送りします。
ぽた…
ぽた…
でも…
やっぱり夢じゃない

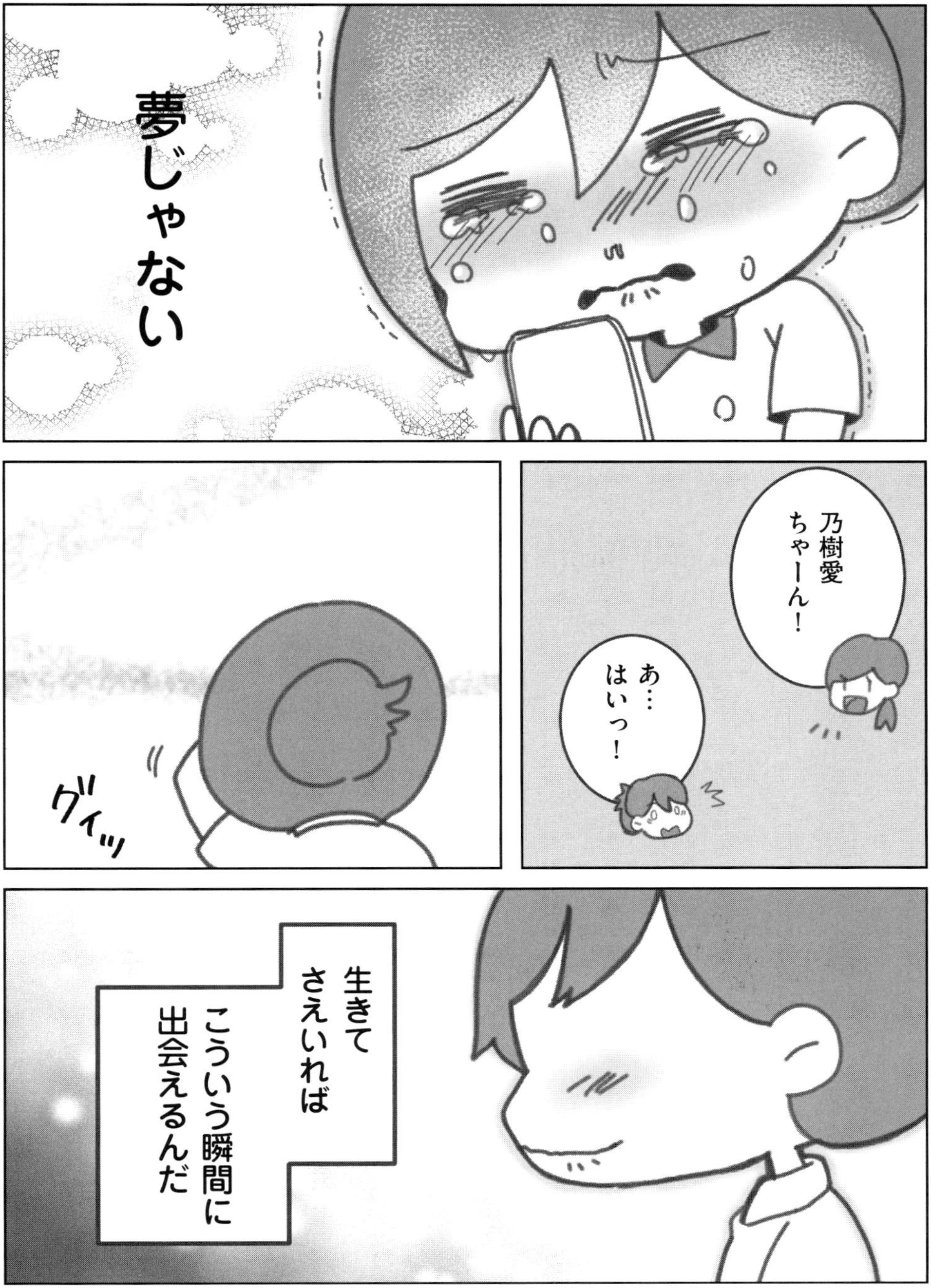
夢じゃない
乃樹愛ちゃーん！
あ…はいっ！
グイッ
生きてさえいれば
こういう瞬間に
出会えるんだ

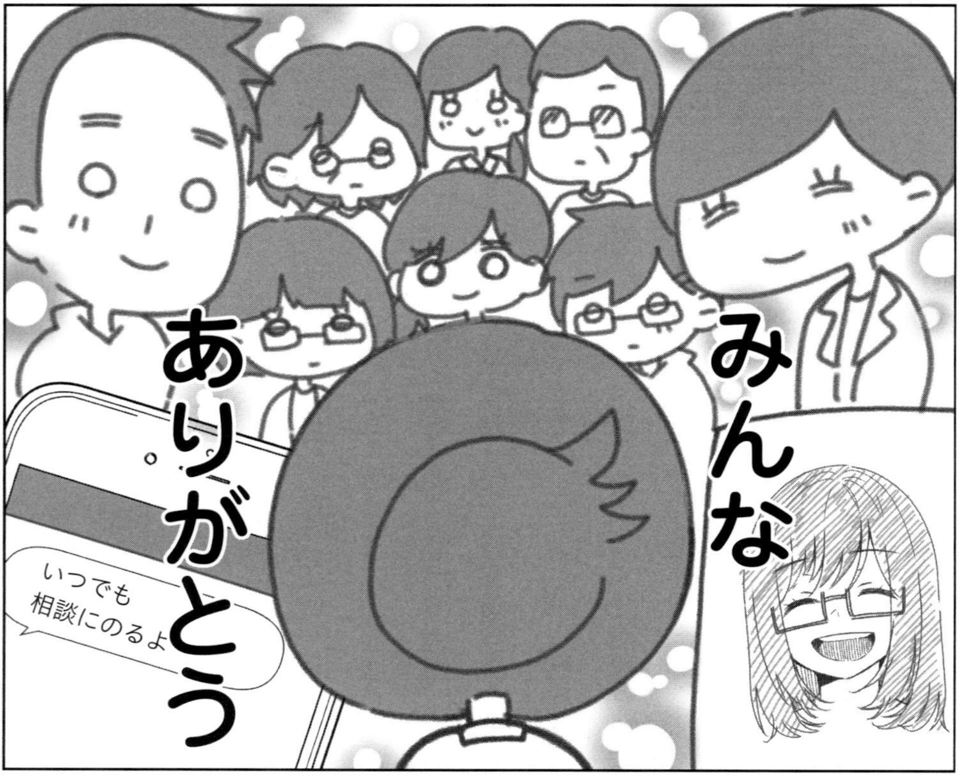
みんな
ありがとう
いつでも相談にのるよ

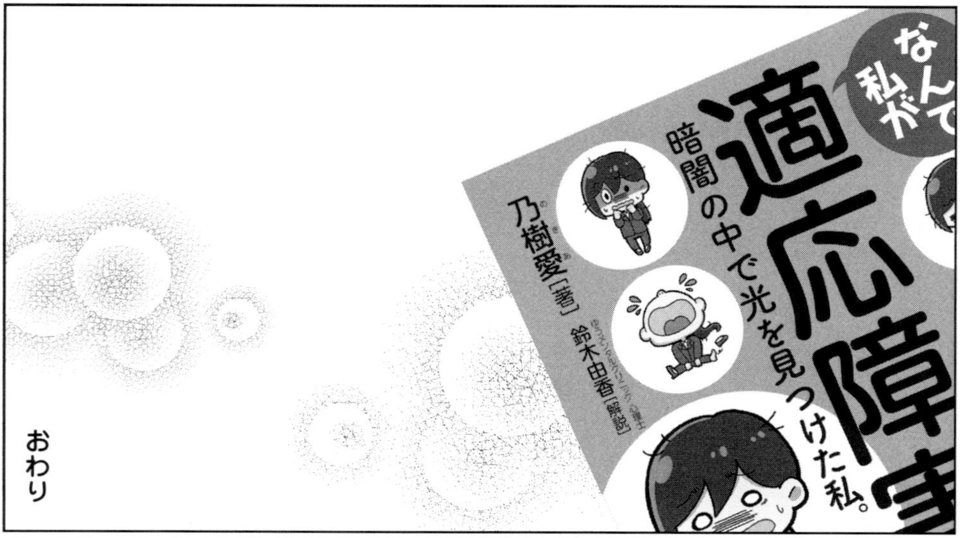
なんで私が
適応障害
暗闇の中で光を見つけた私。
乃樹愛［著］
鈴木由香［解説］
おわり

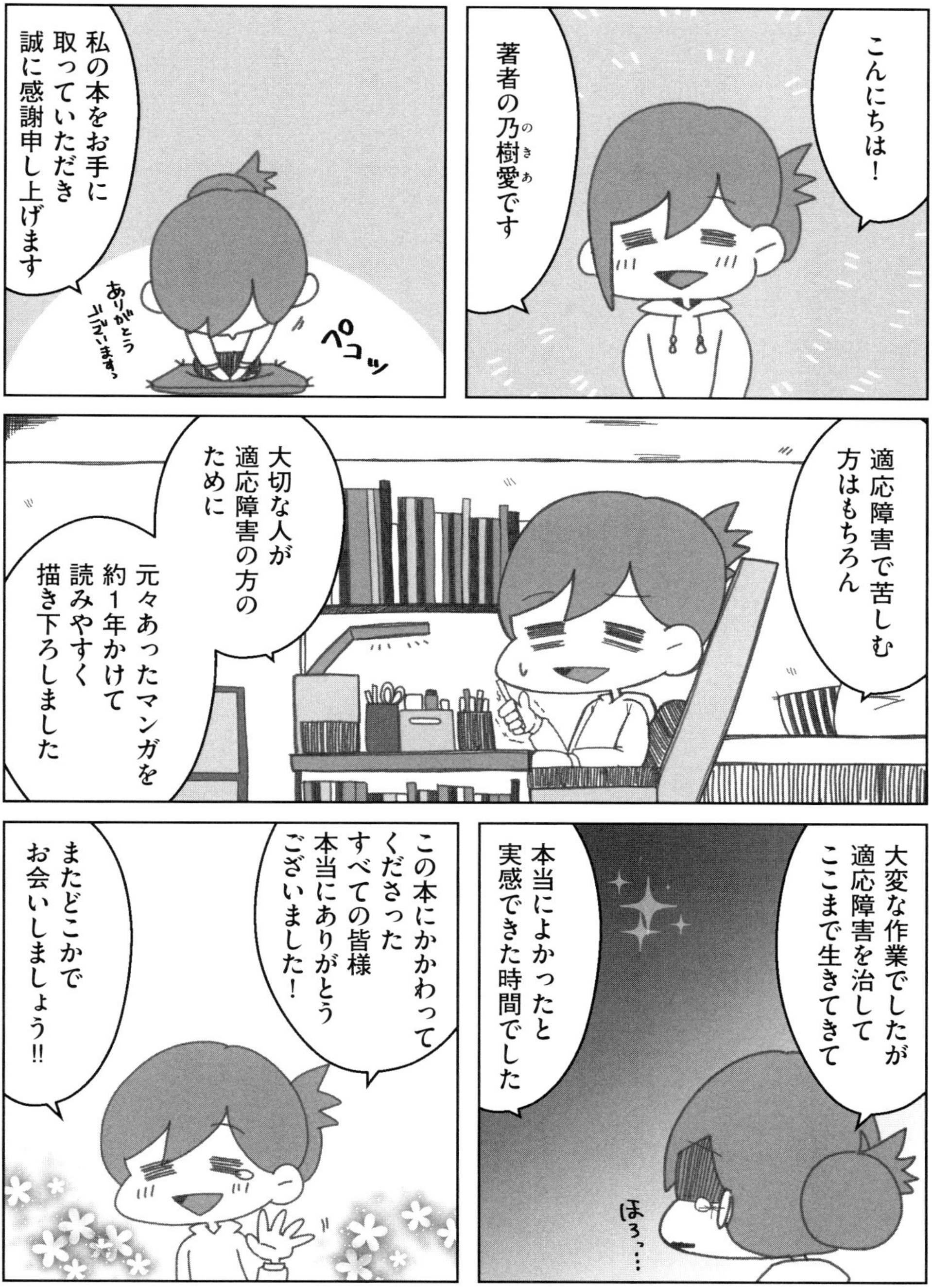
こんにちは！
著者の乃樹愛《のきあ》です
私の本をお手に取っていただき誠に感謝申し上げます
ありがとうございますっ
ペコッ
適応障害で苦しむ方はもちろん
大切な人が適応障害の方のために
元々あったマンガを約1年かけて読みやすく描き下ろしました
大変な作業でしたが適応障害を治してここまで生きてきて
本当によかったと実感できた時間でした
ほろっ…
この本にかかわってくださったすべての皆様本当にありがとうございました！
またどこかでお会いしましょう!!

あとがき

現在も相変わらず実家でマンガを描いていますが、外に出かけて、おいしいものをたくさん食べて、友達とおしゃべりして…毎日楽しく過ごしています。

適応障害にかかったあの日、1人で暗い〝クローゼット〟の中に、ずっといるみたいでした。仮に外に誰かがいてくれたとしても、自分のことを考えるのが精一杯で、気づくことができません。孤独で、不安で、光も希望も見えなくて、苦しくなって、最後は死にたくなりました。

けれど、私のように適応障害で苦しんでいる方はどうか忘れないでください。今は自分の病気のことでつらくても、家族や友人、恋人、会社の同僚、またはお医者さんなど、病気を理解してくれる人は「必ず」います。だから、焦らないで「いつか治ったらいいなぁ…」という気持ちで、力を抜いて生きてください。その先に必ず幸せな未来があります。

そして、自分の大切な人が適応障害になって、それを見守ることしかできない方へ。歯がゆくて、イライラして、戸惑っているかもしれません。でも、自分を責めず、大切な人がいる〝クローゼット〟の外から「ここにいるよ」「大丈夫だよ」と優しく声をかけてあげてください。側《そば》にいること、一緒に闘っていることを伝えてあげてください。回復するその日が来るまで側で待っててあげてください。

もし、〝クローゼット〟を開けて少しでも出てきたら、その時はありったけの笑顔で迎えてあげてください。そして、抱きしめてあげてください。「あなたは1人じゃない」と、大切な人に伝えてあげてください。それはきっと、あなたにしかできないことだから。

最後になりますが、お声がけいただいた合同出版の皆様、解説を快く引き受けてくださった心理士の鈴木由香先生に、心より感謝いたします。そして、両親と妹たち、マンガ家になる夢を応援してくれてありがとう。最後になっちゃん。私と一緒に適応障害と闘ってくれて、ずっと一番側で見守ってくれて、本当にありがとう。

これからもマンガ家として尽力いたします。
最後までお読みいただきまして、本当にありがとうございました。

2019年1月　乃樹愛

著者

乃樹愛（のきあ）

マンガ家。1994 年生まれ。埼玉県出身。
普段はレポートマンガや広告マンガなどを制作。
趣味は筋トレ（特にレッグプレスが好き）。
小学生から７年間、男子野球チームで野球を続ける。
英語が好きだったので国際関係学部のある大学に入学。趣味で絵を描きはじめ、同人誌イベントにも出展。
卒業後、入社した教育関係の会社で適応障害を発症。休職の末、退職。
闘病生活を乗り越え、その時のことをマンガにし、SNS にて『適応障害になった話』を掲載。
いつか絵の道だけで自活できる日々を目指して、マンガの仕事をこなしている。

解説者

鈴木由香（すずきゆか）

心理士。医療法人社団上桜会ゆうメンタルクリニック池袋院に勤務。
上場企業に長年勤務し、管理職として社員・スタッフのメンタル面などをサポート。現在はメンタルクリニックのほか、学生、ブランクのある女性などを支援対象にカウンセリングをおこなう。
産業カウンセラー、キャリアコンサルタント、２級キャリアコンサルティング技能士、NLP プラクティショナー、第一種衛生管理者の資格を持っている。

装幀　合同出版制作室
組版　酒井広美

なんで私が適応障害!?

暗闇の中で光を見つけた私。

2019 年 1 月 20 日　第 1 刷発行

著　者　　乃 樹 愛
発行者　　上野良治
発行所　　合同出版株式会社
　　　　　東京都千代田区神田神保町 1-44
　　　　　郵便番号　101-0051
　　　　　電話　03（3294）3506
　　　　　振替　00180-9-65422
　　　　　ＨＰ　http://www.godo-shuppan.co.jp/
印刷・製本　株式会社シナノ

■刊行図書リストを無料進呈いたします。
■落丁・乱丁の際はお取り換えいたします。

ISBN978-4-7726-1372-9　NDC141　210 × 148